国家卫生健康委员会"十三五"规划教材

全国高等职业教育教材

供临床医学专业用

医用物理

第 7 版

主　编　朱世忠　刘东华

副主编　王晓艳　晨　阳

编　者（以姓氏笔画为序）

王　川（首都医科大学）

王晓艳（泰山医学院）

丰新胜（山东医学高等专科学校）

朱世忠（山东医学高等专科学校）

刘东华（新乡医学院）

张海涛（漯河医学高等专科学校）

梁金玲（甘肃医学院）

晨　阳（江苏医药职业学院）

薛素霞（乌兰察布医学高等专科学校）

U0284596

人民卫生出版社

图书在版编目(CIP)数据

医用物理/朱世忠,刘东华主编. —7 版. —北京：
人民卫生出版社,2018

ISBN 978-7-117-27211-7

Ⅰ.①医… Ⅱ.①朱… ②刘… Ⅲ.①医用物理学-
高等职业教育-教材 Ⅳ.①R312

中国版本图书馆 CIP 数据核字(2018)第 222952 号

人卫智网	www.ipmph.com	医学教育、学术、考试、健康,
		购书智慧智能综合服务平台
人卫官网	www.pmph.com	人卫官方资讯发布平台

医 用 物 理
第 7 版

主　　编：朱世忠　刘东华
出版发行：人民卫生出版社(中继线 010-59780011)
地　　址：北京市朝阳区潘家园南里 19 号
邮　　编：100021
E - mail：pmph @ pmph.com
购书热线：010-59787592　010-59787584　010-65264830
印　　刷：三河市潮河印业有限公司
经　　销：新华书店
开　　本：850×1168　1/16　印张：14　插页：8
字　　数：443 千字
版　　次：1981 年 7 月第 1 版　　2018 年 11 月第 7 版
　　　　　2024 年 5 月第 7 版第 8 次印刷(总第 51 次印刷)
标准书号：ISBN 978-7-117-27211-7
定　　价：40.00 元

打击盗版举报电话：010-59787491　E-mail：WQ @ pmph.com
(凡属印装质量问题请与本社市场营销中心联系退换)

修订说明

2014年以来，教育部等六部委印发的《关于医教协同深化临床医学人才培养改革的意见》《助理全科医生培训实施意见（试行）》等文件，确定我国的临床医学教育以"5+3"（5年本科教育 + 毕业后3年住院医师规范化培训）为主体，以"3+2"（3年专科教育 + 毕业后2年助理全科医生培养）为补充，明确了高等职业教育临床医学专业人才培养的新要求。

为深入贯彻党的二十大精神，全面落实全国卫生与健康大会、《"健康中国2030"规划纲要》要求，适应新时期临床医学人才培养改革发展需要，在教育部、国家卫生健康委员会领导下，由全国卫生行指委牵头，人民卫生出版社全程支持、参与，在全国范围内开展了"3+2"三年制专科临床医学教育人才培养及教材现状的调研，明确了高等职业教育临床医学专业（3+2）教材建设的基本方向，启动了全国高等职业院校临床医学专业第八轮规划教材修订工作。依据最新版《高等职业学校临床医学专业教学标准》，经过第六届全国高等职业教育临床医学专业（3+2）教育教材建设评审委员会广泛、深入、全面的分析与论证，确定了本轮修订的指导思想和整体规划，明确了修订基本原则：

1. **明确培养需求**　本轮修订以"3+2"一体化设计、分阶段实施为原则，先启动"3"阶段教材编写工作，以服务3年制专科在校教育人才培养需求，培养面向基层医疗卫生机构，为居民提供基本医疗和基本公共卫生服务的助理全科医生。

2. **编写精品教材**　本轮修订进一步强化规划教材编写"三基、五性、三特定"原则，突出职业教育教材属性，严格控制篇幅，实现整体优化，增强教材的适用性，力求使整套教材成为高职临床医学专业"干细胞"级国家精品教材。

3. **突出综合素养**　围绕培养目标，本轮修订特别强调知识、技能、素养三位一体的综合培养：知识为基，技能为本，素养为重。技能培养以早临床、多临床、反复临床为遵循，在主教材、配套教材、数字内容得到立体化推进。素养以职业道德、职业素养和人文素养为重，突出"敬佑生命、救死扶伤、甘于奉献、大爱无疆"的卫生与健康工作者精神的培养。

4. **推进教材融合**　本轮修订通过随文二维码增强教材的纸数资源融合性与协同性，打造具有时代特色的高职临床医学专业"融合教材"，服务并推动职业院校教学信息化。通过教材随文二维码扫描，丰富的临床资料、复杂的疾病演进、缜密的临床思维成为了实现技能培养的有效手段。

本轮教材共28种，均为国家卫生健康委员会"十三五"规划教材。

教 材 目 录

序号	教材名称	版次	配套教材
1	医用物理	第 7 版	
2	医用化学	第 8 版	
3	人体解剖学与组织胚胎学	第 8 版	√
4	生理学	第 8 版	√
5	生物化学	第 8 版	√
6	病原生物学和免疫学	第 8 版	√
7	病理学与病理生理学	第 8 版	√
8	药理学	第 8 版	√
9	细胞生物学和医学遗传学	第 6 版	√
10	预防医学	第 6 版	√
11	诊断学	第 8 版	√
12	内科学	第 8 版	√
13	外科学	第 8 版	√
14	妇产科学	第 8 版	√
15	儿科学	第 8 版	√
16	传染病学	第 6 版	√
17	眼耳鼻喉口腔科学	第 8 版	√
18	皮肤性病学	第 8 版	√
19	中医学	第 6 版	√
20	医学心理学	第 5 版	√
21	急诊医学	第 4 版	√
22	康复医学	第 4 版	
23	医学文献检索	第 4 版	
24	全科医学导论	第 3 版	√
25	医学伦理学	第 3 版	√
26	临床医学实践技能	第 2 版	
27	医患沟通	第 2 版	
28	职业生涯规划和就业指导	第 2 版	

第六届全国高等职业教育临床医学专业(3+2)教育教材建设评审委员会名单

顾　　问

文历阳　郝　阳　沈　彬　王　斌　陈命家　杜雪平

主 任 委 员

杨文秀　黄　钢　吕国荣　赵　光

副主任委员

吴小南　唐红梅　夏修龙　顾润国　杨　晋

秘 书 长

王　瑾　窦天舒

委　　员（以姓氏笔画为序）

马存根　王永林　王明琼　王柳行　王信隆　王福青
牛广明　厉　岩　白　波　白梦清　吕建新　乔学斌
乔跃兵　刘　扬　刘　红　刘　潜　孙建勋　李力强
李卫平　李占华　李金成　李晋明　杨硕平　肖纯凌
何　坪　何仲义　何旭辉　沈国星　沈曙红　张雨生
张锦辉　陈振文　林　梅　周建军　周晓隆　周媛祚
赵　欣　胡　野　胡雪芬　姚金光　袁　宁　唐圣松
唐建华　舒德峰　温茂兴　蔡红星　熊云新

秘　　书

裴中惠

数字内容编者名单

主　编　刘东华　丰新胜

副主编　王晓艳　晨　阳

编　者（以姓氏笔画为序）

王　川（首都医科大学）

王晓艳（泰山医学院）

丰新胜（山东医学高等专科学校）

朱世忠（山东医学高等专科学校）

徐　霞（山东医学高等专科学校）

刘东华（新乡医学院）

张海涛（漯河医学高等专科学校）

梁金玲（甘肃医学院）

晨　阳（江苏医药职业学院）

薛素霞（乌兰察布医学高等专科学校）

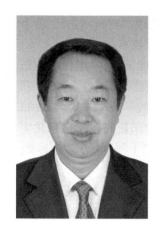

朱世忠,教授,现就职于山东医学高等专科学校,中国生物医学工程学会医学物理分会理事,中国教育学会学生工作研究分会常务理事。

主编国家规划教材《医用物理》和《眼睛光学技术》,编著《大学生职业发展与就业指导》等 10 余部著作。在国内外发表 *The Affection of Extremely Low Frequency Electromagnetic Field to Human Health* 等学术论文 30 余篇,主持省市立项科研课题"极低频电磁场对 BALB/c 小鼠免疫功能影响的实验研究"等 20 余项以及教改课题"医学物理学非线性教学模式的研究"等 10 余项。有 10 余项科研成果获省、市自然科学或社会科学优秀成果奖。发明的"一次性精密自动止液安全输液器"获国家专利。

曾获山东省高校优秀党务工作者、山东省高校思想政治教育工作先进个人和山东省高校毕业生就业工作先进个人等荣誉称号,并获二等功奖励等。

写给同学们的话——

生命活动遵循着物质运动的普遍规律,物理学的理论深刻揭示了生命现象的本质,物理学原理及技术的飞跃也极大地促进了临床诊疗技术的发展。学好物理学能够使同学们更好地了解生命现象,理解临床诊断及治疗疾病的机理,帮助同学们拓宽视野,提高科学思维能力,提升诊断治疗水平。

主编简介与寄语

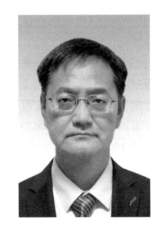

刘东华,教授,新乡医学院生物医学工程学院医用物理学教研室主任,新乡医学院教学名师。主要专业方向:医学物理学及医学影像技术。

长期奋斗在教学一线,主要从事临床各专业医用物理学,医学影像专业医学影像物理学以及生物医学工程专业大学物理等课程的教学工作。2006年获得河南省教学技能竞赛二等奖;2004年获得新乡医学院教学成果一等奖,2011年获得新乡医学院教学成果二等奖;2014年获得18届全国教育教学信息化大赛二等奖。获多项河南省信息技术成果奖,省级教学鉴定1项,科研鉴定1项;发表论文40余篇,2篇文章获中国物理学会优秀论文奖。

在教材建设方面,主编、参编教材20余部,参与国家规划教材《医学物理学》和医学影像专业国家规划教材《医学影像物理学》的编写工作,主编国家规划教材《医用物理》,副主编《放射物理与防护》等。

写给同学们的话——

人类的三次技术革命(蒸汽机技术,电力技术,信息技术及新能源技术、新材料技术、生物技术、空间技术及海洋技术)都以物理学为先导,X-CT、DSA、MRI、PET的使用,把医学推向新的高度,可以这样说没有物理学就没有现代医学。物理学的知识是了解生命现象不可缺少的基础,物理学的基础知识是构成学生科学素养的重要组成部分,更是一个医药工作者所必备的。医用物理课程的主要任务是为学生打好必要的物理基础,培养学生科学的自然观、宇宙观和辩证唯物主义世界观,培养学生的探索、创新精神,培养学生的科学思维能力,掌握科学方法。

前　言

　　为认真贯彻落实党的二十大精神，适应新时期健康中国战略对我国医疗体制改革、医学教育改革的需要，适应高等职业教育临床医学专业人才培养目标，培养面向基层的高素质技能型专门人才，全国医学高等职业教育临床医学专业(3+2)规划教材第八轮修订工作正式启动。此套规划教材以岗位为导向，以就业为需求，以对接为核心，注重临床思维与技能并重、医学与人文融通、学习与服务互动，旨在体现"预防、保健、诊断、治疗、康复、健康教育"六大职能，体现职业教育培养目标。

　　本教材在修订时，按照临床医学专业(3+2)人才培养体系的教学改革的发展趋势及需要，在《医用物理(第6版)》教材的基础上，进一步优化课程的结构及内容。教材以医学应用为模块，理论知识以"必需、够用"为度，注重实用的原则。按照"认知路线"，由物理基本定律延伸至生理现象和医学应用技术，注重物理-临床知识联系，突出物理学的理论对生命现象的解释，物理学的技术在医学诊断和治疗的应用。教材增加实验操作内容，强化学生动手能力的培养；增加以二维码为载体的"数字内容"，便于学生在网上同步学习，培养学生主动自觉学习的良好习惯；增加案例导学，以提出问题、分析问题、解决问题为切入点，培养学生的思维能力和学习兴趣。同时，教材设立了知识拓展、临床应用等模块，启迪学生们的智慧，开阔学生的视野。教材后增设每章小结，指导学生归纳学习重点，逐步学会自我总结。

　　本教材共分十章，包括人体力学基础、超声诊断学基础、血液流变学基础、液体的表面现象、人体的生物电场和磁场、医用光学、激光医学基础、X射线与CT、核医学基础和磁共振成像的基本原理。在教材编写中，编者所在单位给予了全力的支持，编写秘书丰新胜老师在文字校对、插图绘制整理方面做了大量工作，在此谨致以诚挚的感谢。虽然全体编者工作兢兢业业，认真负责，但难免有疏漏不妥之处，恳请同行和读者指正。

朱世忠　　刘东华

2023年10月

目 录

第一篇 医 用 物 理

第二篇　医用物理学习指导

第三篇　医用物理实验

第一篇　医用物理

绪　论

一、物理学的研究对象和方法

物理学是研究物质结构、物质相互作用和运动规律的一门自然科学,是自然科学的基础。它的研究对象十分广泛,包括宇宙、宏观、微观世界,它对科学技术的发展起到至关重要的作用。

自然界是由运动着的物质组成,没有运动的物质和没有物质的运动都是不存在的。大到宏观物体,如天体的运行;小到微观物质,如分子、原子的运动以及生物体的代谢过程都有力地证明了物质是在不停地运动着。这些运动,虽然形式各不相同,多种多样,如机械运动、分子热运动、电磁运动、原子和原子核内的运动等。但是,它们既服从物质运动共同的普遍规律,又各自有其独特的特殊规律。物理学是研究物质运动的普遍规律和基本性质的科学。物理学所研究的物理现象、获得的物理定律等存在于一切自然现象和规律之中,与一切自然现象都有着不可分割的内在联系,无论有生命的,还是无生命的,都遵从物质运动中最基本的能量守恒定律、万有引力定律等。因此物理学的理论和定律带有极大的普遍性,是其他自然科学和一切应用技术的基础。

物理学是以实验为基础的学科。因此物理学的研究方法大体上可归结为:观察现象—假说假设—实验验证—理论总结的研究模式。

观察现象是科学研究的开始,是接触外界事物的第一步,只有在观察中才能发现矛盾,捕捉问题并提出解决问题的方法。

理论的作用不仅仅是将观察得到的资料加以分析、综合、推理,使之成为一般性的规律;更重要的是在没有揭示事物的本质之前,应假说或假设并据此推测结果。结果可有不同的层次,其一是用已知原理对推测对象作定性解释;其二是用现有理论进行逻辑推理和数学演算,对推测对象作定量分析;其三是提出前所未有的新理论去说明推测结果。

实验是科学研究的基础,一切理论预言、结果推测最终都要通过实验来验证,以观察或实验的事实为准则。在其被证实之后,再上升到理论总结的高度。

总之,自然科学的很多规律是通过实验发现的,其理论是通过实验反复验证而总结出来的。因此,理论与实践相结合,是科学研究的正确途径,是辩证唯物论的认识法则。

二、物理学和医学的关系

医学是研究生物机体的正常生命活动规律以及患病机体的某些特殊现象的科学,在自然界中属于较复杂、较高级的物质运动形式。特殊性存在于普遍性之中,较复杂、较高级的运动形式,除遵循自身特有的规律外,还必须遵循物质运动的普遍规律。

随着科学技术的不断进步以及人类对生命现象认识的逐渐深化,生命科学已经从宏观形态的研究进入到微观机制的探讨,从细胞水平提高到分子水平,从定性分析提高到定量分析。生物物理学的发展对阐述生命现象的本质做出了巨大的贡献,它从理论上和实验上都无可争辩的说明了物理学与医学和生物学之间的内在联系。例如,1953 年生物学家沃森(J. D. Watson)、物理学家克里克(F. H. Crick)发表了"脱氧核糖核酸(DNA)双螺旋结构"的论文,然而他们的发现在很大程度上是依靠化学家富兰克林(R. E. Franklin)与物理学家威尔金斯(M. Wilkins)所拍摄的 DNA 晶体的 X 射线衍射照片。他们在同一时间都致力于研究遗传基因的分子结构,在合作中发挥各自的专长。正是由于物理学、化学和生物学多学科的交叉研究,才导致这一具有里程碑意义的重大发现,并由此引发了遗传密码的破译及遗传工程的创立。

物理学的发展已经历了三次大的突破,每次突破都促进了医学的发展,生命科学研究和医疗实践中越来越广泛的采用物理学的技术和方法。让我们回顾一下历史:17 到 18 世纪,由于牛顿(Newton)建立了力学定律以及热力学和光学的发展,物理学家和医生们的许多发明在医学中得到了广泛地应用,并弥补了医学检测手段的不足。例如,1867 年英国医生奥尔巴特(T. Allbutt)研制成功水银体温计;1896 年意大利医生里瓦罗基(S. Rivarocci)发明了腕环式血压计;17 世纪 60 年代,英国物理学家胡克(R. Hooke)用自己设计制造的复式显微镜第一次观察了栎木的细胞;马尔皮基(M. Malpighi)则首先发现了红细胞、肾小球,描述了肺泡的结构,他是用显微镜研究解剖学的创始人。到了 19 世纪,在法拉第(M. Faraday)和麦克斯韦(J. C. Maxwell)的电磁理论推动下,人类进入了应用电能的时代。这一期间,物理学的技术和理论对医学发展促进较大的有两件事,其一是 X 射线的发现,1895 年德国乌茨堡大学物理学家伦琴(W. C. Röntgen)在研究阴极射线时,偶然发现了一种新的未知射线,即 X 射线。几天后,伦琴利用 X 射线照射了他夫人的手掌,拍摄了世界上第一张 X 射线照片。进一步的观察和实验证实了 X 射线是电磁波家族中的一员,波长很短,具有贯穿物质的本领,并很快在医学上应用;其二是 1889 年沃勒(A. C. Waller)提出的心脏电偶极子模型,为心电图的记录提供了理论基础。20 世纪以来,由于爱因斯坦(A. Einstein)的相对论以及薛定谔(E. Schrödinger)、海森伯(W. C. Heisenberg)等人量子力学的建立,人们对原子与原子核结构的认识日益加深,并实现了核能和放射性同位素的利用,促进了磁共振、激光等新技术的发展。20 世纪 70 年代以后,由于电子计算机技术的飞速发展和日臻成熟,使其在与物理学和医学相结合的领域得以大显身手。1972 年英国工程师亨斯菲尔德(G. N. Hounsfield)利用美国物理学家科马克(A. M. Cormack)所创立的影像重建理论,发明了 X-CT。美国纽约大学的劳特伯尔(P. C. Lauterbur)和曼斯菲尔德(P. Mansfield)为开发 MRI 做出了重大贡献。除了 X-CT、MRI 等这样大型的医学影像设备之外,还有微型计算机控制的一些人工器官也已在临床上应用。这些成果已成为医生们对疾病进行诊断和治疗的得力帮手,同时也强有力地促进了医学科学的现代化。

我们不难看出物理学与医学之间的紧密关系。可以这样说,无论是从两学科理论上的内在联系看;还是从物理学及其分支和边缘学科的发展而促进医学发展的角度看;或者是从基础医学、临床医学经常提出新的研究课题,要求用物理学的理论和技术加以协同解决的方面看,物理学与医学之间总是相互依存,相互促进,协调发展的。

综上所述,物理学与医学的关系归结为两个主要方面:①物理学知识是了解生命现象所不可缺少的基础;②物理学所提供的方法和技术,为医学研究和医疗实践开辟了许多新的途径。

“医用物理”是医学高等专科学校学生必修的一门基础课。掌握物理学所提供的、与医学紧密结合的一些系统知识,对一个医学生来说是必不可少的。正确地认识物理学与医学的关系,是学好这门课程的关键之一。

(刘东华)

学习目标

1. 掌握：骨骼和肌肉的力学性质；人体的静力平衡条件。
2. 熟悉：作用于肘关节、膝关节和足部的力；作用于髋关节和脊柱的力；人体动力学的特征及其在人体运动中的体现。
3. 了解：临床力学器械的应用原理及运用力学方法进行诊断和治疗的技术手段。
4. 能应用力学基础知识对人体及骨骼、关节等组织结构进行受力分析。
5. 具有利用力学知识对人体进行康复治疗与疾病预防的科学文化素质。

案例导学

腰椎间盘突出症已成为一种较常见的高发病，主要是因为腰椎间盘各部分（髓核、纤维环及软骨板），尤其是髓核，有不同程度的退行性改变后，在外力因素的作用下，椎间盘的纤维环破裂，髓核组织从破裂之处突出（或脱出）于后方或椎管内，导致相邻脊神经根遭受刺激或压迫，从而产生腰部疼痛，一侧下肢或双下肢麻木、疼痛等一系列临床症状。

本来腰椎间盘突出是老年人常患的疾病，但如今很多年轻人也患了这一疾病，病情容易反复且严重影响人们的生活质量。研究发现，生活中有五类人最容易被腰椎间盘突出症盯上，他们分别是重体力劳动者和纯脑力劳动者、过胖或过瘦的人、孕妇、受过外伤的人和常处阴冷环境的人。如果能弄清疾病发生的原因，在疾病发生前做好应对措施，就能大大减少患病的概率。

问题：

1. 腰椎间盘突出症的病因和临床表现有哪些？
2. 运用人体力学的相关知识估算腰-骶椎间盘的受力情况，思考为什么腰椎间盘容易突出，压迫神经？
3. 如何治疗和预防腰椎间盘突出症？

人体力学（humanbody mechanics）是力学与人体科学、医学相结合的交叉学科，是以力学原理与方法研究人体的力学特性和规律的学科。人体力学主要研究人体结构和功能的力学特征，人体骨骼、肌肉等组织结构的各种力学变化规律，人体运动时力的作用，变化及内力和外力保持平衡的规律，呼吸、循环、消化、泌尿等系统生理活动的力学机制及其病理性改变的表现等。人体力学的研究使人们加深了对生命现象的认识，帮助澄清一些疾病的病理机制，并可为治疗这些疾病提供指导。本章我们主要介绍肌肉和骨骼的力学性质，讨论人体静力学和人体动力学在临床中应用的问题，了解常见的临床力学器械及其应用原理和治疗技术。

第一节　肌肉和骨骼的力学性质

一、肌肉的力学性质

肌肉（muscle）是运动系统的动力部分，在神经系统的支配下，肌肉收缩，牵引骨骼产生运动。肌肉是怎样收缩的，它收缩时所产生的张力与其收缩量、收缩速度之间的关系，肌肉收缩做功等问题都很重要。

（一）肌肉的结构和功能

图片:骨骼肌与肌纤维

肌纤维是肌肉的主要组成部分，肌纤维的直径为 $10\sim60\mu m$，它由直径约为 $1\mu m$ 的许多肌原纤维组成。肌原纤维是由肌凝蛋白组成的粗丝（直径约为 $0.01\mu m$）和肌纤蛋白组成的细丝（直径约为 $0.004\mu m$）构成，粗丝和细丝之间的相对滑行使肌肉伸长或收缩。肌原纤维发生伸缩的基本单元是肌节，肌节的长度是变化的，充分缩短时长约为 $1.5\mu m$，放松时为 $2.0\sim2.5\mu m$。实验证明，肌肉的活动部分是肌凝蛋白和肌纤蛋白，主要能源是三磷酸腺苷（adenosine triphosphate，ATP）。当两者同时在 ATP 溶液中存在时可发生收缩，而松弛则是 M-B 因子的作用。因此，肌肉的功能是将化学能转化为机械能。

（二）肌肉的张力与长度的关系

图片:骨骼肌、平滑肌、心肌三种肌组织

人体的肌肉可分为骨骼肌、平滑肌、心肌三种，它们的组织要素相同，收缩的生物化学机制也基本一样，但结构、功能及力学性质却有一些差异。由于骨骼肌可随意收缩，所以目前关于肌肉力学性质的研究大部分属于骨骼肌。而心肌、平滑肌的收缩由于受机体自主控制，研究难度较大，所以涉及较少。

肌肉收缩时产生的张力（tension）变化主要依靠肌节内部结构的变化，其肌节长度与张力变化的关系曲线如图 1-1-1 所示。由图可见当肌节处于放松长度 $2\mu m$ 左右时，张力最大；当肌节长度达到 $3.6\mu m$ 后，张力变为零。肌纤维具有主动收缩性，肌纤维及其周围的结缔组织还可被动承载，因此整块肌肉伸缩时总张力应为主动张力与被动张力之和，如图 1-1-2 所示。图中曲线 C 表示肌纤维收缩时长度变化与主动张力变化的关系；曲线 A 表示肌纤维被动承载时的长度变化与被动张力变化的关系；曲线 B 是曲线 C 与曲线 A 之和，表示总张力。就肌原纤维来说，其长度为 $1.7L_0$（L_0 是肌肉原长）时，粗丝和细丝完全无结合，则张力为零；随着肌肉长度的缩短，粗丝和细丝结合变多，张力逐渐变大，到全部结合时，张力达到最大值 P_0（曲线 C 的顶点）；当张力达到最大，肌肉再缩短时，由于细丝叠合后粗丝皱褶，张力则逐渐变小，当长度等于 $0.5L_0$ 时，张力为零。

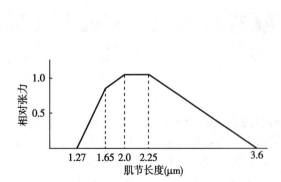

图 1-1-1　肌节长度-张力关系曲线

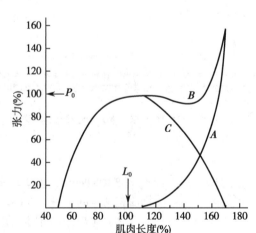

图 1-1-2　肌肉长度-张力关系曲线

整块肌肉的力学特性比较复杂,为研究方便,可将其表示为图 1-1-3 的三单元模型。图中收缩元代表肌肉有活性的主动收缩成分,当肌肉兴奋时可产生主动张力,张力的大小与其微观结构有关。骨骼肌在休息状态时,收缩元对张力没有贡献;并联弹性元代表肌肉被动状态下的力学性质,与收缩元周围的结缔组织有关;串联弹性元代表收缩元的固有弹性及与之相串联的部分结缔组织。整块肌肉可认为是由很多这样的模型串联与并联而成,模型的串联构成肌肉的长度,模型的并联构成肌肉的厚度。由多个模型串联而成的肌肉,各收缩元产生的收缩相同,每个模型受到的外力相等,都等于肌肉两端的外力,肌肉伸长或缩短的总长度等于各模型伸长或缩短之和。由多个模型并联构成的肌肉断面上,各模型产生同样的形变与收缩速度,肌肉两端的作用力是各模型对其两端的作用力之和。

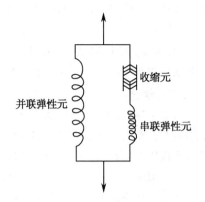

图 1-1-3　肌肉的三单元模型

综上所述,对于多模型串联而成的肌肉,由于长度的增加,对其收缩速度有影响,但不影响肌肉的收缩力;对于多模型并联的肌肉,由于横截面积的增加,会导致肌肉收缩力的增加,但不会影响肌肉的收缩速度。

二、骨骼的力学性质

人体的骨骼(skeleton)系统是人体的支架,从力学的观点来看,它的主要作用是保护内脏、提供坚实的动力交接和肌肉联结,便于肌肉和身体的活动。骨骼是一种特殊的结缔组织,它既有一定的结构形状及力学特性,又有很强的自我修复功能和力学适应性。骨折是常见的临床疾病,研究骨折经常使用强度与刚度的概念。强度是指在载荷作用下抵抗破坏的能力,刚度表示在载荷作用下抵抗变形的能力,骨骼的这两种最基本的物理性能取决于它的成分和结构。实验表明,骨骼是典型的非线性弹性体,骨骼受不同方式的力或力矩作用时会有不同的力学反应,骨骼的变形、破坏与其受力方式有关。人体骨骼的受力形式可根据外力或外力矩的方向分为拉伸、压缩、弯曲、切变、扭转等形式。

(一)线应变

当物体受到外力(拉力或压力)作用时,其长度会发生改变。线应变指的是物体受力变形时,单位长度线元的变化量。线应变为正值代表物体被拉伸,负值代表物体被压缩。应力是指作用于物体单位面积上的力,正应力指与作用面垂直的应力。骨骼作为一种弹性材料,在正比极限范围内,它的正应力和线应变成正比关系。如图 1-1-4 所示,横坐标表示线应变,纵坐标表示正应力,三条线分别表示湿润而致密的桡骨、腓骨和肱骨的正应力与线应变的关系。由图可见当线应变小于 0.5% 时,正应力和线应变的关系曲线为一条直线,属于弹性体;当线应变大于 0.5%时,直线逐渐变成曲线,这说明增加应力所产生的应变比弹性体大得多;随着应力继续增加,当线应变等于1.5%左右时,曲线会突然停止,这对应于骨断裂。骨断裂时的应力称为极限应力。随着年龄的增大,极限应力的值有所下降,70 岁以上比 20~30 岁的人其值可下降25%左右,它使骨表现为脆性,这是老年人易发生骨折的原因之一。

线应变包括拉伸和压缩两部分。拉伸是指自骨的表面向外施加的载荷,如人体的悬垂动作。骨骼在较大载荷作用下可伸长并变细,当载荷增加到一定程度时可发生骨断裂,拉伸的极限应力约为 $134MN \cdot m^{-2}$。临床上拉伸所致的骨断裂多见于松质骨,骨断裂的机

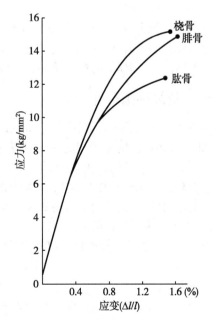

图 1-1-4　成人湿润密质骨应力-应变关系曲线

制主要是骨单位间结合线的分离和骨单位的脱离。

压缩是指施加于骨表面大小相等、方向相反的载荷,如人体的举重动作。骨骼最经常承受的是压缩载荷,压缩载荷能够刺激骨的生长,促进骨折愈合,较大的压缩载荷作用可使骨缩短并变粗。骨组织在压缩载荷作用下破坏的表现主要是骨单位的斜行劈裂,压缩的极限应力约为 $170MN \cdot m^{-2}$。

(二)弯曲

弯曲是指骨骼受到使其轴线发生弯曲的载荷作用。受到弯曲作用的骨,在其中性对称轴的凹侧受压缩载荷作用,凸侧受拉伸载荷作用。对于成人,骨骼破裂始于拉伸侧,这是因为成人骨骼的抗拉能力比抗压能力差,未成人则首先自压缩侧破裂。

(三)切变

切变是指载荷施加方向与骨骼横截面平行时所引起的形变。人骨骼所能承受的切变载荷远低于拉伸和压缩载荷。骨骼的剪切破坏应力约为 $54MN \cdot m^{-2}$。

(四)扭转

扭转是指载荷(扭矩作用)加于骨骼并使其沿轴线产生扭曲,常见于人体或局部肢体的旋转动作,此时骨骼受到绕纵轴的两个反方向的力矩作用。扭转载荷使骨骼横截面上每一点均承受切应力作用,切应力的大小与该点到中性轴的距离成正比。骨骼的抗扭转能力最小,因而过大的扭转载荷很容易造成扭转性骨折。表 1-1-1 表示人体四肢骨的断裂力矩和相应的扭转角度。

表 1-1-1　人体四肢骨的断裂力矩和相应的扭转角度

	骨	断裂力矩(N·m)	扭转角		骨	断裂力矩(N·m)	扭转角
下肢	股骨	140	1.5°	上肢	肱骨	60	5.9°
	胫骨	100	3.4°		桡骨	20	15.4°
	腓骨	12	35.7°		尺骨	20	15.2°

实际上骨骼很少只受到一种载荷的作用,往往是前面所提到的两种或更多种载荷的同时作用,即复合载荷的作用。

第二节　人体静力学

在医学领域中经常遇到有关物体的平衡问题,如身体的站立、四肢的屈伸、骨折的牵引以及由于肌群麻痹或挛缩而需外科矫正才能保持身体的平衡等。要解决这些问题,我们必须清楚处于静力平衡状态时,作用在物体上的外力需要满足的条件。

一、物体平衡条件

质点的平衡条件很简单,即质点所受的合外力为零。然而对于一个刚体,即使其所受的合力为零,它也可能运动。例如,作用于木棒两端垂直于木棒的两个大小相等、方向相反的力,虽然二力矢量和为零,但木棒仍可以绕其中心转动。因此,合力为零不足以保证物体处于平衡状态。

当刚体受到几个力的作用时,从其作用效果来看,可以分成两方面来考虑:一方面可将所有力移到任一点求其合力,此合力的作用效果是使刚体发生平移;另一方面考虑各个力对同一转轴所产生的力矩之和,此合力矩的作用是使刚体发生转动。因此,刚体平衡必须满足两个条件:首先,刚体所受的合外力为零;其次,作用在刚体上的外力对任意转轴的力矩的代数和为零。即

$$F_1 + F_2 + \cdots + F_k = 0 \tag{1-1-1}$$

$$M_1 + M_2 + \cdots + M_k = 0 \tag{1-1-2}$$

式(1-1-1)和式(1-1-2)是刚体平衡的充分必要条件,称为静力学基本方程。利用此方程可以解决很多物体的静力学问题,包括人体的静力平衡。

二、杠杆作用

人体骨骼由 206 块骨组成,经关节连接,形成一个骨架。肌肉两端附着于两骨,一端为肌起点,另一端为肌终点。肌肉收缩时所产生的动作主要是使骨绕关节旋转,人体内的关节有单轴,例如肱尺关节;双轴,例如肱桡关节;三轴(各个方向都能转动),例如肩或髋关节。除转动外,人体中许多骨还起着杠杆作用,支点就是关节或其他点。当然这些起杠杆作用的骨不可能自发的绕支点转动,它必须受到力的作用,这种动力来自于附着在它上面的肌肉。

最简单的杠杆除了受支持力外,还受作用力 F 和阻力 R 的作用。支点是指杠杆绕其转动的轴心点,作用力 F 的作用点称为力点,阻力 R 在杠杆上的作用点称为阻力点。从支点到作用力 F 作用线的垂直距离 L_F 称为力臂(force arm),从支点到阻力作用线的垂直距离 L_R 称为阻力臂。杠杆的平衡条件是 $F \times L_F = R \times L_R$;它的机械效率是 $\eta = \dfrac{R}{F} = \dfrac{L_F}{L_R}$。

(一)三类杠杆

在人体中,骨在肌肉拉力作用下绕关节转动,这种作用和杠杆相同。人体骨的杠杆运动有三种形式:

第一类杠杆:如图 1-1-5(a)所示,其特征是支点位于力点与阻力点之间,又称为平衡杠杆,杠杆转动时力点与阻力点的移动方向相反。

第二类杠杆:在图 1-1-5(b)中,其特征是阻力点位于支点和力点之间,杠杆转动时力点与阻力点的移动方向相同。由于在此类杠杆中力臂恒大于阻力臂,可以用较小的力来克服较大的阻力,故又称为省力杠杆。

第三类杠杆:如图 1-1-5(c)所示,其特征是力点在支点和阻力点中间。此类杠杆由于力臂始终小于阻力臂,作用力必须大于阻力才能引起运动,所以不能省力,但可以使阻力点获得较大的运动速度和幅度,故又称为速度杠杆。

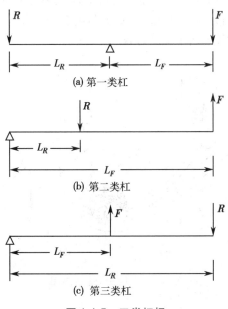

(a) 第一类杠

(b) 第二类杠

(c) 第三类杠

图 1-1-5 三类杠杆

人体内最常见的是第三类杠杆,第二类杠杆次之,最少见的是第一类杠杆。

(二)头、足、臂部的杠杆作用

头部杠杆:图 1-1-6 是头部杠杆,此时支点是第一颈椎,支点两侧各有一肌群,其作用力分别是 F_1 和 F_2,头颅的重量是 W,这种杠杆属于第一类杠杆。支点后肌群收缩时,F_1 增大使头后仰,此时支点前肌群被拉长,F_2 也随之增大;反之支点前肌群收缩时 F_2 增大使头前倾,此时支点后肌群被拉长,F_1 也随之增大。当 F_1 产生的后仰力矩与 F_2 和 W 产生的前倾力矩相等时,则头颅处于某一平衡位置。

足部杠杆:图 1-1-7 是人用脚尖站立的情况。此时脚尖是支点,脚跟的肌肉群收缩提供动力 F,

动画:头部杠杆

笔记

体重 W 落在两者之间的距骨上,属于第二类杠杆。此时由于动力臂较大,所以用较小的力就能够支撑体重。

臂部杠杆:图 1-1-8 是臂部杠杆,此时肘关节是支点,其后肱三头肌的作用力用 F_1 表示,支点前肱二头肌的作用力用 F_2 表示,臂重为 W。在只考虑支点、F_2 和 W 的情况下,这种杠杆属于第三类杠杆。若将 F_1 也考虑在内,则 F_1 和 W 的力矩可使手臂伸直。

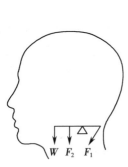

图 1-1-6 头部杠杆

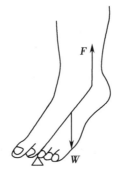

图 1-1-7 足部杠杆

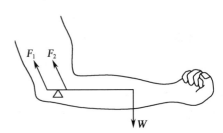

图 1-1-8 臂部杠杆

三、作用于肘关节、膝关节和足部的力

(一)作用于肘关节上的力

肘关节是连接上臂和前臂的关节,其功能是使腕、手在空间定位。肘关节是一个复合关节,由肱尺关节、肱桡关节和桡尺近侧关节三个单关节共同包裹在一个关节囊内构成,能够同时并灵活实现屈曲和内旋、外旋两种复合运动。

【例 1-1-1】 手托重物,如图 1-1-9(a)所示。若物重为 R,前臂重为 W,前臂长为 L,前臂重心到肘关节的距离为 L_2,肱二头肌收缩力的作用点到肘关节的距离为 L_1,前臂与竖直方向间的夹角为 α,求平衡时肌肉所施加的力 F 以及肘关节所承受的力 N。

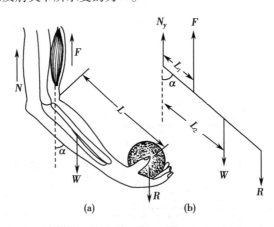

图 1-1-9 例 1-1-1 示意图

解:根据上述条件,画出受力图 1-1-9(b)。由图可知,各力以肘关节为支点构成第三类杠杆系统。设 N_x、N_y 为肘关节所承受力的两个分量,选肘关节为转轴,应用静力平衡条件可列出方程组

$$N_y+F-W-R=0$$
$$N_x=0$$
$$FL_1\sin\alpha-WL_2\sin\alpha-RL\sin\alpha=0$$

解此方程组,可得

$$N_y=W+R-F$$
$$F=\frac{WL_2+RL}{L_1}$$

假设 $R = \frac{1}{5}W, L_1 = \frac{1}{10}L, L_2 = \frac{2}{5}L$，代入上述结果可得：$F = 6W, N_y = -4.8W$，负号表明 N_y 的方向向下。

这一结果告诉我们，要托起重量是前臂 $\frac{1}{5}$ 的物体，需要的肌肉收缩力约为该物体重量的 30 倍，而且与前臂在竖直方向的倾角无关。前臂的这种力学结构显然是不省力的，但是它可以在肌肉发生小范围的长度变化时，使物体获得较大幅度与较快速度的移动。

（二）作用于膝关节上的力

膝关节是下肢的主要关节之一，也是人体中最大最复杂的关节。膝关节的负荷随人体的运动和步态方式有很大变化，膝关节站立位（双足着地）时静态受力约为体重的 0.43 倍，而在步行时约为体重的 3 倍，上楼梯时则可达体重的 4 倍。正常情况下，人体站立时，重心位于骨盆部。身体重力线由脊柱、腰骶、髋关节，经股骨干、膝关节及胫骨落在足弓顶点。这条重力线可向前移动 4cm 左右而身体不会倾倒。脊髓灰质炎后遗症引起的腹部肌群麻痹，致使关节前弓挛缩、屈曲畸形时，产生向前的分力 P_1 而使病人容易跪倒，此时重力分布如图 1-1-10 所示。股四头肌的肌力在 4 级以上时足以对抗分力 P_1 而保持负重的稳定性。但是，病人股四头肌麻痹时，必须用力将膝关节向后推压，以对抗这一分力，如果没有向后的推压来对抗分力 P_1，病人在走路时便会向前跪倒。

矫正的办法是采用后倾角截骨术，即在股骨髁上 4~6cm 处行环形截骨，并人为地造成一个向后的倾角，以矫正畸形，恢复重力线，稳定膝关节，图 1-1-11 为后倾角截骨术后下肢负重的力线分布图。根据力学分析，由正弦定理可证明，在后倾角有一向下的分力 $F = W\frac{\sin\alpha}{\sin\gamma}$，它起到稳定膝关节不向前跪倒的作用。

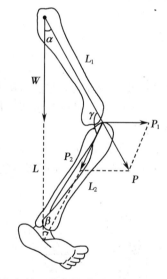

图 1-1-10　膝前弓畸形下肢重力线分布

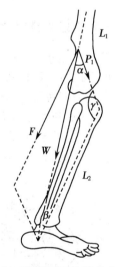

图 1-1-11　股骨后倾角截骨术后下肢负重的力线分布示意图

（三）作用于足部的力

图 1-1-12 表示作用于脚上的各种力及有关尺度，其中 F_T 为跟腱中的张力，F_B 为胫骨作用于距骨的力，N 为地面的支持力。当单足站立时，地面的支持力等于人体所受的重力。根据平衡条件可知

$$F_T\sin 7° - F_B\sin\theta = 0$$
$$F_T\cos 7° - F_B\cos\theta + W = 0$$
$$10W - F_T\sin 83° \times 5.6 = 0$$

解上述方程组得：$F_T = 1.8W, F_B = 2.8W, \theta = 4.5°$

计算结果表明，跟腱的张力是体重的 1.8 倍，而胫骨作用于距骨的力是体重的 2.8 倍，这就是跟腱易撕裂和距骨易骨折的原因。

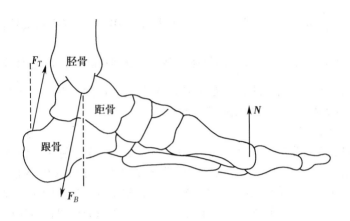

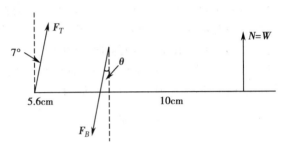

图 1-1-12　脚上的作用力

四、作用于髋关节和脊柱上的力

（一）作用于髋关节上的力

　　股骨是人体中最粗大的长骨,其上端为球状的股骨头(head of the femur),并与髋臼构成髋关节。髋关节能作屈伸、收展及旋转运动,是人体中连接躯干与下肢的重要关节,也是全身负荷体重最多、受力最重的关节。下面我们利用物体静力平衡条件来计算髋关节的受力状况。

　　当人体单足站立时,在髋关节处维持平衡的力主要来自髋外展肌(hip abductor muscles)。图 1-1-13(a)表示股骨头和髋关节的解剖学示意图,图 1-1-13(b)是根据静力作用所画的股骨受力

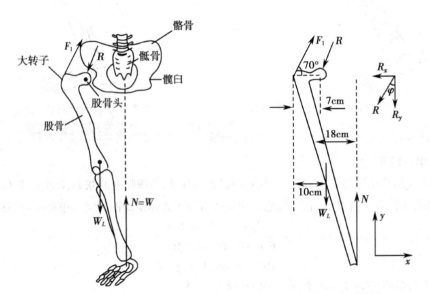

(a) 股骨头和髋关节的解剖示意图　　　　　(b) 股骨受力图

图 1-1-13　股骨和髋关节的基本结构

图。其中 F_1 为外展肌所施力,作用于股骨大转子,与水平方向成 $70°$ 角; R 是髋臼作用于股骨头的反作用力,力的作用线几乎是通过股骨头的中心,它的分力是 R_x、R_y; N 为地面对人体的支持力,等于人体的重量 W; W_L 是腿的重量,设 $W_L = \frac{1}{7}W$,作用于稍高于膝的部位,即腿的重心。根据上述条件可求得 F_1 和 R。

对于支撑腿,应用静力平衡条件,以股骨头中心为旋转轴(注意:髋臼的反作用力通过此点,因此在力矩方程中没有此力)可得

$$F_1 \sin 70° - R_y - \frac{1}{7}W + W = 0$$

$$F_1 \cos 70° - R_x = 0$$

$$F_1 \sin 70° \times 7.0 + \frac{1}{7}W \times 3.0 - W \times 11.0 = 0$$

解上述方程组得: $R_x = 0.55W$, $R_y = 2.36W$, $F_1 = 1.6W$,据此求得

$$R = \sqrt{R_x^2 + R_y^2} = W\sqrt{(0.55)^2 + (2.36)^2} = 2.5W$$

$$\tan\varphi = \frac{R_x}{R_y} = \frac{0.55}{2.36} = 0.233, \quad \varphi = 13°$$

计算表明,单足站立时,股骨头所承受的力约为体重的 2.5 倍,与竖直方向夹角为 $13°$。人体站立时,髋外展肌的肌力维持髋关节处的平衡。当髋外展肌受损或麻痹时,把脚放在人体重心之下,是不可能获得平衡的。

(二)作用于脊柱上的力

人体脊柱由 33 块椎骨(颈椎 7 块,胸椎 12 块,腰椎 5 块,骶骨、尾骨共 9 块)借韧带、关节及椎间盘连接而成,使人体能够做屈伸、旋转、侧屈、环转等运动。当人们弯腰或从地面提起重物时,把背部拉起的主要肌肉是骶棘肌。这些肌肉下端附着于髂骨和骶骨的下部,其上端则附着于所有腰椎和四个胸椎的棘突上,如图 1-1-14 所示。根据英曼(V. T. Inman)X 射线的测定,弯腰时就骶棘肌的总力学效应来说,可以把它简化为一条绳索,它作用在可视为刚体的脊柱(spinal column)上,作用点在骶骨与头、手臂的重心之间,与骶骨的距离为 $\frac{2}{3}L$(L 可视为脊柱的长度),等效绳索与脊柱轴的夹角约为 $12°$,此时作用在脊柱上的力如图 1-1-15 所示。

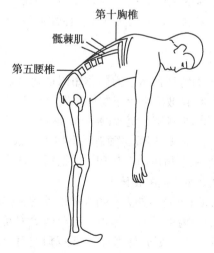

图 1-1-14 把背部拉起的骶棘肌作用示意图

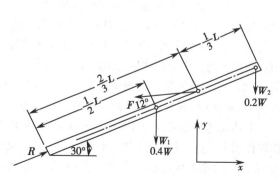

图 1-1-15 脊柱受力示意图

下面以此为例来计算骶骨顶部对腰-骶椎间盘基底部的作用力 R。作用于脊柱上的力有:躯干的重量 W_1,重心位于躯干中部,由解剖学测量可知 $W_1 = 0.4W$(W 为人体重量);头和手臂的重量 W_2,重心位于颈部,$W_2 = 0.2W$;骶棘肌所施加的力 F;骶骨顶部对腰骶椎间盘基底部的反作用力是 R,其分量

是 R_x、R_y、R 与水平方向的夹角为 φ。设背部的轴线与水平方向的夹角 $\theta = 30°$,把腰骶椎间盘作为支点,根据静力平衡条件可列出方程组

$$R_x - F\cos18° = 0$$

$$R_y - F\sin18° - 0.4W - 0.2W = 0$$

$$F\sin12° \times \frac{2}{3}L - 0.4W\cos30° \times \frac{1}{2}L - 0.2W\cos30° \times L = 0$$

解上述方程组得: $F = 2.5W$,$R_x = 2.38W$,$R_y = 1.37W$,据此求得

$$R = \sqrt{R_x^2 + R_y^2} = W\sqrt{(2.38)^2 + (1.37)^2} = 2.74W$$

$$\tan\varphi = \frac{R_x}{R_y} = \frac{1.37W}{2.38W} = 0.576, \quad \varphi = 29.9°$$

在腰骶椎间盘处的力 R 的方向与脊柱轴线成 $0.1°$ 角($30° - 29.9°$),大致可认为沿脊柱轴线,该力的大小是体重的 2.74 倍。设 $W = 50\text{kg}$,则 $R = 1342\text{N}$。

在图 1-1-14 中,若手提重物为 $0.2W$(10kg),则 $F_2 = 0.2W + 0.2W$,根据平衡条件列方程组可求得,$R = 4.07W$,$\varphi = 28.8°$。这说明在负重 $0.2W$ 的情况下,腰骶椎间盘的力增加了 $1.33W$,对于体重为 50kg 的人来说,$R = 1994\text{N}$。这一巨大压力造成的解剖学后果是明显的,即椎间盘被压缩。如果年老或损伤使椎间盘变得脆弱,它就容易脱出,压迫神经,导致疼痛或肌肉痉挛,这就是腰椎间盘突出症。

第三节 人体动力学

在力的作用下,人体和由人体带动的其他物体的运动状态要发生变化。为了揭示运动发生的原因和变化情况,就必须研究其动力学特征。人体动力学特征包括三个方面,即惯性特征、力的特征和能量特征,下面分别予以讨论。

一、人体的动力学特征

(一)惯性特征

一切物体都保持自己原来的静止状态或匀速直线运动状态,直到外力的作用迫使它改变这种状态为止,这是牛顿第一定律(Newton first law)阐述的物体的惯性特征。也就是说,在动力学的研究范畴,物体在没有受到外力作用之前,将保持自己原来的运动状态不变,这种性质我们称其为惯性。

(二)力的特征

力不是运动的原因,而是改变物体运动状态的原因。力的特征揭示了力的作用同运动状态变化之间的关系。力 F 是一个物体对另一个物体机械作用的量度,在数值上等于物体的质量 m 和该力所引起的加速度 a 的乘积,可表述为 $F = ma$,我们把这一结论称为牛顿第二定律(Newton second law)。作用在物体上的力引起该物体的加速度,施力者一定是另外一个物体,因此必须有两个物体才能相互作用,即第一个物体对第二个物体的作用力和第二个物体对第一个物体的反作用力。根据牛顿第三定律(Newton third law),这两个力大小相等,方向相反,作用在两个不同的物体上。

人体受到的力可分为外力(external force)和内力(internal force)。外力是指人体以外的物体所施加的作用力,它可以改变人体质心的运动状态(轨迹和速度);内力是指人体内各部分间的相互作用力,它不能改变人体质心的运动状态。值得注意的是内力和外力的划分是相对的,根据研究对象的不同,有时可加以扩展,例如可将自行车运动员与自行车之间的相互作用力视为内力;有时可加以局限,例如将跳水运动员的身体按重量分为上下两部分,而连接这两部分的肌张力可视为外力。

(三)能量特征

当人体运动时,作用于人体的力使身体或身体的某些部位发生一定的位移,这些力便做了功(work)。改变人体的位置和速度,其结果是改变了人体的能量(energy)。功表征了系统能量变化的过

程,能量则表征系统由于做功而改变的状态。能量特征描述运动能量发生哪些形式的变化和怎样变化,并且具体描述这些能量的变化过程。在人体的运动中,由一种运动状态转变为另一种运动状态时,能量也要发生相应的转化。例如,肌肉中的化学能转变为机械能(肌肉的弹性势能),由此而产生的肌张力做功,转化为身体和外部物体的动能(kinetic energy)和势能(potential energy)。反之,当外部物体施力于人体时,可把动能传递给人体的相应部位,使对抗肌伸长,转化成对抗肌的势能,并有一部分变成热能而消耗扩散。

二、人体的运动

人体在走路、跑步、跳跃、转动等运动中都涉及力学问题,而这些问题基本上都和我们前面讲述的人体动力学特征密切相关。

(一)走路

人体走路时重心不断向前移动,假设此时右腿支撑,左腿向前摆动,在重力线移出右脚支持面以外,左脚尚未着地之前这一瞬间,人体失去平衡。当左脚移动一经和地面接触,人体又恢复了平衡,此时人体重心在左脚和右脚之间。此后,右脚蹬地,地面的反作用力使右腿向前摆动,在右脚离地,重力线尚未移到左脚支持面之内这一瞬间,人体又失去了平衡。在右腿前摆的过程中,重力线移到左脚支持面之内时,人体又恢复了平衡,如此往复。所以走路是人体连续失去平衡和恢复平衡的过程。走路近似匀速运动,它具有人体动力学的惯性特征。

(二)跑步

跑步可以是匀速运动,也可以是变速运动。在竞赛中,不管是短跑或中长跑,由起跑、起跑后加速、途中跑到终点冲刺,整个过程是变速运动。跑步可分为腾空阶段和支撑阶段,跑步的速度取决于步长和步频,而速度的变化又取决于对这两个因素的控制情况。对于训练有素的运动员100m跑的平均速度可达 $10\text{m}\cdot\text{s}^{-1}$ 左右,步长约为2.30m,步频约每秒4.30步。

让我们引用上述数据,从理论上作个近似计算,假设运动员的腿所做的功全部转化为动能,用来增加速度;腿所发出的力 F 最大等于体重的1.5倍,即 $F=1.5mg$;一个步长内,运动员身体重心前移的距离为 $s=\frac{1}{3}\text{m}$,那么该运动员在起跑后需要跑多远的距离(l)可达到 $10\text{m}\cdot\text{s}^{-1}$ 的速度呢?

由前述条件,根据功能原理可得

$$Fns=\frac{1}{2}mv^2(\text{式中 }n\text{ 为步长的个数})$$

$$n=\frac{mv^2}{2Fs}=\frac{(10)^2}{2\times1.5\times9.8\times\frac{1}{3}}=10(\text{步})$$

$$l=2.30n=2.30\times10=23(\text{m})$$

通过上面的计算可知,达到 $10\text{m}\cdot\text{s}^{-1}$ 的速度只需要跑10步,即23m的距离。

就跑步的整个过程而言,它包含了人体动力学中力的特征和能量特征。

(三)跳跃

跳跃是以腾空方式克服距离的运动形式,有的要求达到最大跳程,如跳远、三级跳远;有的要求达到最大高度,如跳高、撑竿跳高。人体质心在腾空中的轨迹为

$$s=\frac{v^2\sin2\alpha}{g} \tag{1-1-3}$$

$$h=\frac{v^2\sin^2\alpha}{2g} \tag{1-1-4}$$

式(1-1-3)与(1-1-4)中,s 为跳程,h 是身体质心的高度,v 是开始腾空时刻质心的初速度,α 是质心初速度 v 与水平面的夹角,g 是重力加速度。

可见,要想跳得远(s 有最大值)、跳得高(h 有最大值),关键是质心初速度 v 及其与水平面间的夹

角 α 的大小。值得注意的是,跳远时质心初速度 v 的水平分量要大,所以助跑时速度一定要快;跳高时质心初速度 v 的竖直分量要大,所以助跑时速度不宜过快。

除了上面的讨论,在跳跃运动中,弹跳力的大小也是一个十分重要的因素,弹跳力与足弓的形状及下肢肌肉的收缩力和收缩速度有关。

(四) 转动

刚体是指在外力作用下,大小和形状都不发生变化的物体。其绕定轴的转动惯量(moment of inertia) J 由式(1-1-5)决定

$$J = \sum_{i=1}^{n} \Delta m_i r_i^2 \tag{1-1-5}$$

式(1-1-5)说明,刚体相对于某转轴的转动惯量是组成刚体各质元的质量与它们各自到该转轴距离平方的乘积之和。

刚体对转轴的角动量(angular momentum) L 等于其转动惯量 J 和角速度(angular velocity) ω 的乘积,其大小可表示为

$$L = J\omega \tag{1-1-6}$$

角动量是矢量,其方向与角速度的方向相同。在国际单位制(SI)中,角动量的单位是千克米二次方每秒 $(\mathrm{kg \cdot m^2 \cdot s^{-1}})$。

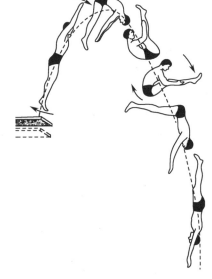

图 1-1-16 运动员跳水时转动惯量

在定轴转动中,如果刚体所受外力对转轴的合力矩为零,即 $M = \dfrac{\mathrm{d}L}{\mathrm{d}t} = 0$,则由式(1-1-6)可得

$$L = J\omega = 恒量 \tag{1-1-7}$$

式(1-1-7)说明,当定轴转动的刚体所受外力对转轴的合力矩为零时,刚体对该转轴的角动量不随时间变化,这一结论称为角动量守恒定律(law of conservation of angular momentum)。

人体的各部分或整体经常进行转动,角动量守恒定律是分析人体转动的力学基础。例如,舞蹈演员、花样滑冰运动员在旋转的时候,往往先把两臂张开,然后迅速把两臂靠拢身体,使自己的转动惯量迅速减小,因而旋转速度加快。如图 1-1-16 所示的跳水运动员,在空中翻转时,先将两臂伸直,并以某一角速度离开跳板,在空中时尽量把臂和腿蜷曲,以减小转动惯量,增大角速度,在空中迅速翻转;当快接近水面时,再伸直臂和腿,以增大转动惯量,减小角速度,以便竖直进入水中。

第四节　临床力学器械

在骨科、临床护理和康复治疗工作中,常用各种不同的力学器械和人体本身的重量作为阻力来恢复和锻炼肌体的功能及治疗疾病,从而对病人身体的功能障碍或者功能低下起到预防、改善和恢复作用。这些临床力学器械大多属于滑轮牵拉器,如贝乐架、托马斯架等。它们的设计和应用遵循力学原理,体现了人体生理学与物理知识的融合。

牵引疗法是将外力施加于身体的某一部位或关节,通过牵拉作用来达到治疗目的的一种方法。临床上常用的牵引手段可分为皮肤牵引和骨牵引,一般都是为了固定、复位。牵引疗法是治疗颈椎病、腰椎间盘突出症等疾病的主要手段,如颈椎牵引、腰椎牵引和肢体牵引等。颈部牵引能有效地解除颈部肌肉痉挛、缓解疼痛症状、减轻颈椎对椎动脉的压迫,促进血液循环。颈椎牵引器通过轻轻牵引颈部,能够缓解颈部和肩部负担,消除颈肩不适。牵引也是治疗腰椎病的最有效措施之一,通过力学作用力与反作用力的原理,对腰椎施加牵引力,拉宽椎间隙,从而达到治疗的目的。

图片:多功能电动牵引床

随着科技的不断进步和医用电子技术的发展,现在很多医院都在使用由计算机控制的集各种功能于一身的电动牵引床。它采用机械传动进行牵引,广泛应用于治疗各种急慢性损伤引起的腰椎间盘突出、腰痛、放射性腿脚麻木、行走无力而引起的腿脚肌肉萎缩,以及外伤性颈椎骨折、错位、脱位等症状,也可适用于颈椎性头晕目眩,头痛耳鸣、血压异常等临床症状。图 1-1-17 为贝乐架用于牵引上肢的情形。理疗用的重靴,如图 1-1-18 所示,使用时以膝关节为轴,伸曲小腿以锻炼股四头肌。

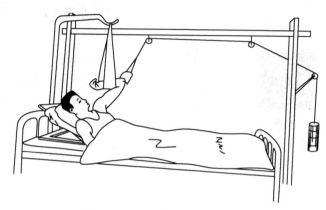

图 1-1-17　贝乐架用于牵引上肢

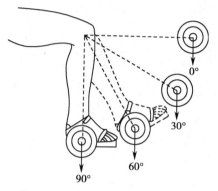

图 1-1-18　锻炼股四头肌的重靴图

【例 1-1-2】　颈部牵引器用于颈椎病的治疗,如图 1-1-19 所示。已知牵拉重量为 10N,求三条绞绳作用于头部的合力。

解:由受力图可知,R 是 F_1、F_2、F_3 的合力,它们构成闭合的三角形,其中

$$R_x = F_3\cos 45° = 10\cos 45° = 7.1(\text{N})$$

$$R_y = F_1 + F_2 + F_3\sin 45°$$
$$= 10 + 10 + 10\sin 45°$$
$$= 27(\text{N})$$

$$R = \sqrt{R_x^2 + R_y^2} = \sqrt{(7.1)^2 + (27)^2} = 27.9(\text{N})$$

$$\tan\varphi = \frac{R_x}{R_y} = \frac{7.1}{27}, \quad \varphi = 75°$$

可见,颈部受到的拉力为 27.9N,大约是牵拉重量的 2.8 倍,指向斜上方,与水平方向成 75°角。

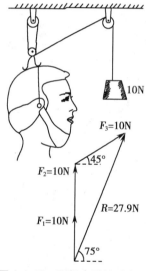

图 1-1-19　颈部牵引的受力图

本章小结

　　人体力学是主要研究人体结构和功能的力学特征,人体骨骼、肌肉等组织结构的力学变化规律及人体运动时力的作用等。本章主要介绍了肌肉和骨骼的力学性质,人体静力学和人体动力学在临床中的应用,常见的临床力学器械及其应用原理。

　　在神经系统的支配下,肌肉收缩牵引骨骼运动。人体骨骼的受力分为拉伸、压缩、弯曲、切变、扭转等形式。骨杠杆运动有三种形式:平衡杠杆、省力杠杆和速度杠杆。力学计算结果表明,人体肘关节、膝关节、髋关节和腰-骶椎间盘承受着巨大的应力作用。

　　人体动力学特征包括三个方面,即惯性特征、力的特征和能量特征。在骨科、临床护理和康复治疗工作中,常用的临床力学器械有颈部牵引器、牵引床、贝乐架和托马斯架等。

案例讨论

案例讨论

在骨科研究领域中,怎样促进骨愈合是一个难题,众多研究表明创伤部位的应力环境对骨愈合的影响至关重要,应力刺激能够促进骨折愈合已形成共识,应用骨应力刺激仪能缩短骨折愈合时间。

讨论:骨的应力刺激的临床意义有哪些?

(张海涛)

扫一扫,测一测

笔记

第二章　超声诊断学基础

02章课件

学习目标

1. 掌握：简谐振动、波动、声波、横波、纵波、声强、声强级等概念；多普勒效应的表达式；超声诊断的工作原理。

2. 熟悉：平面简谐波波动方程的物理意义；超声波的性质及其生物效应；不同型号超声诊断的相同点和不同点。

3. 了解：波的产生与传播；超声波的产生与接收。

4. 能对超声诊断图像的成像方式进行分析的能力。

5. 具有利用超声诊断原理与病人进行沟通的基本素质。

案例导学

从听诊器的使用，到利用超声技术来研究心脏的运动和胎儿的发育，都是利用声波的物理特征和它的传播规律来服务于人类。

问题：

1. 声波有哪些物理特征？

2. 声波、超声波和次声波有什么区别？

3. 超声波在医学上有哪些应用？

自从 1942 年奥地利精神科医生 K. T. Dussik 率先采用穿透式超声探测脑肿瘤，开创了超声医学诊断的新领域以来，超声医学得到了飞速发展。特别是多普勒成像技术、辉度现象技术、三维现象技术和计算机技术在超声仪中的应用，使得超声图像实时直观，分辨能力更高，结果更可靠，推动了医学超声技术的发展。超声诊断技术具有对人体无损伤，操作方便，图像清晰，诊断迅速，准确性比较高等优点，现已成为临床探测人体内部病变的有力工具。本章从最基本的振动与声波开始，介绍机械波、声波、超声波的产生和性质及其在医学中的应用。

第一节　振 动 与 波

在平衡位置附近来回往复的周期性运动叫振动。例如钟摆的摆动，声带的振动，鼓膜的振动，心脏的跳动都是机械振动。振动也可用于非机械的振动现象。如各种物理量的一定数值附近来回作周

笔记

期性变化运动也称为振动。例如电压和电流的振动。与振动密切相关的是波动现象。波动是振动的传播过程,同时也是一种重要的能量传播方式。例如声波,电磁波等。

一、简谐振动

简谐振动是一种最简单、最基本的振动,任何复杂的振动都可以看成是若干个简谐振动的合成。

如图 1-2-1 所示,把连在一起的弹簧和小球都穿在一根光滑的细平杆上,弹簧的左端固定在支架上,小球可以在杆上滑动,小球滑动时的摩擦力可以忽略不计。弹簧的质量比小球的质量小得多,可以忽略不计。这种装置叫做弹簧振子。

当弹簧振子位于 O 点时,弹簧处于自然状态,作用在振子上的合力为零。O 点就是振子的平衡位置。如图 1-2-1(a)所示。当弹簧振子位于 B 点或 C 点时,弹簧形变最大,弹力最大,振子的加速度也达到最大,速度则为零,如图 1-2-1(b)和(c)所示。弹簧振子在平衡位置附近往复的周期性运动即为简谐振动(simple harmonic vibration)。

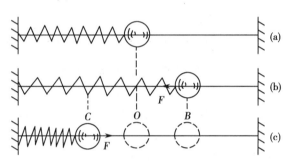

图 1-2-1 弹簧振子的振动

弹簧振子在振动过程中,当小球偏离平衡位置时,始终受到一个跟振动位移方向相反,且指向平衡位置的力,这个力叫做回复力。根据胡克定律,在弹性限度内,振子离开平衡位置时,它所受的回复力 F 跟它的位移 x 成正比而方向相反。即:

$$F = -kx \qquad (1-2-1)$$

式中比例系数 k 是弹簧的劲度系数,简称劲度,负号表示回复力方向跟位移方向相反。

简谐振动可以用矢量的投影表示。如图 1-2-2 所示,取一水平 x 轴,由原点 O 引出一矢量 $\boldsymbol{OM}$,其量值 $OM=A$,并以角速度 ω 绕原点 O 逆时针匀速旋转,$t=0$ 时,该矢量与 x 轴的夹角等于 φ,则任意时刻 t,矢量 $\boldsymbol{OM}$ 在 x 轴上的投影 OP 为

$$x = A\cos(\omega t + \varphi) \qquad (1-2-2)$$

式(1-2-2)即为简谐振动方程。

对一定的简谐振动来说,其运动方程式(1-2-2)中的 A、ω 和 φ 为常数,它们是决定一具体简谐振动的特征量。

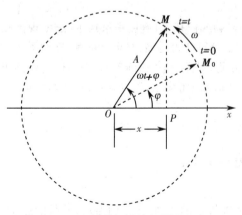

图 1-2-2 简谐振动的矢量图示法

振动物体离开平衡位置的最大位移,叫做振动的振幅,用 A 表示,单位是米(m)。

振动物体完成一次全振动所需要的时间叫做振动的周期。用 T 表示,单位是秒(s)。

振动物体单位时间内完成全振动的次数,叫做振动的频率。用 ν 来表示,单位是赫兹(Hz)。周期和频率都是反映物体振动的快慢程度。

振动物体 2π 内完成全振动的次数,叫做振动的角频率。用 ω 来表示,单位是弧度/秒(rad·s^{-1})。

周期 T、频率 ν 和角频率 ω 的关系。即

$$\omega = 2\pi\nu = \frac{2\pi}{T} \qquad (1-2-3)$$

对于一个确定的弹簧振子系统来说,m 和 k 都是恒量,所以周期和频率都是恒量,这种由振动系统本身的性质决定的周期和频率叫做振动系统的固有周期和固有频率。

简谐振动方程中$(\omega t+\varphi)$称为简谐振动的相位(phase),它从 $0\sim2\pi$ 变化,不同的相位反映物体不同的运动状态;φ 为初相位(initial phase),描述简谐振动物体初始时的运动状态。

二、波的产生

在弹性媒质中,如果某一点因外界的作用开始振动,由于质点之间存在着弹性联系,周围的质点也会随着振动起来。这样,振动就向各个方向传播出去,这种振动在弹性媒质中的传播我们称为机械波(mechanical wave)。要产生机械波需要满足两个条件,一是要有最初开始振动的物体即波源;其次要有能够传播振动的弹性媒质。例如钟的振动在空气中形成声波。

在波的传播过程中,传播的只是振动这种状态,媒质中的各质点只在自己的平衡位置附近振动,质点本身并未"随波逐流"。其中,质点的振动方向与波的传播方向互相垂直的波我们称之为横波(transverse wave),如拉紧一根绳子,使一端上下振动,则在绳子上产生的就是横波。如果质点的振动方向与波的传播方向相互平行,则称为纵波(longitudinal wave),如空气中传播的声波。图 1-2-3(a)、(b)示意了横波和纵波的形成过程。

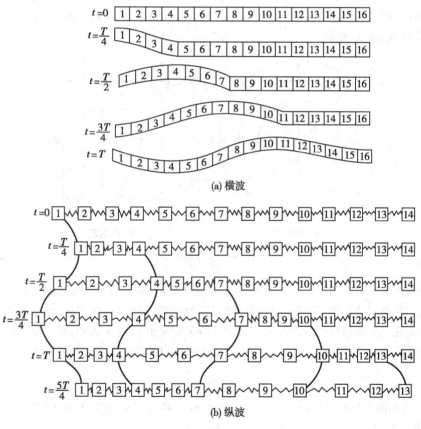

(a) 横波

(b) 纵波

图 1-2-3　横波和纵波的传播

如图 1-2-3(b)中,当纵波在弹性媒质中传播时,媒质会产生疏密不均的现象,质点密集处称为密部,质点稀疏处称为疏部。

横波只产生于固体中,在液体和气体中则不能传播横波,只能传播纵波。因为在媒质中当一层媒质相对于另一层媒质发生平移切变时,固体会产生恢复这一切变的弹性力,从而使质点在平衡位置附近振动起来。液体和气体都不能产生这种恢复原状的切变弹性力,故不能传播横波。

动画:横波

动画:纵波

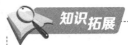

三、波的传播

　　在媒质中,波源开始振动后,波将向各个方向传播,经过一定时间后,波传到的点都将开始振动,那些同时开始振动的点,具有相同的相位,把这些振动相位相同的点连成面,我们称之为波面。离波源最远的也是最前面的那个波面称之为波前(wave front)。

　　我们可以把波按波面的形状分类,波面为球面的称为球面波(spherical wave),波面为平面的称为平面波(plane wave)。点波源在各向同性的均匀媒质中产生球面波,在离波源足够远处,球面波的一部分就可以近似地看作平面波。平面波的波面都是相互平行的平面,在媒质中我们人为地画一些表示波的传播方向的射线,称其为波线(wave line),波线与波面总是相互垂直的。如图1-2-4所示为球面波和平面波的波线、波面、波前。

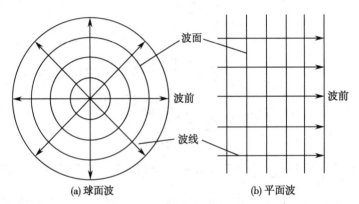

图 1-2-4　波阵面与波线

　　在媒质中,质点单位时间内振动的次数称为波的频率(frequency),用 ν 表示,单位是赫兹(Hz)。频率的倒数,即质点完成一次完整振动所用的时间称为周期(period),用 T 表示,单位是秒(s)。在同一条波线上,波在一个周期内传播的距离称为波长(wave length),用 λ 表示,单位是米(m)。由前面的分析可知,质点振动一个周期,波前进一个波长,波在媒质中前进的波速 u 可表示为

$$u = \nu\lambda = \frac{\lambda}{T} \tag{1-2-4}$$

式(1-2-4)中,波速的单位是米每秒($m \cdot s^{-1}$)。注意,同一种波在不同的媒质中波速和波长不同,而周期和频率却都不变。

四、波动方程

　　如果波源作简谐振动,则媒质中的各质点也将作简谐振动,且振动频率与波源相同,简谐振动的传播形成简谐波(simple harmonic wave),简谐波是一种最简单最基本的波动形式,一切复杂的波都可以看成是简谐波的组合而形成的。下面我们讨论平面简谐波的波动方程。

　　由于平面简谐波任一波面上所有质点的振动情况都相同,所以考虑任一波线上各点的振动,就可以了解整个平面简谐波的波动规律。在图1-2-5中,设波源在 O 点沿 y 轴振动并沿 x 轴以速度 u 传播形成平面简谐波。x 轴即为一条波线,则 O 点的振动方程为

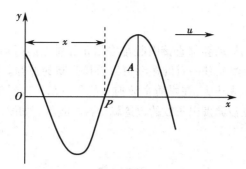

图 1-2-5　用 P 点的振动推导波动方程

$$y = A\cos(\omega t + \varphi)$$

在 x 轴的正方向与 O 点距离为 x 处的 P 点随后也将开始作与 O 点同频率同振幅的谐振动,但是其振动要比 O 点晚一段时间 Δt,也可以这样说,P 点在 t 时刻离开平衡位置的位移等于 O 点在 $(t - \Delta t)$ 时刻的位移,于是 P 点的位移就可以表示成

$$y = A\cos\left[\omega(t - \Delta t) + \varphi\right] \tag{1-2-5}$$

因为 $\Delta t = \dfrac{x}{u}$,将其代入式(1-2-5)中得

$$y = A\cos\left[\omega\left(t - \frac{x}{u}\right) + \varphi\right] \tag{1-2-6}$$

式(1-2-6)即为平面简谐波的波动方程(wave equation),它表示了媒质中任一质点在任一时刻离开平衡位置的位移。

因 $\omega = \dfrac{2\pi}{T}$ 及 $u = \dfrac{\lambda}{T}$,式(1-2-6)又可改写为

$$y = A\cos\left[2\pi\left(\frac{t}{T} - \frac{x}{\lambda}\right) + \varphi\right]$$

由上面的讨论可以看出波动方程中,位移 y 是时间 t 和质点位置 x 的函数,而在振动中位移是时间的函数。要注意这两者的区别。

若给定质点的位置 $x = x_0$,波动方程表示 x_0 处质点的振动方程。

若给定时间 $t = t_0$,则波动方程表示 t_0 时刻波线上各质点的位移分布,即波在该时刻的波形。

当 x、t 都在变化时,波动方程表示波线上不同质点在不同时刻的位移。

【例 1-2-1】　一平面简谐波沿 x 轴正方向以 $3\text{m}\cdot\text{s}^{-1}$ 的速度传播,已知波源 O 的振动方程为 $y_0 = 0.04\cos\left(3\pi t + \dfrac{\pi}{3}\right)\text{m}$,求:

(1)波动方程;

(2)距波源 1m 处 P 点的振动方程。

解:分析题目可知 $A = 0.04\text{m}$,$\omega = 3\pi$,$\varphi = \dfrac{\pi}{3}$,$u = 3\text{m}\cdot\text{s}^{-1}$

(1)将上述数据代入式(1-2-6)得平面简谐波的波动方程为

$$y = 0.04\cos\left[3\pi\left(t - \frac{x}{3}\right) + \frac{\pi}{3}\right]\text{m}$$

(2)将 $x = 1\text{m}$ 代入上述波动方程得 P 点的振动方程为

$$y_P = 0.04\cos\left[3\pi\left(t - \frac{1}{3}\right) + \frac{\pi}{3}\right] = 0.04\cos\left(3\pi t - \frac{2\pi}{3}\right)\text{m}$$

五、惠更斯原理

在弹性媒质中任何一点的振动会都直接引起与之相邻各质点的振动,这时波源与这些振动点相比并没有任何特殊,因而在波动中,任一点的振动可以看作是新的波源。惠更斯原理(Huygen's principle)就是基于此提出来的,可表述为:在媒质中波前上的各点都可以看作新的波源向各个方向发射子波,在其后任一时刻,这些新波源发出子波的包迹就是新的波前。如图 1-2-6(a)、(b)所示。

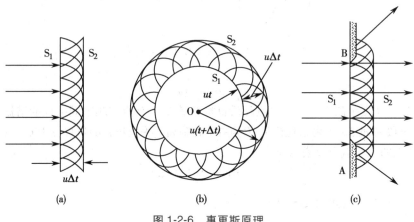

图 1-2-6 惠更斯原理

惠更斯原理对任何波动过程都是适用的,无论是机械波还是电磁波,只要知道了某一时刻的波前,就可以根据惠更斯原理用几何作图的方法决定下一时刻的新波前,所以惠更斯原理在很大程度上解决了波的传播问题。当平面波垂直入射到有狭缝的障碍物上时,应用惠更斯原理作出下一时刻的波前,这个波前,除了中央部分仍为平面外,靠近狭缝边缘处发生弯曲。因为波线与波面是相互垂直的,所以波线的边缘部分的方向与波原来传播的方向发生了改变,这就说明波能够绕过障碍物,称为波的衍射现象。如图 1-2-6(c)所示。利用惠更斯原理不但可以解释波的衍射,还能很好地解释波的反射、折射等现象。

第二节 声 波

振动频率约在 20~20 000Hz 之间的机械波,能够引起人的听觉,称为声波;频率高于 20 000Hz 的声波称为超声波(supersonic wave);频率低于 20Hz 的声波称为次声波。超声波和次声波都不能引起人的听觉,但与声波并没有本质上的区别,只是频率不同。

一、声速

声波(sound wave)能够在空气中传播,也可以在其他气体、液体和固体中传播。声波在媒质中的传播速度称为声速,用 u 表示,它通常与媒质的性质(弹性和惯性)有关。固体中声速最大,液体中次之,气体中最小。声速同时受温度的影响,温度升高时声速增大,在气体中温度对声速的影响尤为明显。

理论和实验证明,声波的波速与媒质的弹性模量、密度有关。在液体和气体中,只有体变弹性,所以只能传播纵波,纵波的波速为

$$u = \sqrt{\frac{K}{\rho}}$$

式中 K 为液体或气体的体变弹性模量,ρ 为媒质的密度。

固体能产生切变、体变和拉伸等弹性变化,所以在固体中既能传播横波又能传播纵波,波速分别为

$$u = \sqrt{\frac{G}{\rho}}\text{横波}, \quad u = \sqrt{\frac{E}{\rho}}\text{纵波}$$

上两式中，G 和 E 分别是固体媒质的切变弹性模量和杨氏模量。

在空气中声速 u 与温度 t 的关系可用如下经验公式表示

$$u = 331 + 0.6t \tag{1-2-7}$$

式（1-2-7）中声速 u 的单位是米每秒（$m \cdot s^{-1}$），t 用摄氏温度（℃）。

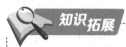

知识拓展

地震波的横波和纵波

由于地壳内部在不停地运动和变化，产生力的作用，使地壳岩层变形、断裂、错动，因此产生地震。地震时既有纵波也有横波。纵波传播速度较快（$9.1 km \cdot s^{-1}$）先传播到地面，产生上下颠动；横波传播速度较慢（$3.7 km \cdot s^{-1}$）后传播到地面，产生水平摇晃。横波的破坏力强。

二、声压和声强

1. 声压和声阻抗　声波作为纵波在媒质中传播时，媒质中的各质点都在声波的传播方向上作振动，所以媒质中各处的疏密也在不断地变化，时而密集时而稀疏，疏密交替出现，媒质中各部分的压强也相应地变化。我们把在某时刻产生的压强瞬时值与静压强 p_0 之差称为声压（sound pressure）。声压的单位是帕斯卡（Pa）。声压是不断变化的，若声源作周期性振动，声压也做周期性地变化。我们用声压幅值 p_m 表示声压的大小，它与声速 u、媒质的密度 ρ 有关，且与声波振动的振幅 A 和角频率 ω 有关，它们之间的关系是

$$p_m = A\omega\rho u \tag{1-2-8}$$

式（1-2-8）中的 ρu，即媒质的密度与波速的乘积，称为声阻抗（acoustic impedance），简称声阻。单位是千克每平方米每秒（$kg \cdot m^{-2} \cdot s^{-1}$）。声阻与声波的频率无关，与媒质有关。是用来表征媒质传播声波能力的一个物理量，代表了媒质的声学特性。

表 1-2-1 给出了 20℃时，声波在几种媒质中的声速和声阻抗。

表 1-2-1　几种不同几种不同介质的声速、密度和声阻

介质	声速 u（$m \cdot s^{-1}$）	密度 ρ（$kg \cdot m^{-3}$）	声阻抗（$kg \cdot m^{-2} \cdot s^{-1}$）
空气	3.32×10^2（0℃）	1.29	4.28×10^2
	3.44×10^2（20℃）	1.21	4.16×10^2
水	14.8×10^2（20℃）	988.2	1.48×10^6
脂肪	14.0×10^2	970	1.36×10^6
脑	15.3×10^2	1020	1.56×10^6
肌肉	15.7×10^2	1040	1.63×10^6
密质骨	36.0×10^2	1700	6.12×10^6
钢	50.5×10^2	7800	39.4×10^6

2. 声强　随着振动的传播，同时进行能量的传播，即能量随着波的传播在媒质中流动。声波在媒质中各点的强弱，通常用声强来描述。单位时间垂直通过声波传播方向单位面积的声波能量，称为声强，用 I 表示，单位是瓦特每平方米（$W \cdot m^{-2}$）。它由媒质密度，波速、角频率和振幅决定

$$I = \frac{1}{2}\rho u \omega^2 A^2 \tag{1-2-9}$$

声波在传播的过程中,当遇到两种声阻抗不同的介质界面时,会发生反射和折射。反射波的强度 I_r 与入射波的强度 I_i 之比,称为强度反射系数,用 α_{ir} 表示。透射波的强度 I_t 与入射波的强度 I_i 之比,称为强度透射系数,用 α_{it} 表示。α_{ir} 和 α_{it} 由入射角和介质的声阻抗的大小决定。对于垂直入射的情况,理论证明

$$\alpha_{ir} = \frac{I_r}{I_i} = \left(\frac{Z_2 - Z_1}{Z_2 + Z_1}\right)^2 \tag{1-2-10}$$

$$\alpha_{it} = \frac{I_t}{I_i} = \frac{4Z_1 Z_2}{(Z_2 + Z_1)^2} \tag{1-2-11}$$

可见,当两种介质声阻抗相差较大时,反射较强,透射较弱;声阻抗相近时,透射较强,反射较弱。例如声波由空气($Z = 415 \text{kg} \cdot \text{m}^{-2} \cdot \text{s}^{-1}$)垂直入射人体($Z = 1.63 \times 10^6 \text{kg} \cdot \text{m}^{-2} \cdot \text{s}^{-1}$),两者的声阻抗相差较大,代入式(1-2-10)和式(1-2-11)得 $\alpha_{ir} \approx 99.9\%$,$\alpha_{it} \approx 0.1\%$,计算结果表明,声音很难从空气进入人体。

在超声检查诊疗中,如果超声波由空气进入人体,由于两者声阻相差大,进入体内的声强较小,无法探测人体内部信息。因此在操作中利用医用超声耦合剂填充与涂敷于皮肤和探头之间,作为透射超声波的中介媒质,其声阻抗在 $1.5 \times 10^6 \sim 1.7 \times 10^6 \text{kg} \cdot \text{m}^{-2} \cdot \text{s}^{-1}$,与人体软组织声阻抗相近,增加了超声波的透射,使诊断图像更加清楚。

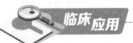

叩诊和听诊

在临床诊断中也经常利用声波的反射和透射原理来诊断疾病。例如叩诊和听诊等。叩诊是借助叩击身体某一部位,根据该部位内部的脏器发生不同的共鸣音,来诊断该脏器是否正常的检测方法。在临床诊断中将叩诊的声音分为鼓音、清音、浊音及实音。听诊与叩诊不同,听诊是根据病人体内自行发出的声音来进行诊断疾病的方法。例如心音、呼吸音等。

三、听觉区域、声强级和响度级

1. 听阈、痛阈和听觉区域 听觉不但与声波的频率有关,而且与声波的强度有关。声强必须达到某一数值后才能在听觉器官中产生声音的感觉。能够引起人耳听觉的最小声强,我们称之为听阈(hearing threshold)。对于不同的频率,听阈是不同的,表示听阈与频率关系的曲线将其称为听阈曲线。正常人对频率1000Hz的声波的听阈是 $10^{-12} \text{W} \cdot \text{m}^{-2}$,而对100Hz的声波听阈却是 $10^{-9} \text{W} \cdot \text{m}^{-2}$,两者相差1000倍,所以人耳对不同频率的声波的敏感程度是不同的。正常人最敏感的频率范围是 $1000 \sim 5000 \text{Hz}$。

声强超过听阈后,随着声强的不断增大,人耳对声音的响度感觉逐渐增强。当声强增大到某一数值时,人耳对此产生的不再是听觉而是痛觉。能够引起人耳痛觉的最小声强,或者说人耳能够承受的最大声强,我们称为痛阈(pain threshold)。对于不同的频率,痛阈也是不同的,但是声波频率对痛阈的影响不像对听阈影响那么大。表示痛阈与频率关系的曲线称其为痛域曲线。当声波的频率为1000Hz时,痛阈为 $1 \text{W} \cdot \text{m}^{-2}$。

综上所述,声波要引起听觉,即要在一定的频率范围内,又要在一定的声强范围内。如图1-2-7所示,我们将频率在 $20 \sim 20\,000 \text{Hz}$ 之间,由听阈曲线和痛阈曲线所围成的范围,称为听觉区域(auditory region)。

2. 声强级 人耳虽然能感受到相差 10^{12} 倍的声强,却不能分辨出这么多个等级。生理学的研究结果显示,当外界的声强增大10倍时,人耳感觉到响度增大了一倍左右,当声强增大到原来的100倍时,人耳感觉到的响度是原来的2倍,人主观上的响度感觉是与客观上声强的对数大致成正比的。因此采用声波强度的对数表示人耳听到的声音的强度等级,我们称之为声强级(intensity level)。并且规定,以1000Hz时的听阈 $I_0 = 10^{-12} \text{W} \cdot \text{m}^{-2}$ 为声强的量度标准,实际声强 I 与 I_0 比值的常用对数 L 定义为此声音的声强级。可表示为

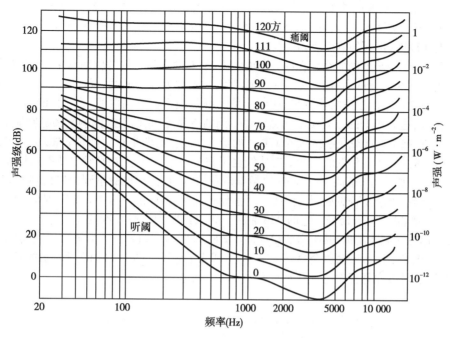

图 1-2-7　听觉区域和等响度曲线

$$L = \lg \frac{I}{I_0} \qquad (1-2-12)$$

声强级的单位是贝尔(B),实际应用中贝尔这个单位较大,常用它的 $\frac{1}{10}$ 作声强级的单位,称为分贝(dB)。用分贝作单位时,式(1-2-12)可表示为

$$L = 10\lg \frac{I}{I_0} \qquad (1-2-13)$$

由图 1-2-7 可知,对于 1000Hz 的声波,听阈与痛阈的声强级为 0~120dB,故以分贝为单位,可把声强分成 120 个等级。当两个声强相差 1dB 时,人耳才能感觉出它们之间有强弱的差别。表 1-2-2 是一些常见现象的声强级。

表 1-2-2　常见现象的声强级

声源	声强级(dB)	响度	声源	声强级(dB)	响度
雷、炮	120	震耳	谈话	50	正常
汽车	100	极响	耳语	30	轻
吵闹	70	很响	树叶微动	10	极轻

由表 1-2-2 可知,即使在十分安静的环境中,依然有声音存在。实际上人类生活在一个充满各种声响的世界之中,这些声响可以给我们带来愉悦(乐音),也可以给我们增添烦恼(噪声)。医学研究表明,噪声是一种环境污染,危害人类健康,应加以预防和治理。

3. 响度级　声强和声强级是描述声音大小的客观性标准,人耳感觉到的声音的高低我们称之为响度(loudness),这是人主观上对某一声音的高低的反映,是一个主观性的指标。虽然声强的大小决定着声音的大小,但是同样声强或声强级的声音,如果频率不同,人耳听起来的响度并不相同,有时相差还很大,这是由于人耳对不同频率的声音的敏感程度不同造成的。因此,响度这一指标不但与声强有关并且与频率有关。

为了准确地描述响度的大小,我们也把它们分成等级,称为响度级(loudness level),为与声强级区别用方(phon)作单位。响度级的大小以 1000Hz 时的声强级为标准,1000Hz 声音的声强级是多少分贝,就规定其响度级是多少方。如 1000Hz 的声波在听阈时声强级是 0dB,则响度级也是 0 方;在痛阈时声强级为 120dB,则此时的响度级也是 120 方。如此就把响度分成了 120 个等级。在其他的频率上,不管声强或声强级是多少,只要响度与某一响度级的 1000Hz 声音的响度感觉相同,那么这个声音的响度级就与 1000Hz 声音的响度级相同。

图 1-2-7 是一组等响度的曲线。在同一条曲线上,所有的点不管它的频率是多少,声强有多大,由于它们引起的响度相同,所以它们就是同一个响度级。故称为等响曲线(equal loudness contour)。等响曲线就是在听觉区域内按照响度标准,所画出的声强与频率的关系曲线。听阈曲线就是响度级为零方的等响曲线,这条线上的点对应不同频率和不同的声强,但它们引起的响度都是刚能被人听到的最低响度。同理,痛阈曲线就是响度级为 120 方的等响曲线。此图是对大量的正常人进行测试所得到的结果,不同的年龄和不同种族的人的等响曲线也不完全一样,老年人在高频段就不如年轻人敏感。

临床上常采用听力计来测量病人对各种频率声音的听阈值,并把测量到的听阈值与正常人的听阈值进行比较,借以诊断是否患有听力障碍。目前使用的听力计,能产生的频率范围是 20~20 000Hz;声强级是 -10~100dB 的纯音信号。它的 0dB 是由正常人的听力进行校准的,使各个频率所发出纯音信号的响度都刚好达到听阈值,其听力曲线如图 1-2-8(a)所示。如果有听力障碍,必然会出现听力减弱,于是在某一频率上的听阈值就会显著升高,可达到几十分贝。图 1-2-8(b)所表示的是神经性耳聋的听力衰减曲线,神经性耳聋的特点是对高音调的听力减退。

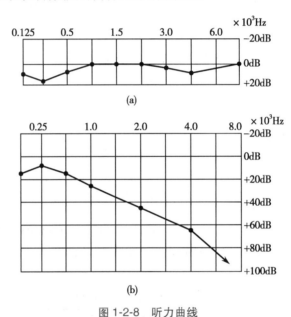

图 1-2-8 听力曲线

四、多普勒效应

前面我们所涉及的波动,无论是波源还是观察者相对于媒质都是静止的。当波源或观察者两者之中至少有一个相对于媒质是运动的,例如列车从身旁疾驶而过,汽笛的声调会有明显的改变,这是由于列车向着我们开来时,我们接收到的声音频率高于汽笛发出的频率,而离开时我们听到的声音频率低于汽笛实际发出的频率。这些现象都是由于波源和观察者相对于媒质运动造成的,所以接收到的频率与发出的频率是不同的,这种现象称为多普勒效应(Doppler effect)。

设声源 S 发出声波的频率为 ν_0,在媒质中的传播速度为 u,声源与接收器在它们的连线上运动,声源相对于媒质的运动速度为 v_s,接收器相对于媒质的运动速度为 v。

1. 声源静止,接收器运动 声源在媒质中静止不动,接收器以速度 v 向着声源运动($v_s = 0$、$v \neq 0$)。在这种情况下,声波在媒质中的波长为 $\lambda = \dfrac{u}{\nu_0}$。接收器与媒质中传播的声波的相对运动速度为 $u+v$,接收器接收到的频率将变为

$$\nu = \frac{u+v}{\lambda} = \frac{u+v}{u}\nu_0 \tag{1-2-14}$$

当接收器背离声源运动时,接收器接收到的频率变为

$$\nu=\frac{u-v}{\lambda}=\frac{u-v}{u}\nu_0 \tag{1-2-15}$$

2. 接收器静止,声源运动　接收器相对于媒质静止,声源在媒质中以速度 v_s 向着接收器运动($v=0$、$v_s\neq0$)。如图 1-2-9 所示,在 t 时间内声波向着接收器运动了 ut,声源也向着接收器运动了 v_st,与此同时波源完成了 ν_0t 次振动(发出的波数为 ν_0t),ν_0t 次振动平均地分配到了($ut-v_st$)这段距离内,所以波长变为

$$\lambda'=\frac{ut-v_st}{\nu_0t}=\frac{u-v_s}{\nu_0}$$

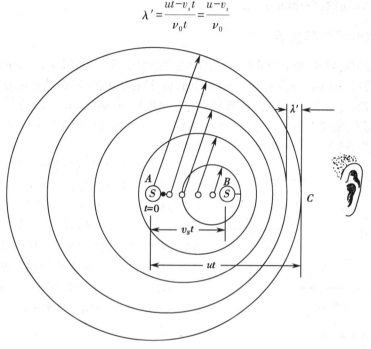

图 1-2-9　多普勒效应示意图

视频:波长
的变化

即波长变小了,接收器接收到的频率应为

$$\nu=\frac{u}{\lambda'}=\frac{u}{u-v_s}\nu_0 \tag{1-2-16}$$

当声源背离接收器运动时,接收器接收到的频率应为

$$\nu=\frac{u}{\lambda'}=\frac{u}{u+v_s}\nu_0 \tag{1-2-17}$$

3. 波源和接收器同时运动　综合以上两种情况,可以证明接收器接收到的频率是

$$\nu=\frac{u\pm v}{u\mp v_s}\nu_0 \tag{1-2-18}$$

式(1-2-18)中,接收器向着声源运动时,v 取正号,背离时 v 取负号;声源向着接收器运动时 v_s 取负号,背离时 v_s 取正号。

如果,声源与接收器不在两者的连线上运动时,式中的 v_s、v 要取它们在连线方向上的分量,则式(1-2-18)变为

$$\nu=\frac{u\pm v\cos\theta}{u\mp v_s\cos\theta}\nu_0 \tag{1-2-19}$$

式(1-2-19)为一般形式的多普勒效应表达式,正、负号的规定同式(1-2-18)。

多普勒效应是波动所共有的现象,利用这一现象可以准确地确定物体的运动速度,在医学上可以用来测量血液的流动速度。

第三节 超 声 波

当声波的频率大于 20 000Hz 时,我们称之为超声波。它与声波的本质相同,都遵守波的运动规律,只是不能引起听觉。目前,人类已经能获得 10^{12}Hz 的超声波。随着超声技术的发展,现在超声波已广泛地应用在医学、工业、国防、农业等领域,超声技术在医学上的应用,已有半个多世纪的历史,已经成为临床医学中不可缺少的诊断手段之一。

一、超声波的产生与接收

产生超声波的方法较多,最常用的是压电式的超声波发生器。如图 1-2-10 所示,它由高频脉冲发生器和压电晶体两部分组成。如果在压电晶体(如石英、酒石酸钾钠等)两端有拉力作用,晶体两端能分别出现正、负电荷,产生出电压来,这种现象称为压电效应(piezoelectric effect)。反过来,压电晶体在交变电场的作用下,能按电场变化的规律伸长或缩短,这种现象称为逆压电效应(inverse piezoelectric effect)或电致伸缩效应(electrostriction)。

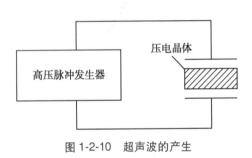

图 1-2-10 超声波的产生

利用逆压电效应,将高频脉冲发生器产生的周期性变化的电场加到压电晶体的两端,在电场作用下,压电晶体就能在媒质中产生超声波。利用压电效应可以接收超声波,当超声波作用于压电晶体上时,在晶体上施加了周期性变化的作用力,压电晶体两端产生与之同频率的电压,电压的大小与超声波的声压大小成正比。总之压电晶体既可以用来产生超声波,又可以用来接收超声波,它是超声技术中的主要器件。

二、超声波的性质

超声波一出现就得到了广泛的应用,应该说这是与它具有的一些特殊性质有关。超声波是高频机械波,其频率范围是 $2\times10^4 \sim 5\times10^9$Hz。在超声医学中应用的频率的数量级一般在 $10^5 \sim 10^7$Hz 之间。而在超声波诊断中所应用的超声波的频率稍高于在超声治疗中所用的频率。由于超声波的高频率振动,因而它表现出以下的特性。

1. 方向性好　超声波与声波一样可以在媒质中传播,高频超声波最明显的特性就是方向性好。由于超声波的频率高,波长短,衍射现象不显著,可以沿直线传播,与光线一样容易改变方向,能进行会聚和发散。

2. 强度大　由于声强与频率的平方成正比,又由于超声波的频率高,所以在振幅相同的条件下,超声波的强度要比声波大得多。例如,1000kHz 的超声波比 1kHz 声波的声强大 100 万倍。因此,超声波在媒质中的平均能量密度和加速度非常大,可达重力加速度的几万倍。超声波所具有的较大的能量和加速度,是治疗和其他应用的基础。

3. 穿透能力强　超声波的穿透本领大,在媒质中传播时,衰减很小,尤其是在固体和液体中。在人体肌肉、脂肪中超声波的衰减也很小。但在空气、骨骼中超声波衰减较大。1MHz 的超声波在空气中传播 9.5m 就衰减一半,而在水中要传播数百米后才衰减一半。它在固体和液体中可以传播很长的距离,可以穿透几十米厚的金属层,贯穿能力特别强,因此超声波主要用于固体和液体中。

4. 容易受到障碍物的反射　超声波在遇到杂质或不同媒质的界面时会产生显著的反射效果,波长越短,这种反射效果越好。例如,超声波在人体中的病变组织、钢材中的气泡都能引起明显的反射,在超声诊断和超声探伤中正是利用其这一性质,并由回波所形成的超声图像来探测和定位,这个性质对超声诊断具有特殊的意义。

三、超声波的生物效应

超声波在媒质中传播时,对媒质产生以下四种效应:

1. 热效应 超声波作用于媒质,会使媒质分子发生剧烈振动,通过分子间的相互作用,超声波的机械能转化为媒质的内能,引起媒质的温度的升高,这种现象称为超声波的热效应。

超声波在生物媒质中传播时,会有一部分能量被吸收,转化为热量。产生热量的大小取决于媒质的吸收系数,同时也与超声波的照射强度和照射时间有关。超声波为纵波,当超声波照射到不同组织的界面时,会发生从纵波向横波的转变,这种情况在软组织与骨骼的界面时表现的尤为显著,由于横波的吸收系数比纵波的吸收系数大几个数量级,因而在表面上会出现选择性加热。超声的热效应早已应用于临床理疗中,而作为加温治疗癌症的热源亦受到重视。癌细胞在加热到42~43℃时,其生存率将急剧下降,又由于超声波加热具有可作用于组织深部和精确控制加温部位的特点,所以倍受医学界的瞩目。

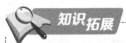

高能超声聚焦刀

高能聚焦超声治疗机简称高能超声聚焦刀。它是通过体外发射数百束大功率超声波,在瘤体部位聚焦,将声能转换为热能,使瘤体部位的温度瞬间升至70~100℃,在0.1~0.25s内杀死瘤体细胞,从而实现高能聚焦超声治疗肿瘤的目的。这种治疗方法具有无创伤,不出血、无痛苦、不麻醉、不需特殊的术前准备和用药,不受年龄和身体状况及季节影响,不受饮食和活动限制,无需住院等特点。高能超声聚焦刀是一种由计算机全程监控,定位精确、安全、可靠的治疗肿瘤的方法。它是治疗肿瘤的最先进的方法之一。

2. 机械效应 高频超声波通过媒质时,使媒质分子发生超声振动,虽然振幅很小,但是其加速度可达重力加速度的几十万倍至几百万倍,同时声压也很大,这种巨大的作用能够破坏物质的结构。例如,当液体中存在异类粒子(胶粒、微生物、高分子化合物等)时,由于它们的振动速度与液体分子的振动速度不同,在它们之间会产生巨大的摩擦力,可以把异类粒子拉碎。

超声波在生物媒质中传播时,也会引起媒质中的质点做振动,质点在正负压强的作用下快速移动,在很高压力的作用下,细胞内的亚显微结构的变化和细胞膜渗透性的破坏等都被认为与机械作用有关。

如果超声波在媒质中反射而形成驻波时,则会产生特殊的生物效应。这是因为在驻波场中,由于质点作加速运动,在加速度最大处,细胞受到的破坏是最大的,同时,在加速度最大处的细胞膜的电位也会发生变化。

3. 空化作用 高频大功率的超声波通过液体时,液体分子会按照超声波的频率而呈疏密变化,稠密区受压力作用,稀疏区受拉力作用。在稀疏区,液体由于承受不住强大的拉力,而断裂,形成空腔。经半个周期后,又被强大的压力压缩而闭合,产生局部高温、高压和放电现象,称为空化作用(cavitation)。液体中含有杂质和溶有气体的地方,是承受拉力的薄弱区,更容易被撕裂而产生空腔。空化作用是超声波对物质的重要作用,可用于促进化学反应、杀灭细菌、乳胶制造等方面。

在生物软组织内含有大量的水分,同时人们已经证明,在生物体内有稳定的气穴存在,因而生物组织在超声波的作用下,只要强度达到一定的量值时,也能出现空化现象,而对细胞造成损伤。

4. 声流效应 超声波作用于溶液时,溶液中的一些悬浮粒子在超声波的作用下,会发生转动或平动,这种现象叫做声流效应。发生声流效应时,溶液中的细胞是处于一种不均匀的声场中,细胞会受到一个切向力的作用,从而导致细胞的损伤。这个切向力可以使细胞内的物质产生附加的运动(转动),可以引起细胞膜的拉伸,扭曲以至断裂。当这个切向力达到一定程度时,就可以使红细胞发生溶血现象。

第四节 超 声 诊 断

超声技术应用于医学只有几十年历史,具有独特的优越性,已在医学诊断、治疗及医学研究方面获得广泛应用。尤其是超声诊断技术,是继 X 射线诊断技术之后发展最迅速、推广应用和普及最快的一门技术。超声成像在医院中仅次于 X 射线成像。超声诊断利用超声波探测人体内部情况,与 X 射线诊断相比较,具有无损伤和灵敏度高两大优点。X 射线对人体有伤害作用,过量的 X 射线照射会造成严重后果。而超声诊断使用的超声波的强度小,对病人无痛苦与伤害,比较安全。X 射线对人体软组织的辨别能力较差,组织密度相差 10% 以上才能显示区别,而超声波则适于对人体软组织的探查,有较高的灵敏度,并且适于人体器官的动态观察与研究。超声诊断的不足是对含气组织及骨骼系统的探查困难。利用超声波成像获得人体的内部信息,与其他诊断信息相互补充才能确诊。

一、超声脉冲回波成像原理

超声诊断仪主要由高频信号发生器、探头、显示器和电源等四部分组成。如图 1-2-11 所示。由高频信号发生器和探头组成超声波发生器,向人体以脉冲形式断续发生超声波。由探头和显示器组成超声波接收器,接收在从人体各组织界面上反射回来的超声波并转变电信号在显示器的荧光屏上显示出波形或图像。

探头把高频超声脉冲射入人体内,然后接收来自人体内各组织器官分界面的反射波(回波)。由于超声波在人体内传播的速度不是很快,在以脉冲方式向人体发射持续时间仅仅几微秒的探测脉冲后,有几百微秒的间隙时间可以用来放大、处理和接收回波信号。

如果人体内部不同组织和脏器发生变形或有异物,由于其形状、位置和声阻抗的变化,各个界面回波的位置和强弱将发生改变,通过检测回波脉冲就可以获得有关界面的深度信息和方位信息,临床医生就可以根据回波所形成的超声图像进行分析和诊断。

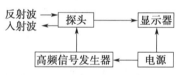

图 1-2-11 超声诊断仪结构方框图

超声波诊断仪分为 A 型、B 型、M 型等多种类型,简称 A 超、B 超、M 超等。它们的基本原理相同,工作方式有差别。此外,超声多普勒诊断仪也是超声波在医学中的一种重要应用设备。

二、超声波探测的分辨本领

在超声图像诊断中,关于超声探测的分辨本领,常用的有空间分辨率、细微分辨率、对比分辨率和时间分辨率等。

1. 空间分辨率 在超声诊断上,超声图像的空间分辨率是指超声对病灶空间大小的分辨能力,即能把空间两点区分开来的最小距离(可分辨最小距离),其值越小则空间分辨率越高,越能显示出脏器的细小结构。可分为纵向分辨率和横向分辨率。

(1)纵向分辨率:指在超声束的传播方向上对前后相邻两点的分辨能力。纵向分辨率的理论极限为超声波的半个波长。例如,在超声束的传播方向上有相距 Δx 的两个障碍物 A、B,那么这两个障碍物相距多远,超声束才能产生两个反射回波,而不是重叠成一个反射回波? 显然,只有当超声脉冲宽度 τ 小于往返两点之间所需时间,两个反射回波才不致重叠,从而显示出两个独立的可分辨的回波信号脉冲。可见,纵向分辨率 Δx(即纵深可分辨的最小距离)与脉冲宽度 τ 之间有如下关系:

$$\Delta x = \frac{1}{2}u\tau \qquad (1\text{-}2\text{-}20)$$

式(1-2-20)中,u 为超声波在介质中的传播速度。

已知超声波在人体软组织中的传播速度为 $1500\text{m} \cdot \text{s}^{-1}$。可见,脉冲宽度 τ 越小(即脉冲持续时间越短),则纵向分辨率越高(纵向可分辨距离 Δx 越小)。脉冲宽度与超声频率有关,一般超声频率越高,则超声脉冲宽度可以做得越小,纵向分辨率就越高。

（2）横向分辨率:表示能分辨与超声束轴线垂直的横向平面上的两个点的能力。它与超声束的横向直径有关。显然,只有当超声束直径小于横向两点之间的距离时,反射回波才显示出两个波形,才能把两个点都显示并被分辨。否则,若超声束的直径大于两点间的横向距离,则两个反射波重叠而不能区分,成为一个点像。横向分辨率常用这两点的距离来衡量。超声束的直径越细,能分辨的横向尺寸越小,横向分辨率越高。理论分析证明,能分辨的横向尺寸与超声波的波长成正比,超声波的频率越高,则波长越短,横向分辨率越高。

综上所述,提高超声波的频率,能同时提高纵向分辨率和横向分辨率。超声图像的质量主要取决于横向分辨率,横向分辨率越高,图像越细腻,微小结构就显示得越清楚。但是,提高超声波的频率会增大物质对超声波的吸收,降低超声波的穿透能力,影响超声波的探测距离。由于超声束的直径随着传播距离的增大而增大,所以横向分辨率随着传播距离的增大而不断下降。

2. 细微分辨率　只有当病灶比超声的波长大数倍时,作为大界面才能发生明显的反射。一般能分清的最小病灶的线径规定为超声波长的 5 倍。例如,当超声频率为 1MHz 时,则波长为 1.5mm,可分辨的最小直径为 7.5mm。而频率为 15MHz 时,其波长为 0.1mm,可分辨的最小直径为 0.5mm。可见超声频率越高,分辨率越高,图像质量越好,但探测深度越小。所以在探查浅部组织时用高频探头,在探查深部组织时改用频率较低的探头。因为频繁更换探头十分不便,所以采用动态频率扫描技术,只用一只探头,对浅表组织探查时用高频段,随着探查深度的增加,自动转换为低频,使不同深度的组织,都能形成清晰的图像,实现了用一个探头,既有高分辨率又有宽频带的灵敏度,不用更换探头,就能自动选择近场用高频率、远场用低频率。

3. 对比分辨率　指超声成像系统可以显示不同灰阶细微差别的回波能力,或者说在低对比度条件下鉴别软组织类型和分清细微结构的能力。对于 B 超,灰阶越多,则所显示图像层次越丰富,图像越清晰。

三、A 型超声诊断仪的原理与应用

A 型超声诊断仪是以回波幅度调制显示(amplitude modulation display,AMD)为基础。图 1-2-11 是 A 型超声探查肝的示意图,其原理是:高频信号发生器 U 向探头 T 输送脉冲式高频电压,探头 T 发生逆压电效应,发射脉冲式超声束。探头与体表之间垂直接触并涂有导声耦合剂以减少声波能量损失,超声束进入人体射向肝。正常肝组织的密度较为均匀,超声波在通过其内部时不发生反射。只有在进入和透出时,在肝的两个外表面发生反射,产生回波。在超声脉冲发射的间隙期,探头作为超声波接收器使用。回波透出体表被探头接收,探头受回波作用产生交变电压,经放大后加在示波器的垂直偏转板上,在示波器上显示出对应的两个回波脉冲波形。

图 1-2-12(a)中所示的四个脉冲波形,分别表示超声波进入和透出人体表和肝脏时的反射回波。波形的幅度表示回波的强弱。四个波形横向展开而不重叠,是因为示波器的水平偏转板上加有扫描电压进行横向扫描,因此,脉冲间距与回波的时间差成正比,而超声波通过肝的速度不变、时间差又与传播距离成正比,因此示波器上的脉冲间距反映肝的位置和尺寸。示波器的荧光屏横坐标表示时间,也表示距离,纵坐标表示回波的强度。

视频:A 型超声诊断仪原理

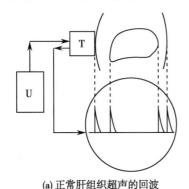

(a) 正常肝组织超声的回波　　(b) 肝内有病变时产生的回波

图 1-2-12　A 型超声诊断仪工作原理

图 1-2-12(b)表示肝内有病变。由于病变组织与正常组织的声阻不同,在其分界面上将发生反射,产生回波。在示波器上出现相应的波形,由该波形的位置和间距可确定病变部位的位置和大小。由于回波的强弱与病变组织的声阻有关,根据脉冲波形的幅度,可以推测病变组织的物理性质(囊性的、实质性的还是含气性的)。但是回波与病变的原因无关,须结合临床经验和其他检查才能确诊。

综上所述,A 型超声诊断仪在探查人体内部时接收回波,以不同的幅度、不同间距的波形在荧光屏上显示出来。A 超所获得的是一维信息,所显示的是一维图像,即沿超声束行进方向上的体内信息。A 超实际上是利用超声波测量距离、确定位置。

四、B 型超声诊断仪的原理与应用

视频:B 超原理

在 A 型超声诊断仪中,超声回波信号的幅度大小在显示器上以 y 轴表示,回波信号的时间在 x 轴上直接以距离定标,显示器显示的是一维图像。B 型超声诊断仪是在 A 超的基础上发展起来的一种辉度调制显示(brightness modulation display,BMD)的成像仪器,在显示器上显示的是组织或器官的二维纵断面影像。它与 A 型超声诊断仪相比,主要有两点不同:其一是辉度调制型,即回波转换成的电信号加于示波管的(控制)栅极上,荧光屏上不是显示波形,而是显示光点,光点的辉度随回波的强度而变化。组织中某一部位的回波越强,则图像上对应部位的光点亮度越高。其二是显示纵断层的两维图像,在 B 型超声诊断仪中,将深度扫描的时基信号加于垂直偏转板,在深度方向上显示一行明暗不同的光点。而且探头不是固定于体表,而是垂直接触体表沿某一方向移动,对被检查部位进行扫描。随着探头的移动,荧光屏上出现一行行、一列列的光点,组成二维的图像,即被检查部位的断面影像。注意,该断面是由超声传播方向线与探头移动方向线(互相垂直)所决定的平面,与超声行进的方向平行,故为纵断面。改变探头的位置和移动方向,就可方便地获得不同位置、不同方向上的纵断面影像。相当于把体内的组织和器官一层层切开进行观察,这种成像方式又称为超声断面成像技术。

B 超探头移动(扫描)的方式,可以分为机械扫描和电子扫描。图 1-2-13 是采用电子扫描方式,显示组织纵断面影像的示意图。

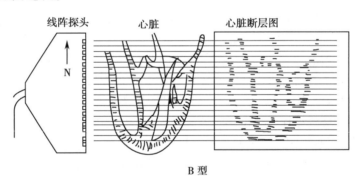

图 1-2-13 B 超工作原理

探头由多个(一般不少于 64 个)相互独立的压电晶片组成线形换能器阵,每块压电晶片称为一个阵元,相当于一个小探头,兼有发射超声和接收回波两个功能。一个阵元发射出脉冲式超声束射向人体组织,组织内部有几个界面,就有几个回波。图中心脏具有多个界面,因此每行产生多个回波,为该阵元接收后转换为交变电压,经放大后输送到显示器,在荧光屏上出现对应的多个光点。探头的线形换能器阵有多少阵元,各阵元依次工作一遍(一瞬间),荧光屏上就对应多少行光点,这些光点就组成荧光屏上一幅影像,图中为心脏断层面。阵元的数目越多,荧光屏上的图像越清晰,分辨率越高,可达 1mm 以下。图中的横坐标表示回波返回探头的传播时间,也表示沿超声束行进方向的深度。

数目众多的阵元受电子开关控制依次轮流工作,称为电子扫描。各阵元在发射超声束期间与发射电路的输出端连接,在接收时与接收放大器的输入端连接。由于电子开关的切换速度很快,这种扫描速度每秒可达几十遍,相应在荧光屏上可以得到每秒几十幅图像,能显示形成被检查部位的活动影像。例如,可观察心、大血管、膈以及胎儿、胎心等的动态情况。

笔记

五、M型超声诊断仪的原理与应用

M型超声诊断仪也属于辉度调制型,与B超不同之处在于单探头固定在某一探测点不动。探头发射一束超声并接收回波,若所探查处的内部组织界面运动,则对应的回波达到探头的时间提前或延迟,即深度扫描线沿纵轴(代表深度信息)方向变化;由于在示波管的水平偏转板上加有慢扫描锯齿波电压,使深度扫描线同时沿水平方向缓慢移动,故水平轴代表时间。因此,M超回波形成的光点,随着人体组织的上下运动而作上下运动的同时,还沿水平方向缓慢向右匀速运动,形成了深度随时间变化的曲线。如图1-2-14所示。图中纵坐标表示超声束行进方向的深度,即各层组织离开探头的距离;横坐标表示时间。曲线表示各层组织的位置随时间变化的规律。

图片:心脏功能检测M超模式检查

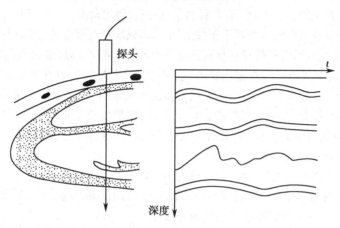

图1-2-14　M型超声诊断仪工作原理

M型超声诊断仪一般用于观察和记录脏器的活动情况,特别适用于检查心脏功能,称为超声心动图(ultrasonic cardiogram,UCG)。在实际应用时,可以将超声心动图与心电图、心音图同步显示。

六、超声多普勒血流仪的原理与应用

超声多普勒血流仪(ultrasound Doppler flowmeter,UDF),是用多普勒效应测量血液流动速度的装置,原理如图1-2-15所示。发射时探头为波源,它静止,流动的血液中的红细胞相当于接收器。设红细胞的速度为v,它与超声波的传播方向夹角为θ,超声波的频率为ν_0,根据多普勒效应的频率公式,红细胞接收到的频率为

$$\nu' = \frac{u+v\cos\theta}{u}\nu_0 \tag{1-2-21}$$

反射超声波时,血液中的红细胞相当于声源,其发射的频率即为前面接收到的频率ν',此时的探头作为接收器接收到的超声波频率为

$$\nu'' = \frac{u+v\cos\theta}{u-v\cos\theta}\nu_0 \tag{1-2-22}$$

探头接收到的频率与发射的频率之差为

$$\Delta\nu = \nu''-\nu_0 = \frac{2v\cos\theta}{u-v\cos\theta}\nu_0 \tag{1-2-23}$$

因为超声波在人体内的传播速度约为$u=1500\mathrm{m\cdot s^{-1}}$,即$u\gg v\cos\theta$,因此式(1-2-23)可简化为

$$\Delta\nu = \frac{2v\cos\theta}{u}\nu_0 \tag{1-2-24}$$

由式(1-2-24)可求得血流的速度为

$$v = \frac{u}{2\nu_0\cos\theta}\Delta\nu \tag{1-2-25}$$

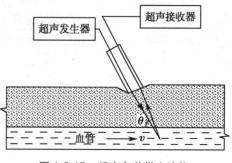

图1-2-15　超声多普勒血流仪

利用超声多普勒测量血液流速是一种非常好的方法,它无创伤,简易,灵敏,在医学研究和临床中都有较高的应用价值。

七、超声多普勒诊断仪的原理与应用

彩色多普勒血流显像(color Doppler flow imaging,CDFI),简称"彩超",是临床诊断价值很大的超声多普勒诊断仪,属于实时二维血流成像技术,能实时显示出任一剖面上的解剖结构及血液的流动状态。

彩超利用一高速相控阵扫描探头进行平面扫查,探头采集到的回波信号分为两路:一路信号经放大处理后,按回波强弱建立B型超声图像,此图像反映剖面的解剖结构;另一路用以建立反映血液流动状态的声像图,血液流动的状态通过色彩及亮度来显示。即彩色多普勒血流成像仪在形成黑白的B型超声图像的同时,在每条扫描线上的各点提取多普勒频移信息,把获得的血流速度的信息经过自相关技术处理、伪彩色编码等,然后叠加在黑白的B型超声图像上,最后形成反映血液流动的活动的伪彩色影像。

所谓伪彩色,是指所显示的彩色并不是真正的自然彩色。其原理是根据彩色显像三基色原理,一般用红色(R)表示流向探头的正向血流速度、蓝色(B)表示离开探头的负向血流速度、绿色(G)表示血流速度紊乱而复杂多变的湍流。因此,如果血流为层流则显示纯红(流向探头)或纯蓝(离开探头);如果血流是流向探头又是湍流,则由红绿混合而呈黄色;如果血流是负向湍流,则由蓝绿混合而呈青蓝色;彩色越鲜亮血流速度越大,彩色暗淡则血流速度缓慢。这种彩色血流信号叠加在黑白图像上,就形成了(伪)彩色多普勒血流影像。

彩色多普勒实现了血流图像的二维显示,可由图像的彩色类型、鲜亮程度了解血液流动情况。既能观察解剖部位、腔室形态的大小,又能观察内部血液流动的活动状态,直观形象,一目了然,检查快速,分辨率高,漏误较小,是检查诊断心脏病的先进技术。

图片:心脏彩超

图片:颈动脉血流频率

本章小结

振动在媒质中传播产生波动,最简单最基本的波动是简谐波。波动可以分为横波和纵波。声波指的是振动频率在20~20 000Hz的机械纵波,通过声速、声压、声强和声强级来描述声波的性质,响度级则反映声波对人耳的主观感觉。声阻抗是描述媒质传播声波能力。当声波遇到媒质界面时会发生发射和透射现象,与两种媒质声阻抗有关。当波源和观察者相对于媒质运动造成接收频率和发出频率的不同称为多普勒效应。

超声波指的是振动频率在20 000Hz以上的机械纵波,具有方向性好、强度大、穿透能力强和容易受到障碍物的反射四种特性。在媒质中传播能产生热效应、机械效应、空化作用和声流效应四种效应。

超声诊断是利用了超声脉冲回波成像原理,根据扫描方式和成像方式的不同可以分为A超、B超、M超、彩超和多普勒血流仪。

案例讨论

在超声检查过程中,为什么要在病人皮肤表面和探头上涂抹医用超声耦合剂(声阻抗在 $1.5 \times 10^6 \sim 1.7 \times 10^6 \text{kg} \cdot \text{m}^{-2} \cdot \text{s}^{-1}$),并将探头紧紧压迫在人体表面?随着扫描位置的扩大,还要不断涂抹医用超声耦合剂,这样才能确保诊断图像更加清楚。

(丰新胜)

案例讨论

扫一扫,测一测

第三章　血液流变学基础

学习目标

1. 掌握：理想液体、稳定流动的概念；连续性方程、伯努利方程、泊肃叶定律的物理意义及其应用。
2. 熟悉：黏性液体的层流、湍流、雷诺数、表观黏度的概念；黏性液体的伯努利方程和牛顿黏滞定律的物理意义。
3. 了解：血液的特性、血液的流速、血压、心脏做功；影响血液黏度的因素和血液流变学的应用。
4. 能利用连续性原理、伯努利方程、泊肃叶定律解决实际问题的能力。
5. 具有利用血液流变学原理解释基础生命现象的科学文化素质。

案例导学

人体中流动的液体主要是血液，它占体重的7%~8%，血液在遍布全身的血管中顺流不息，供给各组织器官氧和营养物质，带走二氧化碳等代谢产物，维持生命的活动。医学生为了学好生理学等医学基础及临床的相关知识，在未来工作中很好地为病人预防和治疗与血液有关的一系列疾病，需要熟悉掌握液体流动的性质和规律。

问题：
1. 理想液体和实际液体的区别是什么？
2. 影响血液黏度的主要因素有哪些？
3. 如何运用泊肃叶规律解释血压与外周阻力的关系？
4. 血压的变化规律是什么？如何测量血压？

流变学（rheology）是研究物体的形变和流动的科学。形变是流动的基础而流动则是形变在时间上的延续，流变学就是要研究这两者之间的关系。而研究血液及其有形成分的流动性与形变规律的流变叫血液流变学（hemorheology）。气体和液体其内部各部分之间很容易发生相对运动，因而没有固定形状，这种特性称为流动性（fluidity）。气体和液体统称为流体（fluid）。流动性是流体最基本的特性，也是流体与固体之间最本质的区别。研究流体处于运动状态时的力学规律称为流体动力学（hydrodynamics）。血液流变学的物理基础是流体动力学，本章我们以液体为主体，讲授流体动力学的内容，研究理想液体、实际液体以及血液运动的基本规律，并应用这些规律来解释生理学上的一些现象，介绍血液流变学的相关知识及其在医学上的应用。

第一节　理想液体的稳定流动

一、理想液体

实际液体的运动是很复杂的。任何实际液体都可以压缩,这种性质称为可压缩性(compressibility)。但是液体的可压缩性很小,例如10℃的水,增加1000个大气压,体积仅减少5%,因此,在一般情况下液体的可压缩性可以忽略。气体虽然很容易压缩,但它的流动性好,除密闭容器外,只要有很小的压强差就可以使气体迅速流动起来,使各处的密度趋于均匀。所以,在研究气体的流动时,只要压强差不大,气体的压缩性也可以忽略。实际液体都有黏性(viscosity),黏性就是液体中各部分之间存在内摩擦力的特性。水和酒精等液体的黏性很小,气体的黏性更小。因此,在很多实际问题中,可压缩性和黏性只是影响流体运动的次要因素,而流动性才是决定流体运动的主要因素。

理想液体(ideal liquid),就是绝对不可压缩,完全没有黏性的液体。在研究液体运动时,为了突出流动性和简化问题,可用理想液体这一理想化的液体模型来代替实际液体进行分析。简化研究对象是物理学常用的研究方法,在工程实际中也经常使用。

二、稳定流动

液体流动时,一般情况下,液体粒子流经空间各点的流速不相同,而且随时间变化。如果液体粒子流经空间任意固定点的流速不随时间而变化,这样的流动称为稳定流动(steady flow)。稳定流动并非处处流速相同,同一时刻液体各处的流速不一定相同,但液体粒子流经空间任一给定点的速度是确定的,并且不随时间变化,即流动状态是稳定的。

为了形象地描述液体的运动,可以在液体流动的空间画一些假想的曲线,曲线上每一点的切线方向都与液体流经该点的速度方向相同,这些曲线称为流线(streamline)。如图1-3-1所示,每一时刻空间某一点上只能有一个速度,故流线不能相交。在稳定流动中,空间各点的流速不随时间而变,图1-3-1中,虽然液体流经A、B、C三点的速度不同,但任何时刻液体流经A点的速度总是v_A,流经B点的速度总是v_B,流经C点的速度总是v_C。因此,稳定流动的流线分布不随时间而变,流线就是液体粒子运动的轨迹。

由许多流线围成的管状空间称为流管(tube of flow),如图1-3-2所示。因为,流线不能相交,所以,流管内的液体不会流出管外,流管外的液体也不会流入管内,流管中的液体就好像在一个固定管子中流动。将流动的液体划分为许多流管,只要掌握每一流管中液体的运动规律,就可以知道整个液体的运动规律。在许多实际问题中,当液体在固体管道中作稳定流动时,往往把整个管道作为一个流管来研究,有时为了方便还可以忽略流速在横截面积上的变化,而用截面上的平均速度来描述管内液体的流动情况。

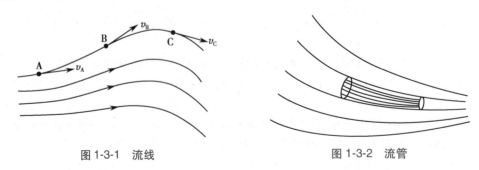

图1-3-1　流线　　　　　　　　　　　　图1-3-2　流管

三、连续性方程

连续性方程(equation of continuity)是讨论在稳定流动的情况下,流量与流速、截面积之间的关系。

液体做稳定流动,任取一截面积很小的流管,如图 1-3-3 所示,设垂直于流管的截面积 S_1 和 S_2 处的流速为 v_1 和 v_2,经过一短时间 Δt,流过截面积 S_1 和 S_2 的液体的体积分别为

$$V_1 = S_1 v_1 \Delta t \quad V_2 = S_2 v_2 \Delta t$$

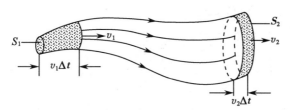

图 1-3-3　连续性方程的推导图

如果研究的是不可压缩液体的连续流动,那么,相同时间内,流过同一流管任一截面的液体的体积相等,因此

$$S_1 v_1 \Delta t = S_2 v_2 \Delta t$$
$$S_1 v_1 = S_2 v_2 \tag{1-3-1}$$

这一关系对与流管垂直的任意截面 S 都成立。式(1-3-1)中,Sv 是单位时间流过同一流管任一截面积的液体的体积,称为液体的流量,用 Q 表示,单位为($\mathrm{m^3 \cdot s^{-1}}$)。故不可压缩液体做稳定流动的连续性方程可表示为

$$Q = Sv = 恒量 \tag{1-3-2}$$

式(1-3-2)表明,当不可压缩液体做稳定流动时,液体的速度与截面积的乘积为恒量。截面积大的地方,流速小;截面积小的地方,流速大;但流量保持不变。因此连续性方程反映了流量、流速和截面积三者之间的关系。

【例 1-3-1】　如图 1-3-4 所示,注射器的内径为 3cm,其针头的内径为 0.4mm,设护士手推速度为 0.1mm·$\mathrm{s^{-1}}$,求药液进入静脉的速度是多少,40ml 药液注射完需要多长时间。

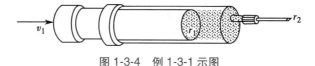

图 1-3-4　例 1-3-1 示图

解:已知注射器半径 $r_1 = 1.5\mathrm{cm} = 1.5 \times 10^{-2}\mathrm{m}$,针头半径 $r_2 = 0.2\mathrm{mm} = 0.2 \times 10^{-3}\mathrm{m}$,护士手推速度 $v_1 = 0.1\mathrm{mm \cdot s^{-1}} = 0.1 \times 10^{-3}\mathrm{m \cdot s^{-1}}$

由连续性方程可得

$$S_1 v_1 = S_2 v_2 \Rightarrow \pi r_1^2 v_1 = \pi r_2^2 v_2$$

$$v_2 = \frac{r_1^2}{r_2^2} v_1 = \frac{(1.5 \times 10^{-2})^2}{(0.2 \times 10^{-3})^2} \times 0.1 \times 10^{-3} = 0.56(\mathrm{m \cdot s^{-1}})$$

$$t = \frac{V}{Q} = \frac{40 \times 10^{-6}}{3.14 \times (1.5 \times 10^{-2})^2 \times 0.1 \times 10^{-3}} = 566(\mathrm{s})$$

第二节　伯努利方程及其应用

一、伯努利方程

伯努利方程(Bernoulli's equation)是流体力学的基本方程,它反映了理想液体作稳定流动时,压强、流速和高度三者之间的关系。下面我们用功能原理来导出这一方程。

图 1-3-5 是理想液体在重力场中作稳定流动时的一根流管,在管中任取一段液体 MN 为研究对象,

经过很短的时间 Δt 后,此段液体的位置由 MN 流动到 M'N',可以认为液体段 MM' 和 NN'内各物理量是均匀的,它们的压强、流速、高度、截面积分别为 p_1、v_1、h_1、S_1 和 p_2、v_2、h_2、S_2。

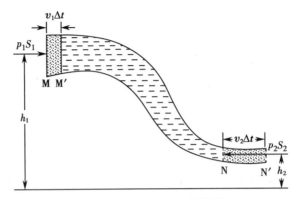

图 1-3-5 伯努利方程的推导

由功能原理可知,机械能的增量等于外力和非保守内力做功的代数和。由于理想液体,没有黏性,不存在非保守内力,只需考虑外力,即周围液体对它的压力所做功即可。

机械能的增量包括动能和势能的增量。由图 1-3-5 看出,在 Δt 时间内,M'N 液体段的位置、流速和压强均无变化,即机械能保持不变。因此,液体从 MN 流到 M'N'的过程中,机械能的增量等于液体段 NN' 与 MM'的机械能之差。因为理想液体是不可压缩的,液体段 MM'的体积和质量一定等于液体段 NN'的体积和质量,设其体积为 V,质量为 m。MM'段液体的机械能为 $E_1=\frac{1}{2}mv_1^2+mgh_1$;NN'段液体的机械能为 $E_2=\frac{1}{2}mv_2^2+mgh_2$,在 Δt 时间内 MN 段液体总的机械能的增量为

$$\Delta E=E_2-E_1=\frac{1}{2}mv_2^2+mgh_2-\frac{1}{2}mv_1^2-mgh_1$$

我们再来分析外力对液体所做功。作用在液体段 MN 上的力有重力和周围液体对它的压力,对液体段与地球所组成的系统来说,重力属于内力。流管外周的液体对这段液体的压力与流管壁垂直,因而不做功,只有流管内作用在这段液体的前后两个端面 S_1 和 S_2 上的压力对液体做功。作用在 S_1 上的力推动液体前进,因而做正功,$W_1=p_1S_1v_1\Delta t$;而作用在 S_2 上的力阻碍液体前进,因而做负功,$W_2=-p_2S_2v_2\Delta t$。所以外力所做的总功为

$$W=W_1+W_2=p_1S_1v_1\Delta t-p_2S_2v_2\Delta t$$

根据连续性方程 $S_1v_1=S_2v_2$,且 $S_1v_1\Delta t=S_2v_2\Delta t=V$,故

$$W=p_1V-p_2V$$

由功能原理,$\Delta E=W$,所以

$$\frac{1}{2}mv_2^2+mgh_2-\frac{1}{2}mv_1^2-mgh_1=p_1V-p_2V \tag{1-3-3}$$

式(1-3-3)各项除以 V 并移项,得

$$p_1+\frac{1}{2}\rho v_1^2+\rho gh_1=p_2+\frac{1}{2}\rho v_2^2+\rho gh_2 \tag{1-3-4}$$

式(1-3-4)中,$\rho=\frac{m}{V}$ 是液体的密度。由于 M、N 是在流管中任意选取的两个截面,所以对同一流管的任意一垂直截面来说,上述关系可写成

$$p+\frac{1}{2}\rho v^2+\rho gh=恒量 \tag{1-3-5}$$

式(1-3-4)和式(1-3-5)都称为伯努利方程。它表明了理想液体做稳定流动时,同一流管的任意截面处的压强与该处单位体积中的动能、重力势能之和为一恒量。

很明显,式(1-3-5)中,压强 p 与单位体积的动能 $\frac{1}{2}\rho v^2$、势能 ρgh 的量纲是相同的。从能量的角度

分析,有时把 p 称为压强能。反之,从压强的观点看,$\frac{1}{2}\rho v^2$ 与流速有关,因此称为动压强(dynamic pressure);而 $p+\rho gh$ 与流速无关,称为静压强(static pressure)。由此可见,伯努利方程也可表述为,理想液体做稳定流动时同一流管的任意截面处,单位体积中的压强能、动能、势能(或静压强、动压强)之和保持不变,具有能量守恒的性质。

严格地说,伯努利方程只适用于理想液体做稳定流动的情况。对于黏性较小的水、酒精等液体或流动中密度变化很小的气体,当它们作稳定流动时,伯努利方程仍近似成立。

二、伯努利方程的应用

(一)压强和流速的关系

液体在不均匀水平管道中流动时,因 $h_1=h_2$,故单位体积的重力势能不变,只有单位体积的动能和压强两个量发生变化,伯努利方程可简化为

$$p_1+\frac{1}{2}\rho v_1^2=p_2+\frac{1}{2}\rho v_2^2 \text{ 或 } p+\frac{1}{2}\rho v^2=\text{恒量} \tag{1-3-6}$$

由式(1-3-1)连续性方程和式(1-3-6)所表达的物理意义可得出结论:理想液体在不均匀水平管中作稳定流动时,截面积大处、流速小、压强大;截面积小处、流速大、压强小。这个结论同样适合气体的流动,高速流动的气体附近会产生低压,从而产生吸附作用,这种效应称为文丘里效应(Venturi effect)。

【例1-3-2】　皮托管(Pitot tube)可测量流体的流速,其原理如图1-3-6所示。把其放入水流中测得两竖直管中水柱高度差 Δh 为4.9cm,计算水流速度?

解:皮托管中,a 是一根直管,管口 A 的截面与水流平行,具有水流速度即 $v_A=v$;b 是一根弯管,管口 B 的截面垂直水流,水流在弯管 B 处受阻,即 $v_B=0$。

利用水平流管的伯努利方程:$p_A+\frac{1}{2}\rho v_A^2=p_B+\frac{1}{2}\rho v_B^2$,因 $p_A=\rho gh_1$,$p_B=\rho gh_2$

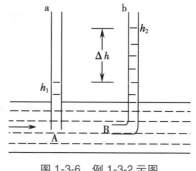

图1-3-6　例1-3-2示图

$$\rho gh_1+\frac{1}{2}\rho v^2=\rho gh_2$$

$$v=\sqrt{2g(h_2-h_1)}=\sqrt{2g\Delta h}=\sqrt{2\times9.8\times4.9\times10^{-2}}=0.98(\text{m}\cdot\text{s}^{-1})$$

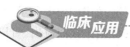

空气压缩式雾化吸入器

雾化吸入器是用于治疗上呼吸道疾病的一种设备。其方法是将药液雾化成微小颗粒,药物通过呼吸吸入的方式进入呼吸道和肺部沉积,从而达到无痛、迅速有效治疗的目的。空气压缩式雾化吸入器又称射流式雾化器,利用压缩空气通过细小管口形成高速气流产生的负压带动药水或药粉一起喷射到阻挡物上,在高速撞击下向周围飞溅使液滴变成雾状微粒从出气管喷出,经病人口或鼻吸入,直接作用于病灶部位,产生最佳治疗效果。

(二)压强和高度的关系

在均匀管中流动的液体,当流速不变($v_1=v_2$)时,伯努利方程可简化为

$$p_1+\rho gh_1=p_2+\rho gh_2 \text{ 或 } p+\rho gh=\text{恒量} \tag{1-3-7}$$

式(1-3-7)表明,在均匀管道中流动的液体,当流速不变时,高处压强小,低处压强大。

根据式(1-3-7)可解释血压与体位的关系。如图1-3-7所示,人体取平卧位时头部动脉压为12.67kPa,静脉压为0.67kPa;当人体处于直立状态时头部动脉压变为6.80kPa,静脉压变为−5.20kPa,

视频:伯努利方程的应用

相比平卧血压减少 5.87kPa。而对于足部,由平卧位变为直立位时,动脉压由 12.67kPa 变为 24.40kPa;静脉压由 0.67kPa 变为 12.40kPa,增加了 11.73kPa。上述这些动脉压、静脉压的变化都是由于高度变化,即体位变化而引起的。但是,不管取直立位或平卧位,心脏的动、静脉压是不变的,也就是说,心脏的血压不随高度的变化而改变。这是因为心脏是血液流动的动力泵,所以,在测量血压时,通常选择与心脏同高的上臂处作为测量部位。

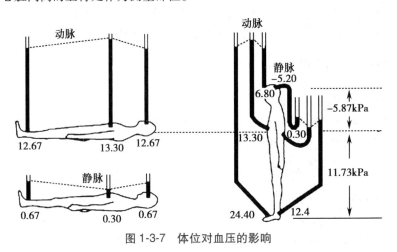

图 1-3-7 体位对血压的影响

第三节 实际液体的流动

一、牛顿黏滞定律

前面讨论的是理想液体的运动规律。实际液体的可压缩性很小,对流动造成的影响可以忽略不计,但实际液体在流动时都有内摩擦力,表现出黏滞性,简称黏性。有的液体黏性较大,如甘油、血液、重油等,其黏性不能忽略。黏性很小的液体,如水、酒精在远距离输送时,由黏性所引起的能量损耗也必须考虑。前面介绍的伯努利方程不足以说明实际液体的运动规律,需要建立一些新的概念和公式。

(一)层流

实际液体在流速不太大时,表现为分层流动,相邻各流层因速度不同而作相对滑动,彼此不相混杂,液体的这种流动状态称为层流(laminar flow)。观察黏性液体甘油的流动情况,如图 1-3-8 所示,在一支垂直的滴定管中,先注入无色甘油,再加上染了色的甘油,然后打开下端的活塞让甘油流出,可以看到染色甘油的流动呈弹头状,这表明管内的黏性液体是分层流动的,管轴流层速度最大,由管轴到管壁,各层流速逐渐减小,与管壁接触的液层附着在管壁上,速度为零。如图 1-3-9 表示层流的示意图,液体呈同心圆柱状多层流动。相邻液层流速不同,流速快的一层带动慢的一层,慢的一层阻滞快的一层,相邻两层之间产生切向的相互作用力,称为内摩擦力(internal friction)或黏性力(viscous force)。黏性力的大小与液体的性质有关。

(二)牛顿黏滞定律

为了解释牛顿黏滞定律(Newton's viscosity law),我们首先引入速度梯度(velocity gradient)的概念,用来说明沿垂直于流速方向上的各流层速度的变化程度。图 1-3-10 表示黏性液体在均匀管中作稳定流动的速度分布图,若垂直于流速方向上 x 处的速度为 v;$x+\mathrm{d}x$ 处的速度为 $v+\mathrm{d}v$,比值 $\dfrac{\mathrm{d}v}{\mathrm{d}x}$ 表示速度沿 x 方向的变化率,称为 x 方向的速度梯度,单位为 (s^{-1})。

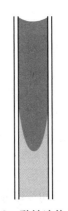

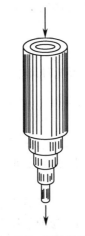

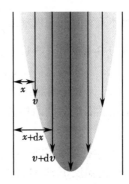

图 1-3-8　黏性液体的流动　　　图 1-3-9　层流示意图　　　图 1-3-10　速度梯度

实验表明,作层流的液体,相邻两液层之间的黏性力 F 的大小与两液层的接触面积 S 成正比,与两液层的接触面处的速度梯度 $\dfrac{\mathrm{d}v}{\mathrm{d}x}$ 成正比,即

$$F = \eta S \frac{\mathrm{d}v}{\mathrm{d}x} \tag{1-3-8}$$

式(1-3-8)称为牛顿黏滞定律。式中的比例系数 η 称为液体的黏滞系数(coefficie of viscosity)或黏度,是表示液体黏性大小的物理量,其单位是帕斯卡秒(Pa·s)。

黏度的大小由液体的性质决定,并和温度有关,液体的黏度随温度的升高而减小,这是因为液体的黏性主要取决于液体分子间的作用力。

表 1-3-1 给出了几种液体的黏度值。

表 1-3-1　几种液体的黏度值

液体	温度℃	$\eta(\mathrm{Pa \cdot s})$	液体	温度℃	$\eta(\mathrm{Pa \cdot s})$
水	0	1.792×10^{-3}	酒精	20	1.2×10^{-3}
	20	1.005×10^{-3}	水银	20	1.55×10^{-3}
	37	0.69×10^{-3}	蓖麻油	17.5	1225×10^{-3}
	100	0.284×10^{-3}	甘油	20	0.830
空气	0	1.709×10^{-5}	血液	37	$(2.0 \sim 4.0) \times 10^{-3}$
	20	1.808×10^{-5}	血浆	37	$(1.0 \sim 1.4) \times 10^{-3}$
	100	2.175×10^{-5}	血清	37	$(0.9 \sim 1.2) \times 10^{-3}$

研究液体形变时,牛顿黏滞定律(1-3-8)式,可写为的另一种表达形式

$$\frac{F}{S} = \eta \frac{\mathrm{d}v}{\mathrm{d}x} \tag{1-3-9}$$

式中 F 是相邻两液层的切向内摩擦力,$\dfrac{F}{S}$ 表示作用在单位面积液层上的切向内力,称为切应力(shear stress),单位是帕斯卡(Pa)。用 τ 表示

$$\tau = \frac{F}{S} \tag{1-3-10}$$

流动液体中,某一液层受到切应力的作用将使液体发生切向形变,切向形变程度称为切应变,切

41

应变对时间的变化率,称为切变率(shear rate),用 $\dot{\gamma}$ 表示

$$\dot{\gamma} = \frac{dv}{dx} \tag{1-3-11}$$

液体流动时的速度梯度 $\frac{dv}{dx}$,在研究液体形变时又称为切变率 $\dot{\gamma}$。

将(1-3-10)和(1-3-11)式代入(1-3-9)式可得

$$\tau = \eta \dot{\gamma} \tag{1-3-12}$$

式(1-3-12)为牛顿黏滞定律的另一种表达形式,在血液流变学中常采用此形式。

牛顿黏滞定律的两种表达形式,是分别从液体流动状态和液体形变的角度分析实际液体层流的结果。

(三)牛顿液体和非牛顿液体

在一定温度下,液体的黏度为一常量,而且遵循牛顿黏滞定律,即切应力 τ 与切变率 $\dot{\gamma}$ 成正比,这类液体称为牛顿液体(Newtonian liquid),水、酒精、血浆、血清等均质液体都是牛顿液体。如果液体的黏度在一定温度下不是常量,而是随切应力变化,且不遵循牛顿黏滞定律,这类液体称为非牛顿液体(non-Newtonian liquid)。含有悬浮物或弥散物的液体多为非牛顿液体,如血液,其中就含有大量悬浮的血细胞。

二、实际液体的伯努利方程

伯努利方程是理想液体做稳定流动的基本方程。对于实际液体做稳定流动时,必须考虑由于黏性所引起的能量损耗。

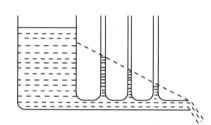

图 1-3-11 实际液体的流动

由图 1-3-11 的实验,可以观察到液体黏性的明显影响。大口径容器的底部连通水平均匀管道(液体在水平管内流动是研究的主要对象),水平管上的竖直细管,用以测量管内这几处的压强。因水平管内各处的流速和高度是相同的,若装置内为理想液体,根据伯努利方程各处压强相等,则各竖直细管内液柱上升的高度相同。而对于实际液体,各竖直细管中液柱高度是随液体流过距离的增大而降低,即压强在减小。这是因为实际液体在流动过程中,在流动方向上克服内摩擦力所做功与流动距离成正比,使单位体积内的能量逐渐降低的结果。

由于黏性的影响,流管中实际液体在任意两截面处,单位体积液体的动能、势能与压强之和不再相等,而是沿流动方向逐渐减小。减小的数值等于单位体积实际液体流过两截面过程中克服内摩擦力所做的功 W_{12},因此,伯努利方程修正为

$$p_1 + \frac{1}{2}\rho v_1^2 + \rho g h_1 = p_2 + \frac{1}{2}\rho v_2^2 + \rho g h_2 + W_{12} \tag{1-3-13}$$

上式是不可压缩的实际液体作稳定流动时的基本规律,称为实际液体的伯努利方程。如果在粗细均匀的水平管道输送黏性液体时,$h_1 = h_2$,$v_1 = v_2$,由式(1-3-13)可以得到

$$p_1 - p_2 = W_{12} \tag{1-3-14}$$

由式(1-3-14)可知,为了保证黏性液体在均匀水平流管中作稳定流动,必须使管道两端维持一定的压强差,以外力对液体做功的方式来补偿由于黏性力所引起的能量损失。这一结论也可以用来解释血液在流动过程中动脉压和静脉压的变化,例如人体处于平卧位时,头、脚部的动脉压低于心脏的动脉压,这是由于血液从心脏向头、脚输送的过程中,黏性力所引起的能量损耗所造成;同理,头、脚部的静脉压必定高于心脏的静脉压。

三、泊肃叶定律

由实际液体的伯努利方程知道,为了维持黏性液体的稳定流动,在水平管中黏性阻力由管两端压强差所产生的推力来平衡,如果不是水平流管,黏性阻力由压强差和重力共同来克服。法国生理学家

泊肃叶在 19 世纪研究了黏性液体在细玻璃管内的流动情况,得出了黏性液体在半径为 r、长度为 L 的水平圆直管中作稳定流动时,如图 1-3-12 所示,液体的流量 Q 与管两端的压强差 Δp 成正比,即

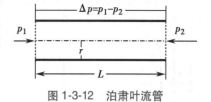

图 1-3-12　泊肃叶流管

$$Q = \frac{\pi r^4 \Delta p}{8\eta L} \qquad (1\text{-}3\text{-}15)$$

上式称为泊肃叶定律(Poiseuille's law)。公式表明:黏性液体在水平均匀直管中流动时,液体的流量与管两端的压强差、管内半径的四次方成正比,与液体的黏度、管的长度成反比。值得注意的是,管内半径的改变对液体流量影响很大,管内半径增加一倍,其他条件不变,液体流量将增大为原来的 16 倍。因此血管的收缩与舒张,或血管壁的增厚,对血流量的影响很显著。

式(1-3-15)还可以写成如下形式

$$Q = \frac{\Delta p}{R} \qquad (1\text{-}3\text{-}16)$$

式中 $R = \dfrac{8\eta L}{\pi r^4}$ 称为流阻(flow resistance),其大小由管道形状和液体性质决定。单位是帕斯卡秒每立方米($Pa \cdot s \cdot m^{-3}$)。当流管的长度、半径及液体的黏度一定时,R 是一定值。式(1-3-16)表明,黏性液体在水平均匀直管中稳定流动时,流量 Q 与管两端的压强差 Δp 成正比,与流阻 R 成反比。三者之间的关系类似电学中的欧姆定律,R 因相当于电阻而得名流阻,而且流阻与电阻有相同的串、并联关系。

如果液体顺序通过 n 个管道,即管道串联,其总流阻等于各管流阻之和,即

$$R = R_1 + R_2 + \cdots + R_n \qquad (1\text{-}3\text{-}17)$$

如果液体分成支流通过 n 个管道,即管道并联,其总流阻的倒数等于各管流阻倒数之和,即

$$\frac{1}{R} = \frac{1}{R_1} + \frac{1}{R_2} + \cdots + \frac{1}{R_n} \qquad (1\text{-}3\text{-}18)$$

在心血管系统的研究中,习惯把流阻 R 称为外周阻力(peripheral resistance),应用上述公式可分析心输出量 Q、血压 Δp 和外周阻力 R 三者的关系。

式(1-3-15)仅适用于水平均匀圆直管,对于非水平均匀圆直管,如果管两端的高度差为 Δh,可以证明,液体做层流时的流量公式为

$$Q = \frac{\pi r^4}{8\eta L}(\Delta p + \rho g \Delta h) \qquad (1\text{-}3\text{-}19)$$

如果 Δp 为零或可以忽略不计,式(1-3-19)变为

$$Q = \frac{\pi r^4}{8\eta L}\rho g \Delta h \qquad (1\text{-}3\text{-}20)$$

式(1-3-20)是毛细管黏度计测量液体黏度的理论依据。

四、湍流与雷诺数

黏性液体的流动形态主要有层流和湍流,当流速不大时,液体是分层流动的,流层间没有横向混杂。当流速不断增大时,层流被破坏,液体中出现了横向的速度分量,使液层混淆,形成紊乱的流动状态,甚至可能出现涡流,这种流动称为湍流(turbulent flow)。湍流不但具有混杂和紊乱的特征,而且能量损耗,部分转化为热能,另有一部分转化为声能。例如,湍流可引起不同频段的机械振动,因而产生声音,而层流是无声的。所以,临床上常根据听诊器听到的湍流声来辨别血流和呼吸是否正常。用图 1-3-13 所示的实验可以观察液体流动的两种状态。

如图 1-3-13(a),在盛水的容器 A 中,装有一支水平放置带有阀门的玻璃管 C,另一支竖直放置的玻璃管 B 内盛有染色的水,沿细管进入 C 管。打开阀门 D,水从 C 管流出。当水流速度不大时,染色的水在 C 管中呈稳定的直线状细水流,如图 1-3-13(b)所示,这时 C 管内的水流是层流。开大阀门 D,水流速度增大到一定程度时,染色的细水流散开,使周围的水染上颜色,表明液层混合,如图 1-3-13(c)所示的流动是湍流。

液体的流动从层流变为湍流,除与速度 v 有关外,还与液体的黏度 η,密度 ρ 和管道的半径 r 有关。1883 年,雷诺通过大量实验,提出了一个无量纲的数作为决定层流向湍流转变的依据,即

$$Re = \frac{\rho v r}{\eta} \tag{1-3-21}$$

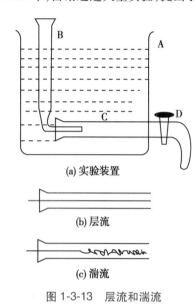

(a) 实验装置

(b) 层流

(c) 湍流

图 1-3-13　层流和湍流

式(1-3-21)中,Re 称为雷诺数(Reynold's number)。实验结果表明,$Re<1000$ 时,液体作层流;$Re>1500$ 时,液体作湍流;$1000<Re<1500$ 时,流动不稳定,液体可作层流也可作湍流。由式(1-3-21)还可以看出,液体黏度越小、密度越大、越容易产生湍流;管道越细,越不容易出现湍流。湍流的出现不仅与管半径有关,还受管的形状及内壁光滑程度的影响。

【例 1-3-3】 主动脉的直径为 2.0cm,血流速度为 0.3m·s^{-1},血液的黏度为 $4.0×10^{-3}$Pa·s,密度为 $1.1×10^{3}$kg·m^{-3},血液流过该处是否会发生湍流?

解:主动脉直径为 2.0cm,则主动脉半径为 $r=1×10^{-2}$m

根据雷诺数大小计算式:$Re = \frac{\rho v r}{\eta} = \frac{1.1×10^{3}×0.3×1×10^{-2}}{4×10^{-3}} = 825$

$Re<1000$,血液流过该处不会发生湍流。

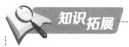

超 流 动 性

在极低的温度下,流体的黏度随温度降低而迅速减到很小的现象称为超流动性(super fluidity)。具有超流动性的流体称为超流体(supercritical fluid)。已发现的超流体有液态 ^{4}He、液态 ^{3}He、超导电子等。超流动性是前苏联科学家卡皮查在 1937 年发现的,他在进行极低温物理实验时观察到,液态 ^{4}He 在温度从 4K 下降到 2K 时,液氦能从盖得很严的瓶子里逃逸出来,并从很细的毛细管或狭缝中迅速流过。这说明,此时液氦的流动没有黏性力,黏度近似为零,处于超流动状态。卡皮查因在超流动性研究中的卓越功绩荣获 1978 年的诺贝尔物理学奖。超流动性是量子力学效应的宏观体现,其微观机制可由郎道二流体动力学唯象理论进行解释。超流体的应用研究主要有光谱分析的量子溶剂、用超流体氦进行气体分子研究、稀释制冷机研究等。

第四节　循环系统中的血液流动

课件:血液循环

血液在循环系统中的流动是比较复杂的,因为血液是含有多种血细胞的非牛顿液体;另外,血管的口径和弹性除受血流量的影响之外,还受神经系统的支配,有别于刚性的管腔。下面我们首先简要介绍血液的特性,然后利用流体动力学的基本规律分析循环系统中的血液流动的速度,血压的分布以及心脏做功等问题。

一、血液的组成及特性

血液是流动在心脏和血管内的不透明红色液体,由血浆和血细胞两部分组成。血浆部分的体积大约占血液的 55%,血浆内含血浆蛋白、脂蛋白等各种营养成分以及无机盐、氧、激素、酶、抗体和细胞代谢产物等。血细胞部分的体积约占血液的 45%,其中红细胞最多占血细胞的 99.9%,其余的 0.1% 是白细胞和血小板。

血液的比重为 1.050~1.060,血浆的比重约为 1.025~1.030。血液中红细胞数愈多则血液比重愈大,血浆中蛋白质含量愈多则血浆比重愈大。红细胞比重大于血浆,因此红细胞在重力作用下将从悬

浮液中沉淀出来,这种现象称沉降。但正常情况下血细胞下沉十分缓慢,通常以红细胞在 1h 内下沉的距离来表示红细胞沉降的速度,称为红细胞沉降率,俗称血沉(erythrocyte sedimentation rate)。

血液具有黏性,体外测定血液的黏度约为生理盐水黏度的 4~5 倍,血浆黏度为生理盐水黏度的 1.6~2.4 倍。全血的黏性主要决定于所含的红细胞数,血浆的黏性主要决定于血浆蛋白质的含量。

二、血流速度的分布

循环过程中血液的流速可用连续性方程来解释。从主动脉到小动脉再到毛细血管,各段血管的总截面积在逐渐增大;由毛细血管到小静脉再到上腔及下腔静脉,各段血管的总截面积又逐渐减小。主动脉的直径大约在 1~3cm 之间,平均截面积为 4.5cm^2;毛细血管的直径较小,只有 0.0008cm 左右,但分支很多,总截面积约为 3150cm^2。所以毛细血管的总截面积大约是主动脉平均截面积的 700 倍。由连续方程(1-3-1)式可知,毛细血管中的血液流速应是主动脉中血液流速的 1/700,这只是一个理论值。而实际上毛细血管中血液的流速大约是主动脉中血液流速的 1/500,这是因为血液在循环过程中,一部分毛细血管中有血流,还有一部分毛细血管是关闭的。例如在静息状态下,毛细血管中血液的流速约为 0.05cm · s^{-1},主动脉中血液的平均流速约为 25cm · s^{-1}。对于腔静脉,由于它的总截面积大于主动脉的截面积,所以其血流速度较主动脉中的血流速度小,大约为 10cm · s^{-1}。可见,血液流速沿主动脉到小动脉再到毛细血管逐渐减小;经毛细血管到小静脉再到上腔及下腔静脉又逐渐增大。各段血管内血液的平均流速与血管总截面积的关系如图 1-3-14 所示。

由于血液黏性的作用,血管的轴线处血流速度较快,远离轴线血流速度依次变慢,因此血管中血细胞的两侧流速不同,血细胞将发生旋转。血细胞靠近轴线的一侧旋转方向与血流方向一致,远离轴线的一侧旋转方向与血流方向相反。另外,由伯努利方程可知,流速小处压强大,所以血细胞还受到一个指向血管轴线方向力的作用,即血细胞在旋转的同时将向血管轴线靠近,产生血细胞的轴向集中现象,如图 1-3-15 所示。血细胞的轴向集中现象将使近轴区域的血流速度减小,并影响血液黏度的变化。

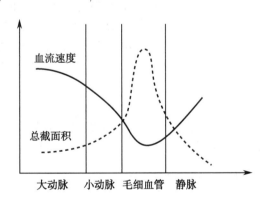

图 1-3-14 血液流速和血管总截面积的关系

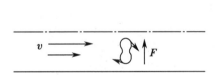

图 1-3-15 血细胞的轴向集中

三、血压的分布

血压(blood pressure)是血管内流动着的血液对血管壁的侧压强。通常所说的血压是指动脉血压,常用相对压强表示,单位为千帕(kPa)。主动脉中的血压随着心脏的收缩和舒张周期变化。当左心室收缩而向主动脉射血时,主动脉中的血压会达到最高值,此血压称为收缩压(systolic pressure);在左心室舒张期,主动脉回缩,主动脉中的血压随之下降并达到最低值,此血压称为舒张压(diastolic pressure)。收缩压与舒张压之差,称为脉压(pulse pressure)。在一个心动周期中,动脉血压的平均值 $\bar{p}$ 称为平均动脉压(mean arterial pressure),但它并不是收缩压和舒张压的平均值,常用的计算方法是

$$\bar{p} = p_{舒张} + \frac{1}{3} p_{脉压}。$$

45

血压的高低与血液的流量、流阻及血管的柔软度有关,即与心输出量、外周阻力及血管的顺应性有关。由于血液是黏性液体,有内摩擦力做功消耗机械能,因此血液从心室射出后,它的血压在流动的过程中不断下降。图 1-3-16 所示为循环系统中的血压变化。

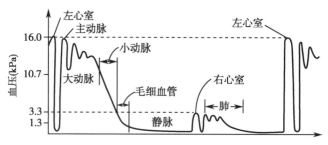

图 1-3-16　循环系统的血压变化曲线

四、心脏做功

血液循环由心脏做功来维持。心脏有节律地收缩与舒张,不断对血液做功,补偿血液循环流动中的能量损失,维持循的持续进行。血液从左心室射出经主动脉、小动脉、微动脉、毛细血管、上腔和下腔静脉回到右心房,这一过程称为体循环;血液从右心室射出经肺动脉、肺毛细血管、肺静脉回到左心房,这一过程称为肺循环。如图 1-3-17 所示。

下面我们用黏性液体的伯努利方程来讨论心脏做功的问题。由于体循环和肺循环是同时进行的,所以心脏所做功应该是左心室和右心室射出单位体积血液所做功之和。

在体循环过程中,左心室射出单位体积血液流回到右心房所构成的通道中,下式成立

$$p_L + \frac{1}{2}\rho v_L^2 + \rho gh_L = p_R' + \frac{1}{2}\rho v_R'^2 + \rho gh_R' + W_L \tag{1-3-22}$$

式(1-3-22)中,p_L 表示左心室压强,p_R' 表示右心房压强也称为中心静脉压(central venous pressure, CVP),$p_R' \approx 0$;v_L 表示左心室射血速度,血液流回右心房的速度 $v_R' \approx 0$;h_L、h_R' 分别表示左心室和右心房距参考面的高度,它们之间的高度差可忽略不计;ρ 表示血液的密度;W_L 表示左心室射出单位体积血液所做功。式(1-3-22)可变换为

$$W_L = p_L + \frac{1}{2}\rho v_L^2 \tag{1-3-23}$$

同样,在肺循环过程中,右心室射出单位体积血液流回到左心房所构成的通道中,下式成立

$$p_R + \frac{1}{2}\rho v_R^2 + \rho gh_R = p_L' + \frac{1}{2}\rho v_L'^2 + \rho gh_L' + W_R \tag{1-3-24}$$

式(1-3-24)中,右心室压强 $p_R = \frac{1}{6}p_L$,左心房压强 $p_L' \approx 0$;右心室射血速度与左心室射血速度相等 $v_R = v_L$,血液回到左心房时的速度 $v_L' \approx 0$;h_R、h_L' 分别表示右心室和左心房距参考面的高度,它们之间的高度差可以忽略不计;W_R 表示右心室射出单位体积血液所做功。据此,式(1-3-24)可变换为

$$W_R = \frac{1}{6}p_L + \frac{1}{2}\rho v_L^2 \tag{1-3-25}$$

图 1-3-17　循环系统示意图

由式(1-3-23)和式(1-3-25)可得,心脏射出单位体积血液所做功为

$$W = W_L + W_R = \frac{7}{6}p_L + \rho v_L^2 \tag{1-3-26}$$

第五节 血液的流变

血液的流变是指血液及其组成成分的流动和变形,属于血液流变学探讨的范畴,其研究以牛顿黏滞定律和泊肃叶定律为理论基础。人体正常充足的血流灌注是肌体内细胞存活和组织器官维持正常功能的必要条件,而血液流变的异常是影响组织器官正常血流灌注的重要因素之一,也是多种疾病发生及发展过程中重要的病理、生理改变。所以,血液流变性及其变化规律对疾病的预防、诊断和治疗有重要意义,血液流变学指标是研究人体生理和病理变化的重要依据。

一、血液的非牛顿性与表观黏度

(一)血液流动曲线的非线性

血液由血浆及悬浮其中的血细胞组成,不同于一般均匀黏性液体,它是非牛顿液体。考虑液体在流动时发生形变,牛顿黏滞定律可表达为 $\tau=\eta\dot{\gamma}$。$\tau\sim\dot{\gamma}$ 关系曲线可以表示液体流动的规律,称为流动曲线。牛顿液体的黏度在一定的温度下为一常量,切应力 τ 与切变率 $\dot{\gamma}$ 成正比,为一通过原点的直线 b,如图 1-3-18 所示,直线 b 的斜率为液体的黏度 η。

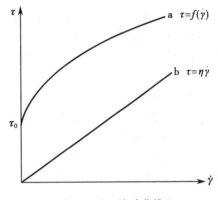

非牛顿液体的黏度 η 随切应力 τ 或切变率 $\dot{\gamma}$ 的变化而变化。τ 与 $\dot{\gamma}$ 不再是牛顿黏滞定律所表达的线性正比关系,而是较复杂的函数关系

$$\tau=f(\dot{\gamma}) \tag{1-3-27}$$

如图 1-3-18 所示,曲线 a 为血液的流动曲线。其特点是,斜率(即黏度 η)随切变率 $\dot{\gamma}$ 的增大而减小。

图 1-3-18　流动曲线

(二)屈服应力

如图 1-3-18 中曲线 a 所示,某些非牛顿液体的流动曲线不通过坐标原点,其特点是只有当切应力 τ 超过某一数值后,才会发生流动,这一能引起液体流动的最小切应力,即流动曲线在纵轴 τ 上的截距 τ_0,称为液体的屈服应力(yield stress)。当 $\tau<\tau_0$ 时,液体不流动,切应力作用的结果,仅使液体发生弹性形变。只有当 $\tau>\tau_0$ 时,液体才流动起来。血液及大部分高分子溶液是具有屈服应力的液体。血液屈服应力的大小与纤维蛋白原含量和红细胞的浓度成正比。

(三)表观黏度

在一定温度下,对于牛顿液体,$\dfrac{\tau}{\dot{\gamma}}$ 为绝对黏度,是常数。而对于非牛顿液体的流动,该值不为常数,用 η_a 表示,称为表观黏度(apparent viscosity),即

$$\eta_a=\dfrac{f(\dot{\gamma})}{\dot{\gamma}} \tag{1-3-28}$$

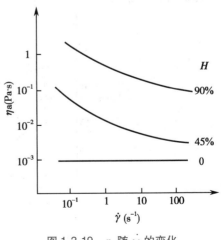

对应不同的切变率 $\dot{\gamma}$ 有不同的表观黏度 η_a。η_a 的变化规律随液体的性质不同而不同,血液的 η_a 随 $\dot{\gamma}$ 的增大而减小,如图 1-3-19 所示。测量血液表观黏度常用旋转式的锥-板黏度计(又称 weissenberg 黏度计),它可以测量不同切变率下的表观黏度。毛细管黏度计是测量血浆黏度的理想仪器,也可以用锥-板黏度计测量。

二、影响血液黏度的因素

血液黏度是表征血液黏性大小的物理量,血液黏性越

图 1-3-19　η_a 随 $\dot{\gamma}$ 的变化

大,流动性越小。血液黏度大小直接影响着血液循环中流阻的大小,因而影响机体组织血流灌注量的多少,血液黏度是血液流变学的重要指标。血液黏度不仅与血液的组分、组分的性质、组分之间的相互作用有关,还与血液的流动状态、血液的温度、血液与血管之间的作用等因素有关。

(一)血细胞比容

在血液的有形成分中,红细胞(red blood cell,RBC)数量最多,是影响血液黏度的主要成分。血细胞比容(hematocrit)是指血细胞占全血容积的百分比,由于红细胞占血细胞的绝大部分,血细胞比容也可看作是红细胞比容,是影响血液黏度的主要因素,用 H 表示。图 1-3-19 给出了不同 H 值的三条 $\eta_a \sim \dot{\gamma}$ 关系曲线。当 $H=0$ 时,血液中不含血细胞,实际上就是血浆,为平行于横轴的直线,表示血浆的表观黏度 η_a 恒定,不随切变率 $\dot{\gamma}$ 变化而变化,血浆为牛顿液体;当 $H=45\%$ 时,是正常血液的情况;$H=90\%$ 时,是异常血液的情况。血液表观黏度 η_a 随切变率 $\dot{\gamma}$ 增大而减小,红细胞比容 H 越大,相应的 $\eta_a \sim \dot{\gamma}$ 曲线所在位置越高。也可以说,在任一切变率下,红细胞比容 H 越大,血液的表观黏度 η_a 越大。实验测得,血液的表观黏度 η_a 随红细胞比容 H 升高而增大,两者的关系为

$$\eta_a^{\frac{1}{3}} = \alpha_D H^{\frac{3}{2}} + 1 \qquad (1\text{-}3\text{-}29)$$

式中 α_D 为黏度切变依赖系数,其值与红细胞聚集程度和切变率 $\dot{\gamma}$ 有关。

实验表明,如果在血浆中逐步加入红细胞,只有当红细胞比容接近 10%,血液黏度的非牛顿特性才开始表现出来。另外,温度、海拔高度、吸烟、长期过量饮酒和心理因素,也是影响红细胞比容异常的因素,从而影响血液的黏度。

(二)红细胞的聚集性

悬浮于血液中的红细胞会聚集成缗钱状,红细胞的这种聚集状态对血液的黏度有很大的影响。研究表明,红细胞聚集体的形成和解聚主要取决于血浆蛋白(纤维蛋白原和球蛋白)、切应力和红细胞表面电荷三个因素。血浆蛋白分子具有桥联作用,它们吸附在红细胞表面,使相邻红细胞桥联起来形成聚集体。作用在红细胞上的切应力或切变率足够大,可以克服血浆蛋白的桥联作用,对红细胞聚集起抑制作用或使其解聚。红细胞表面都带负电,相互间的静电斥力抑制了红细胞聚集。

由图 1-3-20 可以看出,红细胞的聚集对血液黏度的影响。图中纵坐标表示相对黏度(relaitve viscosity)$\eta_{\dot{\gamma}}$,相对黏度是血液的表观黏度与血浆黏度之比。采用相对黏度便于在不同血浆黏度下,进行血液黏度的比较。NP 是正常血液的 $\eta_{\dot{\gamma}} \sim \dot{\gamma}$ 曲线;NA 是正常红细胞与含 11% 的白蛋白的 Ringer 溶液组成的悬浮液的 $\eta_{\dot{\gamma}} \sim \dot{\gamma}$ 曲线。两曲线相比较,后者因溶液中不含纤维蛋白原和球蛋白,红细胞不发生聚集,其黏度低于正常血液的黏度。正常血液在低切变率范围,红细胞聚集,血液黏度随切变率的降低而增大;当血液所受切应力增大时,红细胞聚集体解聚,血液黏度逐渐降低;而在高切变率范围,红细胞处于分散状态,血液表现为牛顿液体,其黏度与切变率无关。由此可见,红细胞的聚集引起血液黏度增大,是使血液成为非牛顿液体的主要原因。红细胞的聚集与微循环障碍有密切关系。在正常生理状态下,聚集与解聚是可逆的。

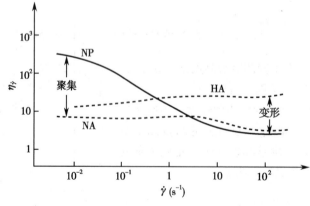

图 1-3-20 红细胞形变和聚集对血液黏度的影响

（三）红细胞的变形性

正常的红细胞呈双凹圆盘形,有很强的变形能力。当血液流动时,在切应力的作用下,红细胞沿流动方向伸长,变成各种有利于流动的形状,减小了对血流的阻碍作用,使血液黏度降低。如图1-3-20中NP曲线所示,随着切变率增大,红细胞变形程度加大,血液黏度降低。

HA是用戊二醛固化的红细胞与含11%的白蛋白的Ringer溶液组成的悬浮液的$\eta_{\dot{\gamma}} \sim \dot{\gamma}$曲线。HA悬浮液与NA悬浮液的区别只在于,前者红细胞被固化,后者红细胞是正常的。HA曲线在NA曲线的上方,表明由于固化红细胞失去变形能力,造成悬浮液黏度较大。可见,红细胞变形能力的强弱直接影响血液黏度,也将影响微循环的灌注量。

（四）切变率

图1-3-19所示的曲线就是血液表观黏度η_a与切变率$\dot{\gamma}$的关系曲线。在各种红细胞比容下($H=0$除外),血液黏度都随切变率的增大而逐渐降低。血液在低切变率($\dot{\gamma}<10s^{-1}$)下,随切变率减小,血液表观黏度迅速增大,切变率趋近于零时,血液的黏度可高达水黏度的$100\sim1000$倍,这主要是由红细胞聚集引起。血液在高切变率下,随切变率增大,血液表观黏度缓慢减小,逐渐趋于某一稳定数值(当$\dot{\gamma}>100s^{-1}$),此时,血液可看作牛顿液体,血液的黏度仅比水黏度高$2\sim10$倍。血液在高切变率下的表观黏度的大小,主要由红细胞的变形性决定。实验指出,刚性球的悬浮液在浓度为50%时,已不能流动,而红细胞的悬浮液在浓度为98%时,仍可流动,这主要是红细胞易变形。

（五）血浆黏度

血浆是血液的悬浮剂,其黏度必然影响全血的黏度,血浆黏度增大,全血黏度也增大。血浆是牛顿液体,其黏度比血液的黏度小得多,但它的变化对血液黏度的影响却很大。血浆之所以具有比水大得多的黏度,并且对血液黏度有明显的影响,主要原因在于血浆中含有蛋白质、脂类和糖类等高分子化合物,其含量愈高血浆黏度愈大。另一方面,血浆蛋白的桥联作用是影响红细胞聚集的关键因素,可通过影响红细胞的聚集而改变血液的黏度。

（六）血管因素

血管中流动的血液,越靠近管轴处血细胞浓度越大,这是血细胞的轴向集中现象,对微血管中血液流动有重要影响。由于血细胞的轴向集中,在血管壁附近形成血浆层,对血液的流动有"润滑"作用,表现为血液黏度降低,引起法-林效应。这一效应是指,当血液在管半径大于1mm的血管中流动时,血液表观黏度与管径大小无关,当血管半径小于1mm时,血液的黏度随管径的变小而降低。这是因为红细胞比容随其管径减小而降低,导致血液黏度的降低。当管径小到$2\sim3\mu m$时,血液的表观黏度不再随管径减小而降低,相反随管径的减小而急增,这一现象称为法-林效应逆转。开始发生逆转效应时的管半径称为临界半径。逆转现象与血液的红细胞比容、血小板的聚集及pH有关。

三、血液流变学的应用与进展

血液流变学是生物流变学的重要组成部分,它研究血管、血液及其组分的流变性质和变化规律,并广泛应用于临床医学中。

（一）血液流变学指标在诊断、预防和探讨发病机制中的应用

表征血液流变性的各项指标包括,全血黏度、血浆黏度、血沉、红细胞比容、红细胞聚集性和变形性、血小板聚集性和黏附性、纤维蛋白原和凝血功能等称为血液流变学指标。这些指标在临床上可以作为鉴别、诊断某些疾病的辅助手段。另外,许多疾病在出现明显临床症状之前,血液流变学指标已发生变化,因此,可发现潜在的疾病,及早预防;同时提示血液流变性的异常或许是这些疾病的始动因素或中间环节,据此可探讨疾病的发病机制。对某些疾病治疗效果的判断和预后,血液流变学指标也是重要的依据。

（二）血液流变学在疾病治疗方法和药物研究中的应用

血液流变性异常称为血液黏滞异常综合征,其治疗方法和药物的研究是当前的热点。血液稀释疗法、氦激光和血液直接充氧照射等血疗方法是在血液流变学研究中形成的,是治疗血液高黏滞综合征疗效较好的手段。在改善血液流变性的药物研究中,药物疗效观察,有效成分提取,须通过血液流变学指标鉴别、筛选。

（三）血液流变学是研究微循环的基础

血液及其组分和血管的一般流变性及其变化规律在微循环中的表现,如红细胞的径向迁移、红细胞栓塞效应和血液的高速流、摆流、滞流、倒流、出血等都是血液流变学在微循环中的特殊表现。此外,有关白细胞在微循环中的表现也是血液流变学新的研究内容。在微循环中,白细胞进入毛细血管必须变形方可通过,由于其变形能力差,所以对血流动力学有明显影响。例如在人的皮肤和肠系膜毛细血管首先观察到白细胞对毛细血管的阻塞,在出血性休克时,也能观察到骨骼肌毛细血管被白细胞阻塞。

（四）血液流变学的进展

血液流变学这一名词于 20 世纪 50 年代初在国际上提出,这个学科在发展过程中经历了两个阶段,20 世纪 90 年代之前的第一阶段侧重血液流变性质(尤其是黏度),用牛顿黏滞定律来解释这个阶段,人们侧重于牛顿黏滞定律中的血液黏度;90 年代之后的第二阶段开始关注血流与血管相互作用及其生物学效应,人们转向重视牛顿黏滞定律中的血流切应力与切变率和它们的生物学效应。随着血液流变学基础研究的逐步深入,血液流变学在临床中的应用也日趋广泛,正从宏观逐步深入到细胞、分子水平,形成包括宏观血液流变学、临床血液流变学、血液细胞流变学和分子血液流变学等内容,具有较为完整理论体系的一门新学科。

本章小结

本章主要介绍了液体的流动性、理想液体、实际液体、稳定流动、湍流、液体黏度等相关概念和医学应用,其中对连续性方程、伯努利方程和泊肃叶定律的实际应用进行了重点讲解。

本章主要运用黏性液体的运动规律和运动特点来解释血液的流变特性,从物理学角度出发解释心脏做功、人体血液循环和血压等医学现象,课后还附有学习指导和实验操作指导,在加强学生对液体流变学的理解的同时提高学生的动手能力和解决实际问题的能力。

案例讨论一

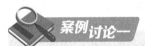

为什么病人大出血时,会造成失血性休克?

案例讨论二

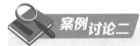

为什么冠心病发作的人吃了药物后,病症可以得到缓解?

（薛素霞）

扫一扫,测一测

第四章　液体的表面现象

学习目标

1. 掌握：弯曲液面的附加压强；毛细现象、气体栓塞。
2. 熟悉：表面活性物质及其在呼吸中的作用。
3. 了解：液体的表面张力、表面能。
4. 能用所学知识分析生活中常见液体表面现象。
5. 具有解释并预防附加压强在生命现象中应用的科学素质。

案例导学

在日常生活中，你只需要稍加留意，就会发现许多与液体表面张力有关的现象，如树叶上晶莹剔透的露珠，荷叶上滚动的水珠，它们为什么都是球形或者近似球形的呢？水面上可以漂浮一分、二分的硬币，但是在肥皂液面上却很难漂浮，用肥皂液很容易吹起泡泡，用水却很难，为什么？护士给病人输液前总是会把输液管内的气泡排除干净，为什么要这样做呢？这些疑问都与液体的表面现象有关系。

问题：
1. 液体的表面张力系数与哪些因素有关系？
2. 弯曲液面的附加压强是如何产生的及与哪些因素有关系？
3. 什么是润湿现象和不润湿现象？
4. 什么是毛细现象和气体栓塞？
5. 肺的表面活性物质的作用有哪些？

　　液体的表面现象是一种常见的自然现象。液体的表面包括表面层和附着层。与气体接触处的液体薄层称为表面层，与固体接触处的液体薄层称为附着层。在这些界面内，各个方向的物理性质是不相同的，从而产生一些特殊的表面现象。表面现象的本质是液体微观结构和分子间相互作用的问题。本章主要讨论表面张力、弯曲液面的附加压强、毛细现象及其影响生命过程的相关问题。

0401

图片：常见的
液体表面现象

笔记

第一节 液体的表面张力

一、表面张力与表面张力系数

（一）表面张力

液体的表面有收缩成面积最小的趋势。例如荷叶上的小水珠和玻璃板上的水银滴均呈球形,因为相同体积的一切几何形状中,球形的表面积最小。说明液体表面好像张紧的薄膜,处处存在着张力,这种张力称其为液体的表面张力(surface tension)。

如图 1-4-1 所示,表面层内的分子 A 与液体内部的分子 B 受力情况不一样。如果以分子为球心,引力有效距离 r 为半径作一球,此球称为分子作用球,则只有分布在球面内的分子对球心分子具有吸引力。显然,液体内的分子 B 受周围液体分子引力的合力为零,而对于表面层内的分子 A,分子作用球内上部分是气体分子,下部分是液体分子,由于气体分子的密度远比液体分子密度小,所以,表面层内的分子受到的分子引力合力垂直于液面并指向液体内部,而且分子越接近液面合力越大,因此,表面层的分子有被拉入液体内部的趋势,在宏观上表现为一个被拉紧的弹性薄膜而具有表面张力。

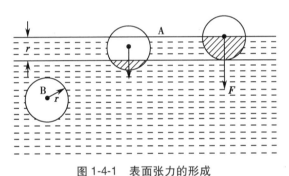

图 1-4-1 表面张力的形成

设想在液体表面任取一条直线,将液面分成两部分,这两部分之间必定存在相互作用的拉力,这种拉力就是表面张力。实验表明,表面张力 F 的大小与设想的分界线长度 L 成正比,即

$$F = \alpha L \tag{1-4-1}$$

式中 α 称为液体的表面张力系数(coefficient of surface tension),它在数值上等于液面作用在单位长度上的表面张力,单位为牛顿每米($N \cdot m^{-1}$)。

表面张力是矢量,不仅有大小,而且有方向,表面张力的方向跟液体相切与分界线垂直。如果液体是平面,表面张力就在液体上,如果液体是曲面,表面张力就在这个液面的切面上,如图 1-4-2 所示。

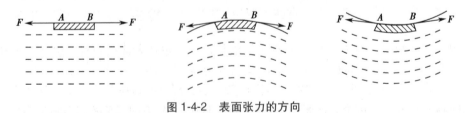

图 1-4-2 表面张力的方向

（二）表面张力系数

从表 1-4-1 中可以看出,在温度相同时,液体的表面张力系数 α 与液体的种类有关,这是因为不同的液体,分子之间的相互作用力不同。容易蒸发的液体 α 较小。同种液体的表面张力系数 α 与温度有关,随着温度的升高而减小,随温度的降低而增大。

表 1-4-1 几种液体的表面张力系数

液体	$t℃$	$\alpha(\times 10^{-3})$	液体	$t℃$	$\alpha(\times 10^{-3})$
水	0	75.6	肥皂水	20	40
水	20	72.75	酒精	20	22
水	40	69.56	水银	20	470
水	60	66.18	血浆	20	60
水	80	62.61	正常尿	20	66
水	100	58.85	黄疸尿	20	55

表面张力在两种不相混合液体的界面处也存在,其表面张力系数 α 与两种相邻物质的化学性质有关。例如,在20℃的条件下,水与乙醚相邻时,水的表面张力系数 $\alpha=12.2\times10^{-3}\mathrm{N}\cdot\mathrm{m}^{-1}$;水与苯相邻时,水的表面张力系数 $\alpha=12.2\times10^{-3}\mathrm{N}\cdot\mathrm{m}^{-1}$。

另外,液体表面张力系数 α 还与掺入液体的杂质及杂质数量有关。一般只需少量的杂质就能显著地改变液体的表面张力系数。例如,在水中加入少量洗衣粉,水的表面张力系数就减小。而且洗衣粉加的越多,水的表面张力系数越小。

二、表面能与表面活性物质

(一)表面能

当液体表面积增大时,就会把液体分子从内部移到表面层,必须克服分子引力做功,可见液体表面层分子的势能比液体内部的分子势能高,我们把分子从液体内部移到表面层所增加的势能称为表面能(surface energy)。

如图 1-4-3 所示,ABCD 为一金属丝框,AB 边可以自由滑动。如果将框架在液体中浸一下,框架将蒙上一层液膜,考虑液膜有前、后两个表面,作用在 AB 边上的表面张力为

$$F=2\alpha L$$

由于表面张力的作用,液膜要收缩,为维持 AB 边平衡,必须施加一外力 F',即 $F'=F$。要使液膜表面积增大,外力必须作功。假设 AB 边向右移动 Δx 到达 $A'B'$,则外力做功为

$$\Delta W=F'\Delta x=2\alpha L\Delta x=\alpha\cdot\Delta S$$

式中 $\Delta S=2L\Delta x$ 为液膜表面积的增量。由于表面积增加了 ΔS,液体的表面能相应地增加了 ΔE,而表面能的增加是由于外力做功的结果。所以,表面能的增量应等于外力所做的功 ΔW,即

图 1-4-3 表面张力系数与表面能

$$\Delta E=\Delta W=\alpha\cdot\Delta S \tag{1-4-2}$$

即表面能在数值上等于表面张力系数和表面积的乘积。显然,表面能与表面积成正比,液体表面积增大,表面能也增大。根据能量最低原理,一个系统处于稳定平衡时,其势能总是取最小值。因此液体表面要处于平衡状态,就要尽可能地收缩,直至表面积最小,表面能最小。所以,液体表面有缩小的趋势,表面张力就是收缩趋势的表现。

【例 1-4-1】 在等温条件下将一半径 $r_0=0.5\mathrm{cm}$ 的大水滴分裂成若干个半径均为 $r=0.1\mathrm{cm}$ 的小水滴,求所需做的功。(水的表面张力系数是 $7\times10^{-2}\mathrm{N}\cdot\mathrm{m}^{-1}$)

解:设大水滴可分裂成 n 个半径为 r 的小水滴

$$\frac{4}{3}\pi r_0^3=n\frac{4}{3}\pi r^3$$

故小水滴数目 n 为

$$n = \frac{r_0^3}{r^3} = \frac{(0.005)^3}{(0.001)^3} = 125$$

n 个小水滴的总表面积

$$S = 125 \times 4\pi r^2 = 5\pi \times 10^{-4} (\mathrm{m}^2)$$

大水滴的表面积

$$S_0 = 4\pi r_0^2 = \pi \times 10^{-4} (\mathrm{m}^2)$$

大水滴分裂成 n 个小水滴后,液体表面积增加了 $\Delta S = S - S_0$,外力所需做的功为

$$\Delta W = \alpha \cdot \Delta S = \alpha \cdot (S - S_0) = 7 \times 10^{-2} (5\pi - \pi) \times 10^{-4} = 8.8 \times 10^{-5} (\mathrm{J})$$

(二) 表面活性物质

　　液体的表面张力系数 α 与所含杂质的成分与浓度有关,所以,溶液的表面张力系数与纯溶剂的不同。在水中加少许肥皂液就能使其表面张力系数减小。我们把凡是可以降低液体表面张力系数的物质称为这种液体的表面活性物质。反之,凡是可以提高液体表面张力系数的物质称为这种液体的表面非活性物质。对水来说,肥皂、胆盐、卵磷脂、磷脂、樟脑以及某些有机物质是表面活性物质;糖类、氯化钠和某些无机盐是表面非活性物质。活性或非活性物质是相对的,对某种液体是表面活性物质,对另一种液体则可能是表面非活性物质。

　　处于液体表面层的分子具有比液体内部分子较高的势能,表面层有减小系统势能的趋势,为了增加系统的稳定性,能够减小溶液表面张力系数的表面活性物质自然会聚集于溶液的表面层,所以少量的表面活性物质就可以在很大程度上影响液体的表面张力系数。如果在溶剂中加入表面非活性物质,为了增加系统的稳定性,系统的表面能尽可能小,表面非活性物质将尽量离开表面层而进入液体内部,表面非活性物质在液体内部的浓度大于表面层中的浓度。

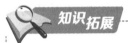

表面活性物质的微观机制

　　不同物质分子之间的引力作用是不同的。在液体中加入表面活性物质以后,由于容积分子间的引力大于溶剂和溶质分子间的引力,位于表面层的容积分子,尽可能离开表面层,进入液体内部,致使溶质在表面层的浓度远远大于液体内部,使表面张力系数降低;反之在液体中加入表面非活性物质,大量溶剂分子进入表面层,使表面能升高,表面层中溶质溶度降低,表面张力系数增大。

第二节　弯曲液面的附加压强

一、弯曲液面的附加压强

　　静止液体的表面可以呈平面或弯曲面。如图 1-4-4 所示,AB 为液面的任一小面积,在三个力的作用下保持平衡。它们是液面外气体压强 p_0 产生的压力,周围液面对 AB 液面作用的表面张力 F,液面下液体压强 p 产生的压力。表面张力 F 作用于 AB 的整个周界,并垂直周界与液面相切,指向周界外面。如图 1-4-4(a)液面水平时,表面张力与液面平行,表面张力不会产生垂直于液面的附加压力,此时 $p = p_0$。如图 1-4-4(b)液面为凸面时,表面张力的合力 F 指向液体内部,从而产生指向液体内的压强 p_S,使液面下的压强大于外部压强,平衡时 $p = p_0 + p_S$。如图 1-4-4(c)液面为凹面时,表面张力的合力 F 指向液体外部,从而产生指向液体外部的压强 p_S,使液面下的压强小于外部压强,平衡时 $p = p_0 - p_S$。上述因弯曲液面表面张力而产生的压强 p_S 称为附加压强(additional pressure),其值等于弯曲液面的内外压强差。

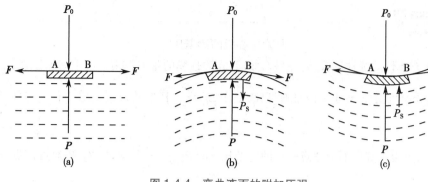

图 1-4-4 弯曲液面的附加压强

下面讨论弯曲液面附加压强的大小。如图 1-4-5 所示,在液面上取一个半径为 R 的球冠状小液块,其边界是半径为 r 的圆,小液块边界以外的液面作用于该液块的表面张力处与该边界垂直并与球面相切。如果 $\mathrm{d}f$ 是边界以外的液面通过边界线元 $\mathrm{d}l$ 作用于小液块的表面张力,那么其大小为

$$\mathrm{d}f = \alpha \cdot \mathrm{d}l$$

其竖直分量 $\mathrm{d}f_1$ 和水平分量 $\mathrm{d}f_2$ 分别为

$$\mathrm{d}f_1 = \mathrm{d}f\sin\theta = \alpha\mathrm{d}l\sin\theta$$

$$\mathrm{d}f_2 = \mathrm{d}f\cos\theta = \alpha\mathrm{d}l\cos\theta$$

由于对称性,水平分力 $\mathrm{d}f_2$ 沿边界叠加的结果互相抵消,通过整个边界作用于所取液块的表面张力,应对竖直分力 $\mathrm{d}f_1$ 沿整个边界求积分,可得合力的大小

$$F = \sum \mathrm{d}f_1 = \sum \alpha \cdot \sin\theta\mathrm{d}l = \alpha\,\frac{r}{R}\sum \mathrm{d}l = \frac{2\pi r^2\alpha}{R}$$

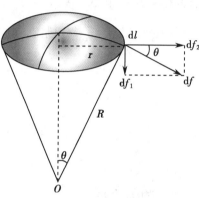

图 1-4-5 球形液面的附加压强

球形液面的附加压强,即液面内外的压强差为

$$p_S = \frac{F}{\pi r^2} = \frac{2\alpha}{R} \tag{1-4-3}$$

式(1-4-3)表明,球形液面的附加压强与液体的表面张力系数 α 成正比,与液面的曲率半径 R 成反比,方向指向球心。

二、球形液膜的内外压强差

对于半径为 R 的球形液膜(如肥皂泡)而言,由于液膜有两个表面,如图 1-4-6 所示,液膜内外的压强差

$$p_A - p_C = p_A - p_B + p_B - p_C = \frac{2\alpha}{R_1} + \frac{2\alpha}{R_2} = \frac{4\alpha}{R}$$

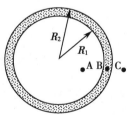

图 1-4-6 球膜的附加压强

图 1-4-7 所示的实验装置,可以表明附加压强与球形液膜半径之间的关系。在玻璃管的两端吹两个大小不等的肥皂泡。打开玻璃管中部的阀门使两泡连通,由于小泡的半径小,附加压强大,小气泡内的气体将流入大气泡,小气泡将逐渐缩小,大气泡则逐渐变大,直至小气泡的液膜变成附于管端的部分球面膜,且与大气泡有相同的曲率半径为止,如图 1-4-8 所示。

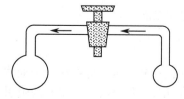

图 1-4-7 连通泡附加压强的比较

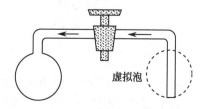

图 1-4-8 连通泡终止时状态

0403

视频:连通泡附加压强

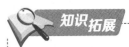

血管与心脏的跨壁压

血管是具有弹性的圆柱形管,管壁呈弯曲面,在弹性膜的张力作用下产生附加压强,生理学上称为跨壁压,用 Δp 表示。对于一段直血管,跨壁压 $\Delta p = \dfrac{\beta_c}{r}$,其半径为 r(血管内径 r_1 与外径 r_2 的平均值)。

对于心脏,可以求其表面上任意一点的跨壁压 $\Delta p = \beta\left(\dfrac{1}{R_1} + \dfrac{1}{R_2}\right)$,其中 R_1、R_2 通过该点两个互相垂直的圆弧的曲率半径。

【例 1-4-2】 直径为 4mm 的血浆滴,求温度在 20℃ 时,血浆滴内的附加压强。(已知血浆的表面张力系数 α 为 $6\times10^{-2}\text{N}\cdot\text{m}^{-1}$)

解:根据公式 $p_S = \dfrac{2\alpha}{R}$ 得血浆滴内的附加压强

$$p_S = \frac{2\alpha}{R} = \frac{2\times6\times10^{-2}}{2\times10^{-3}} = 60(\text{Pa})$$

第三节　毛细现象和气体栓塞

一、润湿现象

液体与固体接触时,在接触处会出现两种不同的现象。一种是液体与固体的接触面有收缩的趋势,如水与石蜡、水银与玻璃,液体将收缩成球形,这种现象称为不润湿现象,另一种是液体与固体的接触面有扩大的趋势,如水与洁净的玻璃板、水银与洁净的铜板或铁板,液体将附着在固体上并扩展成薄膜,这种现象称为润湿现象。

如图 1-4-9 所示,容器中的液体,在靠近器壁的液面会发生弯曲。在固体与液体的接触处,液体表面的切线与固体接触面的切线在液体内部的夹角 θ,称为接触角(contact angle)。通常用接触角的大小来判断润湿与不润湿现象。当 θ 为锐角时,液体润湿固体,如图 1-4-9(a)所示,若 θ 为零,液体完全润湿固体。当 θ 为钝角时,液体不润湿固体,如图 1-4-9(b)所示,若 θ 为 π,液体完全不润湿固体。

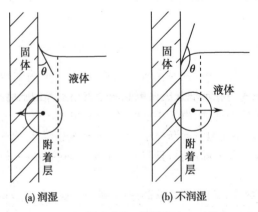

(a) 润湿　　**(b) 不润湿**

图 1-4-9　接触角

润湿与不润湿现象是固-液之间和液-液之间分子力不同所致。与固体接触处的液体表面层称为附着层。处在附着层内的液体分子都受到两种吸引力的作用,一种是液体分子间的吸引力称为内聚力(cohesion),另一种是液体分子与固体分子之间的吸引力称为附着力(attraction)。当附着力大于内聚力时,附着层中的液体分子所受合力指向固体,液体分子将尽可能挤入附着层,所以附着层具有伸展的趋势,即向上弯曲,如图1-4-9(a)所示,表现为润湿现象。当附着力小于内聚力时,附着层中的液体分子所受合力指向液体,液体分子将尽可能进入液体内,附着层有收缩的趋势,即向下弯曲,如图1-4-9(b)所示,表现为不润湿现象。润湿与不润湿现象决定于固体和液体的性质。

视频:润湿现象和不润湿现象

二、毛细现象

管径很小的管子称为毛细管。当把毛细管插入液体时,管子内外液面会出现高度差,这种现象称为毛细现象(capillarity)。如图1-4-10所示,如果液体润湿管壁,管内液面呈凹弯月面,液体在管内上升。如果液体不润湿管壁,管内液面呈凸弯月面,液体在管内下降。

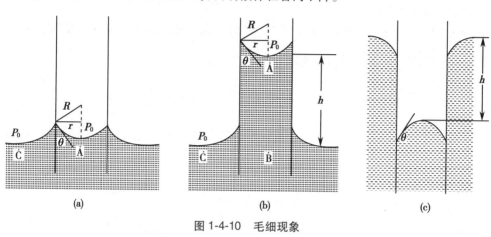

图1-4-10 毛细现象

毛细现象是由表面张力和润湿(或不润湿)现象共同引起的。如图1-4-10(a)所示,液体润湿管壁,接触角 $\theta < \dfrac{\pi}{2}$,液面呈凹状,毛细管刚插入液体时,产生向上的附加压强 p_s,A点的压强为 $p_0 - p_s$,小于管外同高度液面下C点的压强 p_0,故图1-4-10(a)所示的状态不能维持。管外液体的压力使管内液面上升到某一高度 h,致使B、C点的压强相等而到达平衡,如图1-4-10(b)所示。平衡时,B点的压强为

$$p_B = p_C = p_A + \rho g h \qquad (1\text{-}4\text{-}4)$$

式中 ρ 为液体的密度,p_A 为管内凹形液面下A点的压强,$p_A = p_0 - p_s$,代入式(1-4-4)得

$$p_B = p_C = p_0 - p_s + \rho g h$$

因为 $p_C = p_0$,附加压强 $p_s = \dfrac{2\alpha}{R}$,代入上式得

$$\rho g h = \frac{2\alpha}{R} \qquad (1\text{-}4\text{-}5)$$

式中 R 为凹液面的曲率半径,设毛细管的半径为 r,由图1-4-10(b)可以看出 $r = R\cos\theta$,代入式(1-4-5),即可得到毛细管内液面上升的高度

$$h = \frac{2\alpha\cos\theta}{\rho g r} \qquad (1\text{-}4\text{-}6)$$

式(1-4-6)表明,毛细管中液面上升的高度与液体的表面张力系数成正比,与毛细管的半径成反比,与接触角有关。利用此关系可以测定液体的表面张力系数。

如果液体不润湿管壁,如图1-4-10(c)所示,管内液面产生向下的附加压强,使管中液面下降。可以证明,管内外液面高度差 h 仍由式(1-4-6)表示,但因接触角 $\theta > \dfrac{\pi}{2}$,h 为负值,表示管内液面比管外液面低。

毛细现象在日常生活中经常见到,例如土壤提升地下水,植物吸收水分输运养料。

视频:毛细现象

笔记

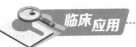

毛细现象在临床工作中的应用

用脱脂棉擦去创伤面的液污,就是利用棉花纤维间的毛细现象。外科手术用的缝合线,必须经过蜡花处理,其目的就是为了封闭线中的缝隙,以杜绝因毛细作用而引起的细菌感染。

病人服药,片剂到了胃被润湿,水分子通过毛细管进入片剂内部,使其崩解后,药才被吸收。

【例1-4-3】 一 U 形玻璃毛细管,两管内直径分别为 0.5mm 和 1.0mm。如图 1-4-11 所示,将它倒插入盛水容器中(水的 $\alpha = 75 \times 10^{-3} \mathrm{N} \cdot \mathrm{m}^{-1}$),管中气压随其体积的减小而增大。当插到一支管内外水面同高时,求另一支管中水柱的高度。

解:p_0 为大气压,p 为管中气体的压强。由于水和玻璃完全润湿,接触角 $\theta = 0$。细管半径为 r_1,水面下的压强 $p_1 = p - \dfrac{2\alpha}{r_1}$,又因为 $p_1 + \rho g h = p_0$,所以

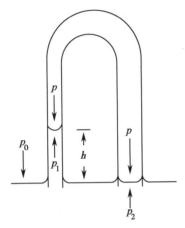

图 1-4-11 例题 1-4-3 图

$$p - \frac{2\alpha}{r_1} + \rho g h = p_0 \qquad (1)$$

粗管半径为 r_2,液面下的压强为 $p_2 = p - \dfrac{2\alpha}{r_2}$,又因 $p_2 = p_0$,所以

$$p - \frac{2\alpha}{r_2} = p_0 \qquad (2)$$

由式(1)、(2)得

$$\rho g h = \frac{2\alpha}{r_1} - \frac{2\alpha}{r_2}$$

水的密度 $\rho = 10^3 \mathrm{kg} \cdot \mathrm{m}^{-3}$ 代入上式,并求水柱上升高度,则

$$h = \frac{2\alpha}{\rho g}\left(\frac{1}{r_1} - \frac{1}{r_2}\right) = \frac{2 \times 75 \times 10^{-3}}{10^3 \times 9.8} \times \left(\frac{1}{0.25 \times 10^{-3}} - \frac{1}{0.5 \times 10^{-3}}\right)$$

$$= 3.1 \times 10^{-2}(\mathrm{m})$$

三、气体栓塞

液体在细管中流动时,如果管中有气泡,液体的流动将受到阻碍,气泡多时可发生阻塞,这种现象称为气体栓塞(air embolism)。图 1-4-12(a)表示润湿液体的一段液柱,中间有一气泡,当气泡两侧液体压强相等时,气泡两端液面形成同样的凹弯月面,产生的附加压强大小相等,方向相反,液柱不流动。图 1-4-12(b)表示在液体左端增加压强 Δp,泡内气体压强在数值上等于 $p + \Delta p + p_{左} = p + p_{右}$,所以 $\Delta p = p_{右} - p_{左}$,即气泡两端曲率改变产生的压强差与两端液体的压强差大小相等方向相反,液柱不会向右移动。只有当液体两端的压强差 Δp 超过某一临界值 δ 时,气泡才能移动。临界值 δ 与管的半径、管壁和液体性质有关。若管中有 n 个气泡时,只有 $\Delta p \geq n\delta$ 时,液体才能带着气泡流动,如图 1-4-12(c)所示。

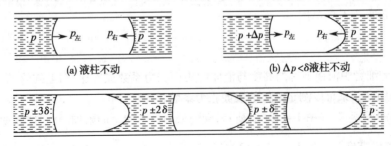

(a) 液柱不动

(b) $\Delta p < \delta$ 液柱不动

(c) $\Delta p \geq n\delta$ 液柱开始移动

图 1-4-12 气体栓塞

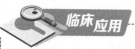

临床应用

血管中出现气体栓塞的危害及预防

人体血管中是不允许有气泡存在的。若气泡很小时,则可通过血液循环由肺部排出;若气泡大于血管内径时,就会影响血液流动,甚至造成血管栓塞。轻者会造成血液循环障碍,部分组织、细胞坏死,重者将危及生命。

人体血管中出现气泡的几种可能是:

1. 静脉注射和输液时,空气可能随药液一起进入血管。所以,注射、输液前一定要将注射器中的少量空气和输液管中的气泡排除干净。

2. 颈静脉处的血压低于大气压,一旦受伤,外界空气可自动进入静脉。发现这种情况,立即结扎静脉血管。

3. 潜水员从深水处上来或病人从高压氧舱出来,都要有适当的减压过程,否则在高压状态时溶于血液中的过量二氧化碳,在正常压强状态会迅速释放出来,导致微血管中血液析出的气泡过多,出现气体栓塞现象。

第四节 肺的表面活性物质

肺的主要功能是与外界进行气体交换,吸入氧气,排除二氧化碳。人体的肺位于胸腔内,由大约 3 亿~4 亿个大小不同的肺泡(pulmonary alveolus)组成,其平均半径约为 0.05mm,肺泡内壁附着一层黏性组织液,与肺泡内气体形成液-气分界面,黏性组织液的表面张力系数约为 $0.05\text{N} \cdot \text{m}^{-1}$。如果忽略肺泡组织本身的张力作用,则由肺泡内壁黏性组织液表面张力所产生的附加压强为

$$p_s = \frac{2\alpha}{R} = \frac{2 \times 0.05}{0.05 \times 10^{-3}} = 2000(\text{Pa}) = 2\text{kPa}$$

即肺泡内的压强比泡外胸腔内压强高 2kPa。在呼吸过程中气体能进出肺泡的条件必须是肺泡内与外界的气压之间有一定的压力差。如吸气时,肺泡内压必须比大气压低 0.4kPa,因此,空气要进入肺泡,就要求肺泡外的压强(即胸腔内压强)比大气压低 2kPa+0.4kPa=2.4kPa。实际上胸腔内压强一般仅比大气压低 0.533kPa,即使通过膈肌下降和肋骨的抬高增加胸腔的容积,胸腔内压强也只比大气压低 1.20~1.33kPa,如图 1-4-13 所示。这样,肺泡内的压强仍然高于大气压,不但无法吸气,肺泡还会因此一个个萎缩。

上述现象在健康的人体内是不会发生的。其原因是构成肺泡膜的上皮细胞中,Ⅱ型细胞能分泌表面活性物质,它由卵磷脂、磷脂酰乙醇胺、磷脂酰甘油等多种磷脂以及胆固醇和蛋白质组成,主要成分是二棕榈酰卵磷脂(dipalmitoylphosphatidyl choline,DPPC),详见表 1-4-2。正是由于这种表面活性物质的作用,从而使肺泡内壁黏性组织液的表面张力系数降低。实际上肺泡内的附加压强还不到上述计算值的 $\frac{1}{7}$,这样就保证了肺泡可以进行正常的气体交换,这是肺泡的表面活性物质的作用之一。

肺泡的表面活性物质还有另一个重要的作用,即维持肺泡的稳定性。由于肺泡大小不等,大多数相连通,如果肺泡内壁黏性组织液的表面张力系数不变,则小肺泡内的压强大于大肺泡内的压强,气体将从小肺泡流向大肺泡,使小肺泡萎缩,而大肺泡膨胀。实际上这种现象并没有发生,其主要原因是表面活性物质的调节平衡作用。由于肺泡内壁黏性组织液中的表面活性物质的量是不变的,当肺泡扩张时,表面积增大,表面活性物质的浓度相对减小,使表面张力系数增大,虽然肺泡的半径变

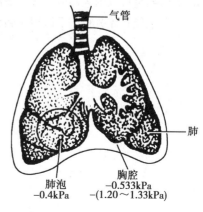

图 1-4-13 肺泡及胸膜腔内压

表 1-4-2 肺泡的表面活性物质的组成成分

成分	所占比例	成分	所占比例
饱和卵磷脂(DPPC 占 90%)	41%	磷脂酰乙醇胺	5%
不饱和卵磷脂	25%	脱辅基蛋白	9%
胆固醇	8%	其他*	12%

* 包括甘油脂 4%、磷脂酰甘油+丝氨酸 4%、溶血卵磷脂 2%、鞘磷脂 1% 及游离脂肪酸等

大了,但附加压强却不会降低,对肺泡的扩张起抑制作用,使其不致过分扩张;当肺泡回缩时,表面积减小,表面活性物质的浓度相对增大,使表面张力系数减小,虽然肺泡的半径变小,但附加压强却不会升高,对肺泡的收缩起抑制作用,使肺泡不致萎缩。另外,肺泡壁的张力会随其半径的增大而增大。正是由于肺泡所分泌的表面活性物质和肺泡壁张力的共同作用,使得大小肺泡的容量是相对稳定的。

某些新生儿(特别是早产儿)的肺泡,由于缺少表面活性物质而引起自发的呼吸困难综合征,所导致的死亡率比任何其他疾病都高。缺乏表面活性物质的肺泡会因为表面张力而萎缩,只有用很大的压强才能使它们重新张开。正常人的某些肺泡如果萎缩,一次深呼吸就能使它们重新张开。子宫内胎儿的肺泡为黏液所覆盖,附加压强使肺泡完全闭合。临产时,肺泡膜分泌表面活性物质,以降低表面张力系数,减小附加压强。但婴儿出生时仍需一次大声啼哭,以强烈力量去克服肺泡表面黏液所产生的过大的附加压强,才能开始正常呼吸。

本章小结

液体表面存在张力,表面张力系数与物质的性质有关。对于同一种液体,表面张力系数随温度的升高而减小。表面张力系数还与液体的纯度有关,凡是能够降低溶液表面张力的物质称为表面活性物质,凡是能够增加溶液表面张力的物质称为表面非活性物质。弯曲液面存在附加压强,附加压强的方向与表面张力的合力方向相同,大小用液面内外的压强差表示。

液体和固体接触时,会在接触处出现两种不同的现象,一种是不润湿现象:液体与固体的接触面有收缩的趋势,另一种是润湿现象:液体与固体的接触面有扩大的趋势,润湿和不润湿现象取决于固体和液体的性质。液体在细管中流动时,如果管中有气泡,液体的流动将受到阻碍,气泡多时可发生阻塞,这种现象称为气体栓塞。

案例讨论

医用脱脂棉是医疗卫生行业中重要的卫生材料,供医疗单位对伤口清创护理、蘸取消毒剂等一次性使用。医用脱脂棉是普通棉花去掉油脂(脱脂处理)、灭菌消毒而成的,可以有效去除伤口处的污液,也可以饱蘸药液给病人清洗伤口、消毒治病。

讨论:能具体分析一下医用脱脂棉清理伤口和污液的原理吗?

(朱世忠)

扫一扫,测一测

第五章　人体的生物电场和磁场

学习目标

1. 掌握：电偶极子与电偶层的概念及其电场中电势分布的特点；磁场、磁感应强度的概念。
2. 熟悉：膜电位的形成机制及计算方法；动作电位的形成及传导过程；心电图形成的物理学原理及其在临床中的应用。
3. 了解：生物磁场和磁场的生物效应、生物磁场的测定、磁诊断技术和磁场疗法。
4. 能解释心电图产生原理。
5. 具有与病人就生物电磁场诊治疾病的机制进行沟通的素质。

案例导学

从生物的膜电位到心电图的获取,利用心电图来研究心脏的电学活动;从磁场的生物效应到人体的生物磁场,这些,都在利用电场和磁场的基本理论为人类健康服务。

问题:

1. 电场与磁场具有哪些性质?
2. 如何获取心电图? 心电图具有哪些临床诊断意义?
3. 人体与电场和磁场之间存在哪些相互作用?

　　人体的细胞、组织、器官在生命过程中均有电现象产生,电和磁是相伴相生的,分别形成生物电场和生物磁场。在对电磁现象的研究过程中,人们提出了电场和磁场的概念,并认识到一切磁现象的根源是电流。静止电荷的周围存在着电场,而运动电荷的周围不仅存在着电场,同时还存在着磁场。研究电现象的形成机制,对于生理学和医学都具有十分重要的意义。本章首先介绍电场的基本概念,然后讲述电偶极子、电偶层周围电场的电势及其分布,这是因为研究原子、分子甚至心肌细胞的电学性质时,都可以将其等效为电偶极子,同时电偶极子电场的电势分布是学习心电知识形成不可缺少的物理基础。除此,本章中我们还要介绍磁场的基本概念、人体的磁场、磁诊断技术等。通过这些讲述,我们会比较全面地了解人体的生物电场和磁场。

第一节 静电场的基本概念

一、电场强度

图片:库仑扭称实验

1. 库仑定律 1785 年,法国物理学家库仑经过大量实验发现:在真空中两个点电荷 Q_1、Q_2 之间的相互作用力 F,与它们的电荷量的乘积成正比,与它们的距离 r 的二次方成反比,作用力的方向在它们的连线上,这就是库仑定律。

$$F = k\frac{Q_1 \cdot Q_2}{r^2} \tag{1-5-1}$$

式中的 k 是一个常量,称为静电力常数。实验得 $k = 9 \times 10^9 \text{N} \cdot \text{m}^2 \cdot \text{C}^{-2}$。

静电荷间的相互作用力称为库仑力。需要注意库仑定律适用于真空中库仑力的计算,其中电荷量可以采用绝对值进行计算,同性相斥,异性相吸。

2. 电场 是存在于带电体周围空间的特殊物质。任何电荷都在它周围空间产生电场。电荷之间的相互作用力正是通过电场实现的。

电场是看不见、摸不着的,但它确实是客观存在的一种特殊物质。对放入电场中的任何带电体都有力的作用,且在带电体运动过程中,电场对带电体做功,即电场具有能量。

3. 电场强度 为了对电场的性质进行描述,我们引入检验电荷,即带电量足够小且引入后不会影响原来电场性质的电荷。

在电场中某位置检验电荷所受的电场力跟电荷量的比值称为该点的电场强度,简称场强,用 E 表示,即

$$E = \frac{F}{q} \tag{1-5-2}$$

电场强度是一个矢量,既有大小,又有方向,上式表明,电场中某点的场强矢量,其量值等于一个单位检验电荷在该点所受的力,其方向与正电荷在该点所受力的方向一致。在 SI 制中场强的单位为 $\text{N} \cdot \text{C}^{-1}$。

4. 点电荷和电场的场强 根据电场强度的定义和库仑定律可以得出点电荷电场的场强公式。在真空中点电荷 Q 产生的电场,在距其 r 处的电场强度为

$$E = \frac{F}{q} = k\frac{Qq}{qr^2} = k\frac{Q}{r^2} \tag{1-5-3}$$

上式表明在点电荷产生的电场中,任意一点的场强的大小跟场源电荷所带电荷量 Q 成正比,跟该点到场源电荷的距离 r 的平方成反比。当场源电荷为正时,场强的方向在两点连线并远离场源电荷;当场源电荷为负时,场强的方向在两点连线并指向场源电荷。

如果在某一空间有两个或两个以上的电荷同时存在,那么该点场强等于各个电荷单独存在时在该点产生场强的矢量和,这一结论称为场强叠加原理。

5. 电场线 在电场中绘出一系列的曲线,使这些曲线上每一点的切线方向都与该点的电场强度方向相同,那么这些曲线称为电场线。电场线的特点是:①始于正电荷止于负电荷;②电场线的疏密表示场强的大小,电场线上任一点的切线方向表示该点的场强方向;③任意两条电场线都不会相交。如图 1-5-1 所示,几种电荷电场线的分布情况。

二、电势

我们从电场对电荷有力的作用出发,研究了电场,认识了电场强度。下面我们将从电场具有能量的角度出发,进一步研究电场。

1. 电势能 与重力势能相类似,物体在重力场中,具有重力势能,电荷处在电场中也具有势能,我们把电荷在电场中具有的势能称为电势能。用 W 表示,单位焦耳,符号为 J。

笔记

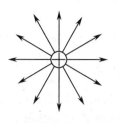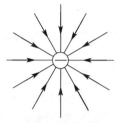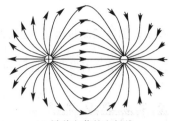

(a) 正电荷的电场线　　　(b) 负电荷电场线　　　(c) 异种电荷的电场线

图 1-5-1　几种电场的电场线形状

电荷在电场中处于不同的位置,具有的电势能一般不相同。电荷在电场中由 A 点移动到 B 点,则电势能的改变是通过电场力对电荷所做的功来度量的,即:

$$W_A - W_B = W_{AB} \tag{1-5-4}$$

式中 W_A、W_B 分别表示电荷在 A 点和 B 点的电势能,W_{AB} 表示电荷由 A 点移到 B 点电场力做功。电势能和重力势能一样,其值是相对的,只有选定了零势能面,电荷的电势能才有确定的值。通常规定无穷远处的电势能为零,在电场中某一点所具有的电势能,就等于把点电荷从该点移到无穷远处时电场力所做的功。

电势能是标量,只有大小,没有方向。

2. 电势　在电场中某一点,把带有不同电荷量 q 的电荷放到该点,它们所具有的电势能不同。但是电荷所具有的电势能与所带电荷量的比值,对于该点来说却是不变的。我们把放在电场中某点的电荷所具有的电势能 W 跟它的电荷量 q 的比值,称为该点的电势,用 U 表示,单位为伏特,符号 V。即

$$U = \frac{W}{q} \tag{1-5-5}$$

电势和电势能一样,都是标量,只有大小,没有方向。电势具有相对性,只有在零电势位置确定后,电场各点的电势才具有确定的值。对于有限大小的带电体,一般选无穷远处的电势为零。

根据理论证明,点电荷的电场中某点的电势为:

$$U = k\frac{Q}{r} \tag{1-5-6}$$

当有多个点电荷同时存在时,电场中某点的电势等于各个点电荷在该点的电势的代数和。这一结论称为电势叠加原理。

3. 电势差　电场中两点间电势的差值,称为电势差(或电压)。即 A、B 两点的电势差:

$$U_{AB} = U_A - U_B \tag{1-5-7}$$

将式(1-5-5)和式(1-5-4)代入上式得

$$U_{AB} = \frac{W_{AB}}{q} \tag{1-5-8}$$

上式表明:电场中 A、B 两点间的电势差等于把电荷 q 从 A 点移动到 B 点,电场力做的功 W_{AB} 与电荷 q 的比值。

由公式(1-5-8)可得 $W_{AB} = qU_{AB}$,即在电场力作用下电场力把电荷 q 从 A 点移动到 B 点,电场力对电荷所做的功等于 A、B 两点间的电势差和被移动电荷的电荷量的乘积。

4. 等势面　电场中电势相同的点构成的面叫做等势面。在同一等势面上任何两点间移动电荷时,电场力不做功。因为等势面上任何两点间的电势差均为零。

等势面与电场线的方向垂直,即与场强的方向垂直。

三、带电粒子在匀强电场中的运动

1. 带电粒子在电场中的加速　在平行金属板之间加直流电压 U,两板间形成匀强电场。若在两板间放一个带正电荷 q 的带点粒子,它在电场力的作用下,从正极板向负极板做匀加速运

动。因为粒子所受重力与其所受电场力相比很小，所以在这里忽略粒子的重力，只讨论其电场力的情况。

带电粒子在加速运动过程中，电场力所做的功 $W = qU$。根据动能原理，电场力做功等于粒子的动能变化量，即 $qU = \Delta E$。若电子初速度为零，则带电粒子到达负极板的速度为 $v = \sqrt{\dfrac{2qU}{m}}$。

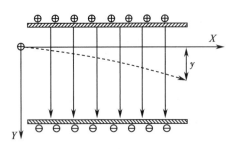

图 1-5-2　带电粒子垂直
进入匀强电场

2.带点粒子在电场中的偏转　如图 1-5-2 所示，一个质量为 m，所带电荷量为 $+q$ 的粒子，以初速度 $\boldsymbol{v}_0$ 垂直进入匀强电场中时，已知匀强电场的场强为 $\boldsymbol{E}$，两极板间的电压为 U，两极板间的距离为 d，两个极板(又称偏转板)的长度为 L。在运动中忽略重力的作用，这时粒子受到一个方向与 $\boldsymbol{v}_0$ 垂直的电场力 $\boldsymbol{F}$ 的作用，因此它的运动类似平抛运动，$\boldsymbol{F}$ 产生的加速度大小 $a = \dfrac{F}{m} = \dfrac{qE}{m}$。粒子穿过电场所用的时间 $t = \dfrac{L}{v_0}$。由于 $y = \dfrac{1}{2}at^2$，又 $E = \dfrac{U}{d}$ 可知 q 离开电场时横向(侧向)位移为：

$$y = \frac{qU}{2md}\left(\frac{L}{v_0}\right)^2 = \frac{qUL^2}{2mdv_0^2} \tag{1-5-9}$$

该粒子向负极板偏转。若进入的是带负电的粒子，则向正极板偏转。改变电压 U，可以改变其横向位移 y，电压越高，横向位移 y 也就越大。

知识拓展

示波器的工作原理

示波器是用于观察各种电信号随时间变化的波形，测量电信号的电压幅值、频率和相位的仪器。示波器的核心部件是示波管。示波管就是利用带电粒子在电场中的加速和偏移的原理制成的。示波管是一个高度真空的玻璃管，主要由电子枪、偏转电极和荧光屏三个部分组成，电子枪的作用是产生电子束；偏转电极的作用是改变电子运动的轨迹。通常偏转电极包括水平方向和竖直方向，水平方向的偏转电压是扫描电压，竖直方向的偏转电压是所要研究的信号电压，如果信号电压是周期性的，且周期与扫描电压的周期相同，在荧光屏上就显示出信号电压随时间变化的图线。

第二节　电偶极子及电偶层的电场

一、电偶极子的电势

如图 1-5-3 所示，两个等量异号点电荷 $+q$ 和 $-q$ 相距很近时，所组成的电荷系统称为电偶极子(electric dipole)。从电偶极子的负电荷到正电荷所作的矢线 $\boldsymbol{L}$ 称为电偶极子的轴线。轴线的长度 L 和电偶极子中一个电荷所带电量 q 的乘积定义为电偶极子的电偶极矩(electric dipole moment)，简称电矩。即

$$\boldsymbol{p} = q\boldsymbol{L} \tag{1-5-10}$$

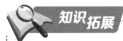

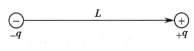

图 1-5-3　电偶极子

电偶极矩 $\boldsymbol{p}$ 是矢量，其方向和矢线 $\boldsymbol{L}$ 的方向相同。

为了讨论电偶极子电场的电势分布，设电场中任意一点 a 到 $+q$ 和 $-q$ 的距离分别是和 r_1 和 r_2，如图 1-5-4 所示。应用点电

荷的电势公式,可写出电偶极子在 a 点产生的电势分别是

$$U_+ = \frac{1}{4\pi\varepsilon_0} \cdot \frac{q}{r_1}, \quad U_- = -\frac{1}{4\pi\varepsilon_0} \cdot \frac{q}{r_2}$$

式中 $\varepsilon_0 = 8.85\times10^{-12}\mathrm{C}^2 \cdot \mathrm{N}^{-1} \cdot \mathrm{m}^{-2}$ 称为真空中的介电常数。

两式相加,得 a 点电势

$$U_a = U_+ + U_- = \frac{1}{4\pi\varepsilon_0}\left(\frac{q}{r_1} - \frac{q}{r_2}\right) = \frac{q}{4\pi\varepsilon_0} \cdot \frac{r_2-r_1}{r_1 r_2} \quad (1\text{-}5\text{-}11)$$

当 a 点远离电偶极子,即 $r \gg L$ 时,$r_1 \approx r_2 \approx r, r_2 - r_1 \approx L\cos\theta$,则

$$U_a = \frac{q}{4\pi\varepsilon_0} \cdot \frac{L\cos\theta}{r^2} = \frac{1}{4\pi\varepsilon_0} \cdot \frac{p\cos\theta}{r^2} \quad (1\text{-}5\text{-}12)$$

由式(1-5-12)可知电偶极子电场的电势与电矩 p 成正比,与该点到电偶极子轴线中心的距离 r 的平方成反比,与该点所处的方位有关。处在点偶极子轴线中垂面上各点的电势为零,零等势面将整个电势分为正负两个对称区域,在包含 $+q$ 的中垂面一侧电势为正,在包含 $-q$ 的中垂面一侧电势为负。

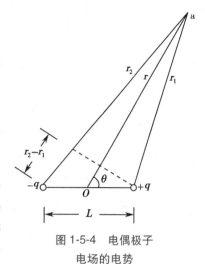

图 1-5-4　电偶极子电场的电势

二、电偶层的电势

由两个相距很近,互相平行且具有等值异号面电荷密度分布的带电体系构成的带电系统,称为电偶层(electric dipole layer)。这是生物体中经常遇到的一种电荷分布。现在我们来求出电偶层的电场中任意一点 A 处的电势。如图 1-5-5 所示,电偶层的面积为 S,两面相距为 δ,各层上的电荷面密度分别为 $+\sigma$ 和 $-\sigma$。

在电偶层上取一小面积元 dS,则该面积元上所带电量为 σdS。只要 dS 取的相当小,就可把它看成一个电偶极子,相应的电偶极距为 $\sigma dS\delta$,电矩的方向是由负电荷指向正电荷,与该面积元的法线方向一致。应用电偶极子的电势表达式,可写出 dS 面积元在电偶层的电场中任意一点 A 处的电势为

$$dU = \frac{1}{4\pi\varepsilon_0}\frac{\sigma dS\delta}{r^2}\cos\theta$$

式中 r 为面积元 dS 至 A 点的距离,即 $r = OA$,θ 为面积元 dS 的法线 ON 与 r 之间夹角。

引入电偶层单位面积的电偶极矩,也称为层矩 p_s,它等于电荷面密度 σ 与电偶层距 δ 的乘积,即 $p_s = \sigma\delta$。则上式可改写为

$$dU = \frac{1}{4\pi\varepsilon_0}\frac{p_s dS}{r^2}\cos\theta \quad (1\text{-}5\text{-}13)$$

由图 1-5-5 可知,ON 和 OA 分别是 dS 和 dS' 的法线,两者的夹角为 θ,所以面积元 dS 与面积元 dS' 的关系是,$dS' = dS\cos\theta$。根据立体角的定义,面积元 dS 对 A 点所张立体角 $d\Omega = \frac{dS}{r^2}\cos\theta$,于是式(1-5-13)可改写为

$$dU = \frac{1}{4\pi\varepsilon_0}p_s d\Omega$$

所有小面积元 dS 在 A 点的电势叠加,就是面积为 S 的整个电偶极层在 A 点的电势。理论推导得

$$U = \frac{1}{4\pi\varepsilon_0}p_s\Omega \quad (1\text{-}5\text{-}14)$$

式(1-5-14)中,Ω 是电偶层的整个表面积 S 对 A 点所张的立体角。

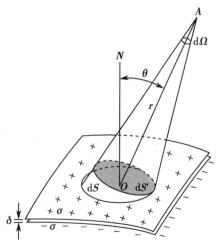

图 1-5-5　电偶层的电势

由式(1-5-14)可知,当单位面积的电偶极矩 $p_s = \sigma\delta$ 不变时,电偶层在 A 点的电势只取决于电偶层对 A 点所张的立体角 Ω,与电偶层的形状无关。

第三节 膜 电 位

实验证明,由于细胞膜内、外液体中离子浓度有差异,因此细胞膜内与膜外存在一定的电势差,称为跨膜电势差,也称为膜电位。膜电位的存在是解释各种生物电、磁现象的基础,其大小与机体组织结构的不对称性、通透性、离子浓度等因素有关。

一、能斯特方程式

为了说明膜电位的产生,首先考虑一种简单的情况。如图 1-5-6 所示,有两种不同浓度的 KCl 溶液,由一个半透膜隔开。设半透膜只允许 K^+ 离子通过而不允许 Cl^- 离子通过。由于离子浓度不同,K^+ 离子从浓度大的 c_1 一侧向浓度小的 c_2 一侧扩散,结果使得右侧正电荷逐渐增加,左侧出现过剩的负电荷。这些电荷在膜的两侧聚积起来,产生一个阻碍离子继续扩散的电场,最后达到平衡时,膜的两侧具有一定的电势差 ε,称为能斯特电位。在生理学上称为膜电位。

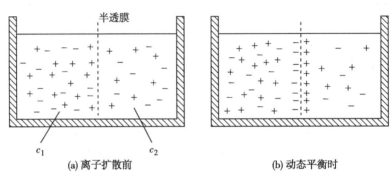

半透膜

c_1 (a) 离子扩散前 c_2 (b) 动态平衡时

图 1-5-6 能斯特电势的形成

设在平衡状态下,膜两侧浓度分别为 c_1、c_2,电位分别为 U_1、U_2,离子价数为 Z,电子电量为 e,通过理论证明得到半透膜扩散平衡时,膜两侧离子浓度与电势差 ε 的关系为:

$$\varepsilon = U_1 - U_2 = \pm 2.3\frac{kT}{Ze}\lg\frac{c_1}{c_2} \tag{1-5-15}$$

式(1-5-15)称为能斯特方程式(Nernst equation)。式中 k 为玻尔兹曼常数(Boltzmann constant),T 为热力学温度。当扩散离子为正离子时,膜外侧电势 U_2 高于内侧的电势 U_1,此时膜电位取正值;反之,若扩散粒子为负离子,则膜电位取负值。

二、静息电位

大量的实验告诉我们,细胞膜是一个半透膜,在膜的内外存在着多种离子,其中主要是 K^+、Na^+、Cl^- 和大蛋白质离子 A^-,当细胞处于静息状态即平衡状态时,这些离子的浓度如图 1-5-7 所示。在静息状态下,K^+、Na^+ 和 Cl^- 离子都可以在不同程度上透过细胞膜,而其他离子则不能透过。因此,那些能透过细胞膜的离子才能形成膜电位,此时的膜电位就是静息电位(resting potential)。

人体的热力学温度为 310K,玻尔兹曼常数 $k = 1.38\times10^{-23}$ J · K^{-1},电子的电量为 $e = 1.60\times10^{-19}$ C,K^+、Na^+、Cl^- 离子的 Z 分别为 +1 和 −1。代入这些数据之后,能斯特方程对于正离子和负离子来说可写成下式

$$\varepsilon = \pm 61.5\lg\frac{c_1}{c_2}\text{mV} \tag{1-5-16}$$

表 1-5-1 列出了人体神经细胞膜内外离子的浓度。

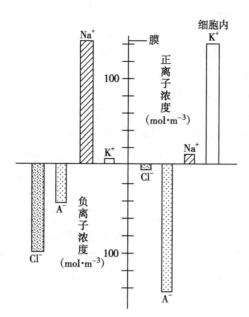

图 1-5-7　静息状态时细胞膜内外离子浓度

表 1-5-1　人体神经细胞膜内外离子浓度值(mol·m^{-3})

离子	细胞内浓度 c_1	细胞外浓度 c_1
Na$^+$	10	142
	>151	>147
K$^+$	141	5
Cl$^-$	4	100
	>151	>147
A$^-$	147	47

我们将表 1-5-1 中 K$^+$、Na$^+$、Cl$^-$ 离子的浓度值代入式(1-5-16),得到这三种离子的静息电位分别为

$$Na^+ : \varepsilon = -61.5 \lg \frac{10}{142} = +71mV$$

$$K^+ : \varepsilon = -61.5 \lg \frac{141}{5} = -89mV$$

$$Cl^- : \varepsilon = +61.5 \lg \frac{4}{100} = -86mV$$

如果把以上的计算值与实验测量得到的神经细胞静息电位值 $\varepsilon = -86mV$ 相比较,可以发现,Cl$^-$ 离子正好处在平衡状态,即通过细胞膜的 Cl$^-$ 离子数目保持平衡。对于 K$^+$ 离子来说,两种结果相差不大,而对于 Na$^+$ 离子来说却相差很远。这说明,在静息状态下细胞膜对于 K$^+$ 离子是通透的,而对于 Na$^+$ 离子通透性却很差。为了说明在静息状态下离子的浓度保持不变,必须认为存在着某种机制把扩散到膜外的 K$^+$ 离子和进入到细胞膜内的 Na$^+$ 离子送回原处,我们把这种机制称为钾泵和钠泵。"泵"的意思是强调这不是一种被动的扩散过程,而是一种需要代谢能量的主动机制。

三、动作电位

当神经或肌肉细胞处于静息状态时,膜外带正电,膜内带负电,这种状态称为极化(polarized)。但是当细胞受到外来刺激时,不管刺激的性质是电的、化学的、热的或机械的,细胞膜都会发生局部去极化。随着刺激强度的增大,细胞膜去极化的程度也不断地扩展。当刺激强度达到阈值或阈值以上时,

受刺激的细胞膜对 Na^+ 离子的通透会突然增大。由于膜外 Na^+ 离子的浓度远高于膜内,膜内的电位又低于膜外,于是大量 Na^+ 离子在浓度梯度和电场的双重影响下由细胞膜外涌入细胞膜内。这一过程的直接结果是使细胞膜内电位迅速提高,当膜内、外 Na^+ 的浓度差和电位差的作用相互平衡时,细胞膜的极化发生倒转,结果细胞膜内带正电,细胞膜外带负电,这一过程称为除极(depolarization)。与此同时,电位也由静息状态下的-86mV 变成+60mV 左右。

除极之后,细胞膜又使 Na^+ 离子不能通透,同时 K^+ 离子的通透性突然提高。结果大量 K^+ 离子由细胞膜内向膜外扩散,使膜电位由+60mV 迅速下降到-100mV 左右。这一过程使离子在细胞兴奋时的移位得以恢复,即细胞膜内带负电、膜外带正电,称之为复极(repolarization)。之后由于"钠-钾泵"的作用,细胞膜内的 Na^+ 离子被输送到膜外,与此同时又使细胞膜外的 K^+ 离子回到膜内,膜电位又恢复到静息电位值-86mV。

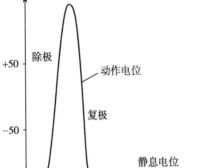

图 1-5-8　动作电位

由上面的论述可以看出,细胞受刺激所经历的除极和复极过程,伴随着电位的波动过程。实验证明,这一过程仅需 10ms 左右。我们把这种电位波动称为动作电位(action potential)。图 1-5-8 给出了一个动作电位的形成过程。在细胞恢复到静息状态以后,又可以接受另一次刺激,产生另一个动作电位。在不断的强刺激下,1s 钟内可以产生几百个动作电位。

对于大的细胞,例如具有很长轴突的神经细胞,动作电位可以在它的某一部分产生,然后传导到另一部分。在肌肉组织中,动作电位也可以由一个细胞传到另一个细胞。下面我们以神经细胞为例,说明动作电位的传播。

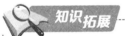

神 经 传 导

　　动作电位沿神经纤维的扩布也就是神经冲动的传播。神经冲动的传导过程可概括为:①刺激引起神经纤维膜通透性发生变化,Na^+ 大量从膜外流入,从而引起膜电位的逆转,从原来的外正内负变为外负内正,这就是动作电位,动作电位的顺序传播即是神经冲动的传导;②纤维内的 K^+ 向外渗出,从而使膜恢复了极化状态;③Na^+-K^+ 泵的主动运输使膜内的 Na^+ 流出,使膜外的 K^+ 流入,由于 Na^+:K^+ 的主动运输量是 3:2,即流出的 Na^+ 多,流入的 K^+ 少,也由于膜内存在着不能渗出的有机物负离子,使膜的外正内负的静息电位和 Na^+、K^+ 的正常分布得到恢复。神经冲动就是以这种方式把来自感受器官的信息传至大脑,把大脑的指令传至运动器官。传播的速度与神经纤维的结构和大小有关,慢的约 $0.5m \cdot s^{-1}$,快的可达到 $130m \cdot s^{-1}$。

第四节　心 电 知 识

一、心电场

　　心脏的跳动是由心壁肌肉有规律的收缩产生的,这种有规律的收缩是电信号在心肌纤维中传播的结果。组成心肌纤维的心肌细胞长约 $100\mu m$,宽约 $15\mu m$,讨论心脏的电学性质就必须从心肌细胞开始。

　　心肌细胞与其他可激细胞一样,它含有大量的正离子和负离子,形成一个均匀的闭合曲面电偶层。因为正、负离子数量相等,所以是中性的电荷体系,对外不显示电性。即外部空间各点的电势为零。此时细胞处于极化状态。如图 1-5-9(a) 所示。

当心肌细胞一端受到刺激时,发生局部除极如图 1-5-9(b) 所示,其通透性改变,使细胞内外正负离子的分布发生逆转,局部膜外带负电,膜内带正电,细胞整体的电荷分布不再均匀,对外显示电性。此时正、负离子的电性可等效为两个位置不重合的点电荷,而整个心肌细胞类似一个电偶极子,形成一个电偶极矩。在除极过程中这个电偶极矩是不断变化的。

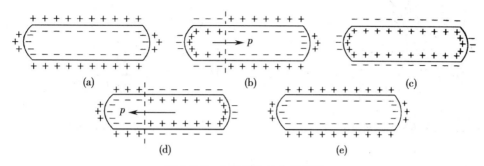

图 1-5-9 心肌细胞的电学模型

当除极结束时,整个细胞的电荷分布又是均匀的,此时心肌细胞膜外带负电,膜内带正电,对外不显示电性,如图 1-5-9(c) 所示。当除极出现之后被刺激部分开始复极,细胞将经历恢复到极化状态的过程。复极的顺序与除极相同,先除极的部位先复极。这一过程形成一个与除极时方向相反的变化的电偶极矩,如图 1-5-9(d) 所示。心肌细胞对外也显示电性。当复极结束时,整个细胞恢复到极化状态,周而复始。综上,在心肌细胞受到刺激以及其后的恢复原状的过程中,将形成一个变化的电偶极矩,在其周围产生一个变化电场,并引起空间电势的变化。

心脏是由大量心肌细胞组成的,当心肌细胞除极和复极时,整个心脏也将出现除极和复极过程,因此在研究心脏电性质时,可将其等效为一个电偶极矩不断变化的电偶极子,称为心电偶(cardio-electric dipole)。它在某一时刻的电偶极矩就是所有心肌细胞在该时刻的电偶极矩的矢量和,称为瞬时心电向量(twinkling electro-cardiovector)。心电偶在空间产生的电场称为心电场(cardio-electric field)。

瞬时心电向量是一个在大小和方向上都随时间作周期性变化的矢量。我们对其箭头的坐标按时空顺序加以描记、并连接成轨迹,则此轨迹称为空间心电向量环(spatial electrocardiovector loop)。它是瞬时心电向量的箭头随时空变动的三维空间曲线(箭尾收在一点),描述了瞬时心电向量随时空变化的规律,如图 1-5-10 所示。空间心电向量环在某一平面上的投影称为平面心电向量环。

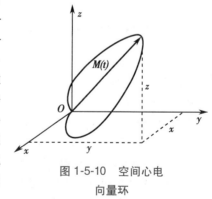

图 1-5-10 空间心电向量环

二、心电图

由空间心电向量环可以看出,心脏在空间所建立的电场是随时间作周期性变化的。任一瞬时,在空间两点(例如人体表面不同的两点左臂和右臂)的电势差或电压是确定且可测量的,如图 1-5-11 所示。显然这一测量值是随时间周期性变化的。于是我们可以根据人体表面两点间的电压描绘出一条曲线,这种曲线就称为心电图(electrocardiogram,ECG)。

心脏一次完整的输出过程呈现出的波形称为标准心电图波形。如图 1-5-12 所示,包含 P 波、QRS 波群、T 波,每一个波都有其生理意义。如表 1-5-2 所示,医生可以根据心电图来判断心脏的状态和功能是否正常。

视频:心电图的描记原理

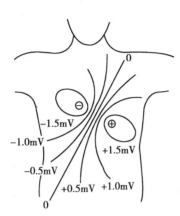

图 1-5-11　人体表面的瞬时电位分布

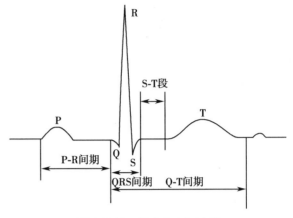

图 1-5-12　标准心电图波形

表 1-5-2　标准心电图波形特征

心电图波段	相应心电活动的意义	心脏活动特征
P 波	心房除极	心房开始收缩
PR 间期	房室传导时间	血液由心房送至心室
QRS 波群	心室除极	心室开始收缩
ST 段	心室除极完成	血液由心室送至主动脉
T 波	心室复极化	心房心室开始舒张
QT 间期	心室除极到完全复极的时间	血液被输送至心房心室

三、心电图机与心电导联

心电图机是用来描记心电图的装置，是临床诊断心脏疾病的重要工具之一，其基本组成部分如图 1-5-13 所示，它是一个由导联选择器、放大器、描记器和稳压电源组成，用于记录电势差变化的仪器。和普通的电压表一样，心电图机也有正极端和负极端之分，通过在人体表面安放电极来测量电极之间的电势差。将两电极放在体表指定位置，并与心电图机相连接，就可以将体表两点间的电位差或某一点的电位变化导入心电图机。导入体表电位差或体表电位的线路连接方式称为心电导联。常用的心电导联有：标准导联、加压导联、胸导联。一般心电图机有五根不同颜色的导联线，分为红、黄、绿、白、黑，分别连接在右上肢、左上肢、左下肢、胸部、右下肢。为防止交流电干扰，右下肢通过心电图机接地。这五根导联线通过导联选择器变换导联方式，可描记出各种导联的心电图。

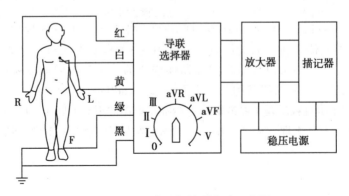

图 1-5-13　心电图机使用方法示意图

1. **标准导联**　用直接取出体表两点间电压加以显示的导联称为双极肢体导联,习惯称之为标准导联(standard leads)。如图 1-5-14 所示。如果以 R 代表右上肢,L 代表左上肢,F 代表左下肢,此时包括三个标准导联:

标准导联 I:心电图机的正极端接左上肢,负极端接右上肢。
标准导联 II:心电图机的正极端接左下肢,负极端接右上肢。
标准导联 III:心电图机的正极端接左下肢,负极端接左上肢。

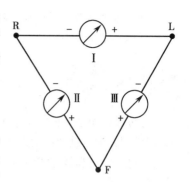

图 1-5-14　标准导联

2. **加压导联**　使一个电极处的电位不变或变化很小,另一电极(探查电极)观测体表一点电位的变化,称为单极肢体导联。根据距离电偶极子中心等距离对称三点之电位的代数和为零的原理设计一个中心电端 T,即将人体左上肢、右上肢、左下肢三处的电极用导线联接在一起而构成。由于人体并非均匀的容积导体,三个电极处对于心电偶也并非对称等距,为此在三个电极与中心电端 T 之间的连线中分别串联一个高电阻,于是中心电端 T 的电位就接近于零,在临床上作为体外零电位端,如图 1-5-15 所示。将心电图机的一个电极与此中心电端 T 相连,探查电极即可测得该电极探测处体表的电位变化。为了增大心电波形的幅值以易于观测,设计加压串联,加压串联将使心电波形的幅值增加 50%。

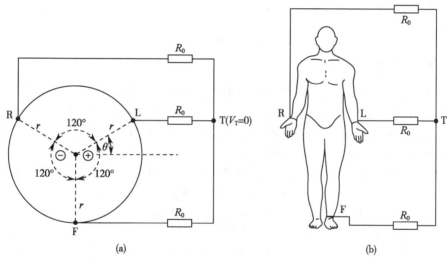

图 1-5-15　心电导联中的中心电端

加压导联的三个导联轴分别表示为:

右上肢加压单极肢体导联:探查电极接右手和心电图机正极,T 接左手、左脚和心电图机负极。用 aVR 表示。

左上肢加压单极肢体导联:探查电极接左手和心电图机正极,T 接右手、左脚和心电图机负极。用 aVL 表示。

左下肢加压单极肢体导联:探查电极接左脚和心电图机正极,T 接右手、左手和心电图机负极。用 aVF 表示。

3. **单极胸前导联**　将探查电极放在胸部某一位置,且与心电图机正极端相连,中心电端 T 与心电图机负极端相连,这种导联方式称为单极胸导联。其方法将中心电端 T 接左手、右手、左脚和心电图机负极,作为零电位端,探查电极接心电图机正极和人体前胸的六个特定部位,分别形成 V_1、V_2、V_3、V_4、V_5、V_6 六个导联,测量电位是胸部对零电位的电压。

V_1 导联是把探查电极放在胸骨右缘第四肋间。
V_2 导联是把探查电极放在胸骨左缘第四肋间。
V_3 导联是把探查电极放在 V_2 与 V_4 两点连线的中点。
V_4 导联是把探查电极放在左锁骨中线第五肋间。

图片:单极胸前导联位置图

V_5导联是把探查电极放在左腋前线第五肋间。

V_6导联是把探查电极放在左腋中线第五肋间。

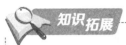

心脏起搏器

　　心脏起搏器是一种医用电子仪器,它通过发放一定形式的电脉冲,刺激心脏,使之激动和收缩,即模拟正常心脏的冲动形成和传导,以治疗由于某些心律失常所致的心脏功能障碍。心脏起搏器通过不同的起搏方式纠正心率和心律的异常,以及左右心室的协调收缩,提高病人的生存质量,减少病死率。

第五节　人体的生物磁场

　　生物磁学是研究生物体与磁场之间相互关系的科学,通过对生物组织、器官、细胞、分子磁性的研究,加深了人们对生物体功能、结构以及对发病机制的微观认识,从而可以利用磁场来控制、调节生命活动过程,诊断和治疗某些疾病。这一节我们主要介绍磁场、磁感应强度,人体生物磁信号的特点和几种磁诊断技术。

一、磁场与磁感应强度

　　1. 磁场　实验证明,磁铁与磁铁之间、磁铁与电流之间以及电流与电流之间,可以隔着一定的空间距离相互作用,这些相互作用都是通过被称为磁场(magnetic field)的一种特殊物质来传递的。"特殊物质"的特殊是因为它有一些与实际物体不同之处,例如,几个磁场可以同时占据一个空间;将其称为物质是因为它具有能量、动量等物质的基本属性。

　　1882年安培(Ampere)提出了关于物质磁性本质的分子电流假说。他认为,一切磁现象都起源于电流(或运动电荷)。电流或运动电荷之间的相互作用力叫做磁力。运动电荷在其周围产生磁场,磁场对运动电荷施以力的作用,这就是磁相互作用的模式。现在我们已经清楚地知道,无论是导体中的电流,还是磁铁,它们具有磁性的原因都是由于电荷的运动。

　　2. 磁感应强度　磁场不仅对通电导线施以力的作用,对通电线圈施加力矩的作用,而且对运动电荷也有力的作用。磁场对运动电荷的作用力称为洛伦兹力(Lorentz force)。实验表明,当电荷运动速度不变、其运动方向与磁场方向垂直时,运动电荷所受的洛伦兹力最大,用 F_m 表示。F_m 与运动电荷的电量 q_0 和速度 v 成正比。对于磁场中某点来说,$\dfrac{F_m}{q_0v}$ 的比值是一定的,与 q_0v 值的大小无关。对于磁场中的不同点,这个比值不同。因此,$\dfrac{F_m}{q_0v}$ 反映了某点磁场的强弱,我们把这个比值定义为磁场中该点磁感应强度(magnetic induction)的大小,用 B 来表示,即

$$B=\frac{F_m}{q_0v} \tag{1-5-17}$$

　　磁感应强度 B 是一个矢量,磁场的方向可用小磁针来确定,小磁针在磁场中静止后,N极所指的方向规定为小磁针所在处磁场的方向。除此,也可用 F_m 和 v 的方向规定磁感应强度 B 的方向。如图1-5-16所示,将右手拇指竖起和其他四指垂直,使四指沿正电荷所受力 F_m 的方向,经小于 π 的角转向速度 v 的方向,则拇指的指向是该点磁感应强度 B 的方向。

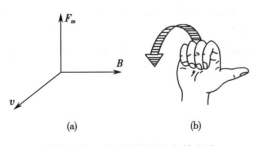

(a) 　　　　　**(b)**

图1-5-16　磁感应强度方向的规定

在一般情况下,如果 v 与 B 之间的夹角为 θ,则式(1-5-17)可表示为

$$B = \frac{F}{q_0 v \sin\theta} \qquad (1\text{-}5\text{-}18)$$

还应强调一点,上面所讨论的是指运动的正电荷。对于运动的负电荷,其所受洛伦兹力的方向与正电荷的受力方向相反。

在 SI 单位制中,磁感应强度 B 的单位是特斯拉(T)

$$1T = 1N \cdot C^{-1} \cdot m^{-1} \cdot s = 1N \cdot A^{-1} \cdot m^{-1}$$

T 是一个较大的单位,因此常用较小的单位高斯(G),$1G = 10^{-4}T$。

地球表面地磁场强度约为 0.5G,人体中的磁场强度约为 $10^{-6} \sim 10^{-5}G$。

磁场可用磁感应线来描述。它是磁场中的一些假想曲线,这些曲线上的任何一点的切线方向都与该处磁感应强度 B 的方向相同。在与磁感应线垂直的面积上,B 值与穿过该面积的磁感应线密度成正比。值得注意的是,磁感应线的方向不是电荷受力的方向,这也是不称其为磁力线的原因之一。另外,磁感应线是一些闭合的曲线。

二、人体中的生物磁信号

人体中生物磁信号的产生,主要来源于以下四个方面:

1. 由生物体中电荷运动产生的磁信号 在人体中小到细胞,大到器官常常产生离子电流,因此也产生了磁场。

2. 由生物磁性材料产生的感应场 人体中的某些物质具有一定的磁性,称其为"生物磁性材料"如,肝、脾在地磁场和其他外磁场的作用下能够产生感应磁场。

3. 侵入人体的磁性物质所产生的剩余磁场 强铁磁性物质,如 Fe_3O_4 粉尘很容易通过呼吸进入肺泡表面而积存下来,所产生的生物磁信号的强度可达 $10^{-10} \sim 10^{-8}T$。

4. 在外界的刺激下所产生的诱发磁场 如 $10\mu V$ 的诱发脑电位对应 $10^{-13}T$ 的诱发脑磁场。

三、磁场的生物效应

磁场的生物学效应,就是磁场对生物体的作用。大量实验和临床实践表明,外磁场对生物体的活动及生理、生化过程都存在影响。

1. 磁场对神经系统的效应 神经系统由神经细胞和神经胶质组成。神经递质是神经元间的传递物质。研究显示。通过磁场调节这些神经递质水平可以达到改善睡眠的目的。

2. 磁场的细胞生物学效应 磁场可使细胞形态、结构、蛋白质合成、基因表达、酶活性以及生物遗传等产生变化。磁场通过对蛋白和酶中的过渡金属离子的作用影响酶活性,进而影响新陈代谢。磁场对生物膜的离子转运能力的影响会导致一些生理和生化过程的变化。

3. 磁场的血液循环效应 恒定磁场和旋转磁场可改变血液流变特性,降低血液黏度、促进血液循环。

4. 磁场的促进骨细胞再生效应 低频磁场可促进骨细胞再生的代谢过程,促使纤维母细胞和成骨细胞较早出现,消除疼痛,减少功能障碍,增强抗生素的杀菌效力等作用。

四、生物磁场的测量

由于人体内的生物磁信号十分微弱,再加上地磁场和各种磁噪声的影响,所以生物磁信号的测量比较困难。20 世纪 60 年代后期,随着测量技术的不断发展,一些磁测量仪器相继开发成功。下面我们重点介绍较有代表性的超导量子干涉仪(superconducting quantum interference device,SQUID),又称为 SQUID 磁强计。

SQUID 磁强计是一个磁电变换器,可以把磁通量的变化转变为电通量的变化,其灵敏度可达 $10^{-15}T$,所以可用于测量记录人体磁场。SQUID 磁强计的结构如图 1-5-17(a)所示,核心部分是密封在一个超导屏蔽小盒内的约瑟夫森器件构成的超导环,屏蔽的目的是避免外磁场的干扰。其他两部分是用来探测磁场的检测线圈和内部装有液氢的杜瓦瓶。SQUID 及探测线圈均置于瓶中液氢内,以保证所需的超导温度 4.2K。为了提高抗干扰能力,通常将检测线圈改为梯度仪。图 1-5-17(b)、(c)分

别表示一阶微分梯度仪和二阶微分梯度仪。梯度仪是由两个相隔很近的同样的线圈沿同轴反相串接而成。当两线圈所处的磁场不均匀时,磁通的变化引起超导环内磁通的变化,而均匀磁场中超导环内磁通不变。人体磁场在梯度仪小范围内是不均匀的,靠近人体的线圈处的磁场变化产生的信号必然大于另一线圈处的磁场变化产生的信号,梯度仪将这两个信号差输出给 SQUID。当把每一瞬间的干扰磁场视为均匀磁场时,采用二阶梯度仪,它是由两个梯度仪同轴反向串接而成。两个梯度仪所测得的干扰磁场信号互相抵消,因而具有更强的抗干扰能力。图 1-5-17(d) 是一个倾斜 45° 的梯度仪,当其沿长轴转动时,可连续测出磁场在坐标上的两个分量。

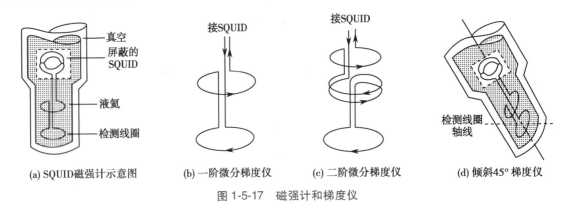

图 1-5-17　磁强计和梯度仪

使用 SQUID 磁强计时,检测线圈不与皮肤接触,可相隔 3~5cm。若将人体处于磁屏蔽室中进行各种生物磁信号的测量,可得出更精确的测量结果。

五、磁诊断技术和磁场疗法

1. 心磁图　1963 年鲍莱(Baule)、麦克菲(Mcfee)首先在人体的体表记录到心脏电流所产生的磁场,称其为心磁图(magnetocardiacgram,MCG)。1970 年左右科恩(Cohen)用 SQUID 在磁场屏蔽室内首次测得了良好的心磁图。心磁图与心电图相比主要的优点有:①是非接触性的记录方法,不必考虑皮肤表面电流的影响,适合对 ST 段直流部分的波形判断,对右心房、左心室增大,心肌劳损的诊断具有重要意义。②当有环形电流和复数相等的逆向电流两重极存在时,因电压相互抵消,心电图不能记录,而心磁图却能记录到大幅度的变化信号,对陈旧性心肌梗死、心肌缺血能比较容易的检测出来。③心磁图所测磁场主要是偶极子信号源磁场,是心脏生物电本质的反映,通过分析可推导出信号源的位置和强弱,对浦肯野纤维系统异常传导通路等引起的异常节律的诊断有一定意义。

心磁图的记录是在前胸壁面选 36 点作为记录部位,与心电图的记录方法不同。心磁图也采用爱因托芬(Einthoven)命名法,分为 P 波,主要反映心房的除极过程;QRS 波,主要反映心室的除极过程;T 波,反映心室的复极化过程。图 1-5-18 表示正常人同一时间同一部位的心电图和心磁图的对照,由图可见,在心电图胸导联 V_1、V_2 处和与之对应的 D1、D2 处的心磁图同样出现 P、QRS、T 波。

2. 脑磁图　1968 年科恩(Cohen)首次在头颅的枕部测到自发性的 α 波引起的脑磁场信号,称其为脑磁图(magnetoencephalogram,MEG)。1972 年他又用磁屏蔽室和 SQUID 记录了第一个小噪声清晰的 α 波的脑磁图。

对于脑电图,由于脑颅骨的电阻率比头皮和颅内组织的电阻率大得多,所以头皮各处均有电流分布,这不仅使各处的电位差减小,脑电流微弱,而且难以确定场源部位。对于脑磁图情况则大不相同,颅内产生电流的神经元活动的小区域,可以看成是一个小的电偶极子(它所产生的磁场分布与一条孤立的小磁棒的磁场分布相似),从颅外记录到的脑磁图是由众多这样的小电偶极子磁场叠加的结果。当某一部位的神经细胞兴奋时,对应的脑电流和脑磁场较强,由于颅外和头皮中的电流很小,对颅内的电流和磁场影响很弱,所以从颅外记录的脑磁图波峰下的颅内部位,就是场源所在。这就是脑磁图对脑内兴奋部位推断的独特性,在临床上据此可推断癫痫病人的病灶部位,其特异性明显优于脑电图。

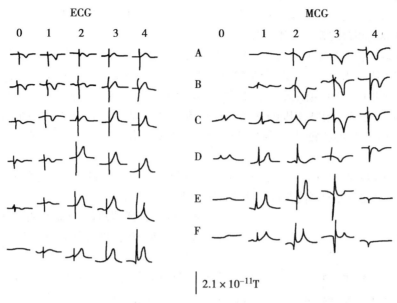

图 1-5-18　心电图和心磁图的对照

脑磁图的检测也是非接触性的,可分为无外界刺激的自发性脑磁图,有外界刺激的诱发性脑磁图,依赖于意识的内因性脑磁图。在自发性脑磁场中,除正常神经所引起的 α 波外,神经细胞的异常放电,如癫痫病时出现的棘波也会引起自发的脑磁场。诱发性脑磁场是由大脑皮质以及其他部位产生的,如听觉诱发的脑磁场发生源在听性脑干;脊髓神经诱发的脑磁场,发生源就在脊髓。内因性脑磁场依赖意识,在脑的高级中枢神经相对应的部位得到应答。图 1-5-19 所示为听觉诱发脑磁场,其中(a)图表示在颞部五个前后排列的点进行测量所得到的记录;(b)图表示由顶部向颞部垂直排列的点进行测量所得到的记录。两种排列都在第三点有显著不同,分析不对称指数(asymmetry indes,AI),这个位置靠近颞叶皮层的初级听区。

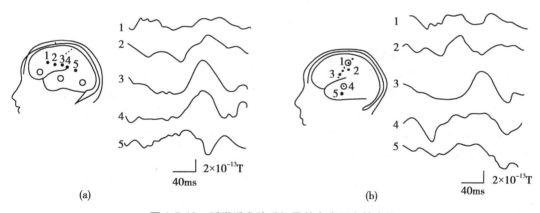

图 1-5-19　听觉诱发脑磁场及其在皮层上的定位

由于计算机技术的发展,现在使用的多道 SQUID 磁强计(如 306 通道的全头型生物磁仪)有专门的数据搜集装置,直接把脑磁场的信号进行处理和分析。目前利用脑磁图对大脑皮质功能的局限定位与生理学、解剖学达到非常一致的结果。根据信号源来推断病变部位可达到毫米数量级。把脑磁图投影到功能性磁共振成像(functional MRI,fMRI)上,可反映信号源处血流量。在脑外科手术中还常用脑磁图来确定感觉野和运动野的范围。

3. 肺磁图(magnetopneumogram,MPG)　所测量的是吸入肺内的粉尘被磁化后的磁场强度及分布情况。早在 1970 年科恩(Cohen)就记录了世界上第一张肺磁图。利用肺磁图可间接地判断肺功能情况,它可比 X 射线更早地发现肺受到粉尘污染的职业病人。

肺磁场的测定装置主要有：①磁化器,用 $5×10^{-3}$T 的磁场对全肺进行磁化；②磁通门式磁强计,用来测量肺产生的微弱磁场；③检查床,可前后、左右移动；④计算机系统,在肺表面设定若干个测定点,根据测量数据计算出积蓄的粉尘量和分布。

肺磁图的体表测定点是以胸骨剑突上窝为上界的中点,向下每隔4cm 作一横线,共七条,再以4cm 为间隔,在这些横线上水平移动,共得到 49 个测定点。测量时,病人脱去外衣,除去金属物品,经 $5×10^{-3}$T 的磁场磁化 10s,然后躺在床上上下左右移动 5min 完成第一次检测。初次检测后在同一场合,对相同的测定点让病人俯卧,用同样的方法进行第二次检测。将第二次检测数据与第一次检测数据相减,得到如图 1-5-20 的肺磁图。图中黑块表示表示受粉尘侵害的部位,黑块的大小表示磁化强度的高低。

目前对生物磁信号的测量除上述几方面外,对眼磁场、神经磁场和肌磁场等的研究也十分活跃,可望在不久将来,上述诸方面都能获得广泛的临床应用。

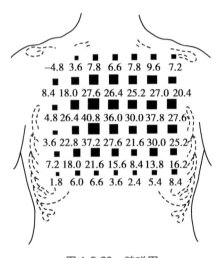

图 1-5-20 肺磁图

4. 磁场疗法 即所谓磁疗,它是利用磁性材料在人体的一些经穴或患处施加磁场的作用以达到治疗目的的一种疗法。我国的磁疗已有两千多年的历史,《史记》中记载,"齐王侍医遂病,自炼五石服之"。五石是指青色的曾青、白色的矾石、红色的丹砂、黑色的磁石、黄色的雄黄。宋代沈括曾在《忘怀录》中记述用磁石投置水中做成"药井",汲水饮之,有安神镇惊和滋补壮阳的功能。实践表明,磁场具有活血化瘀,镇静止痛,消炎灭肿,降压安神和止泄的作用,能治疗类风湿性关节炎,疼痛性疾病,神经衰弱,高血压,心绞痛等多种疾病。

磁疗中使用的磁场强度约为 100～3000G。磁场的类型有恒定磁场、旋转磁场、脉冲磁场等。除此,利用某一地区的磁场的特殊性来达到治疗某些疾病的"地域磁学"的研究也取得了一定的成果。

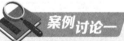本章小结

本章讲述了人体的生物电、磁场及其医学测量中用到的物理学原理,为医学生进入临床实践环节打下了物理基础。电场与磁场都是物质的存在的基本形态,本章内容涉及场的概念及物质之间的相互作用,较为抽象,而借助于心电机和心磁图机等设备又可以将这些抽象的内容具体化,着实体现了物理的美。通过本章的学习,学生应掌握电偶极子与电偶层的概念以及电势的分布特点;进而理解心脏的电学活动模型,熟悉心电图机的工作原理及其在临床中的应用;了解生物磁场及其基本的测量方法及其临床应用。

案例讨论一

心脏起搏器是一种植入于体内的电子治疗仪器,通过脉冲发生器发放由电池提供能量的电脉冲,通过导线电极的传导,刺激电极所接触的心肌,使心脏激动和收缩,从而达到治疗由于某些心律失常所致的心脏功能障碍的目的。

讨论:试根据所学心电知识,分析心脏起搏器用到的心电知识。

案例讨论一

案例讨论二

案例 讨论二

　　无线充电器是指不用传统的充电电源线连接到需要充电的终端设备上的充电器,多种设备可以使用一台充电基站,有望取代传统手机、播放器、电动工具和其他的电源适配器的有线充电。

　　讨论:试根据所学电磁学知识分析无线充电用到的物理原理,并分析其应用前景。

(王　川)

扫一扫,测一测

第六章　医用光学

06章课件
PPT

学习目标

1. 掌握：光的干涉、衍射、偏振的概念；显微镜放大率及分辨本领的概念。
2. 熟悉：眼屈光系统；球面折射、透镜成像规律和显微镜基本成像原理。
3. 了解：眼的基本结构；电子显微镜、光电比色计、玻璃纤维内镜和糖量计的原理。
4. 能用光学知识分析屈光不正及其矫正原理。
5. 具有利用基本光学知识解释医用光学仪器性能的科学文化素质。

案例导学

面对当今生活频繁使用的光，了解它的性质才能更好地使用。作为人体唯一的感光器官——眼睛，观察物体时特有成像属性。因此，为了提高眼的辨识能力，可借助多种方式来实现。

问题：

1. 人眼与照相机相比成像有哪些优势？
2. 为什么说显微镜的发明促进了医学研究的进展？

第一节　几 何 光 学

几何光学（geometrical optics）就是不考虑光的波长、位相、振幅等，把光看成是沿直线传播，并可用几何作图的方法来处理光的反射、折射和成像的问题。本节主要讲述球面折射和透镜。

一、球面折射

当光线由一种媒质进入另一种媒质，且两种媒质的分界面是球面的一部分时，所产生的折射现象称单球面折射（refraction at a simple spherical surface）。

（一）单球面折射

图 1-6-1 中的 AO 是球形折射面，C 是折射面球心，O 是折射面顶点，OC 是折射面半径，折射球面的主光轴与 OC 重合。设折射面左、右媒质的折射率分别为 n_1 和 n_2，且 $n_1>n_2$，主光轴上一点光源 S 所发的近轴光线，经单球面折射后在主光轴上的 S' 点成像。

在图 1-6-1 中，以 u 表示物距（object distance）SO，v 表示像距（image distance）$S'O$，r 表示折射球面的半径 OC，设 S 点发出的某条近轴光线 SA 交折射面于 A 点，过 A 点作法线 AC，则在 $\triangle SAC$ 和 $\triangle S'AC$ 中，有

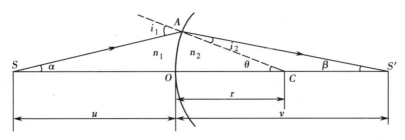

图 1-6-1　单球面折射图示

$$i_1 = \alpha + \theta \tag{1-6-1}$$

$$i_2 = \theta - \beta \tag{1-6-2}$$

由折射定律可知

$$n_1 \sin i_1 = n_2 \sin i_2 \tag{1-6-3}$$

因为 SA 是近轴光线,所以 i_1、i_2 都很小,因此 $\sin i_1 \approx i_1$,$\sin i_2 \approx i_2$ 并代入(1-6-3)式得

$$n_1 i_1 = n_2 i_2$$

将式(1-6-1)、(1-6-2)代入上式,得

$$n_1(\alpha + \theta) = n_2(\theta - \beta)$$

移项,得

$$n_1 \alpha + n_2 \beta = (n_2 - n_1)\theta \tag{1-6-4}$$

又因 α、β、θ 都很小,因此

$$\alpha \approx \tan\alpha \approx \frac{AO}{SO} = \frac{AO}{u}$$

$$\beta \approx \tan\beta \approx \frac{AO}{S'O} = \frac{AO}{v}$$

$$\theta \approx \tan\theta \approx \frac{AO}{CO} = \frac{AO}{r}$$

代入(1-6-4)式并消去 AO,得

$$\frac{n_1}{u} + \frac{n_2}{v} = \frac{n_2 - n_1}{r} \tag{1-6-5}$$

式(1-6-5)是单球面折射的成像公式。它适用于一切凸、凹的球形折射面。推导式(1-6-5)的前提是 α 角很小,因而该式只适用于近轴光线。

在应用式(1-6-5)时要注意符号的规定:实物、实像时 u 和 v 取正号;虚物、虚像时 u 和 v 取负号。凸球面迎着入射光线时 r 为正;凹球面迎着入射光线时 r 为负。

一个折射面把空间分为两个区域,入射光线所在的区域称为物方空间,折射光线所在的区域称为像方空间。物处在物方空间时为实物,物处在像方空间时为虚物。像处在像方空间时为实像,像处在物方空间时为虚像。

【例 1-6-1】　如图 1-6-2 所示,有一折射率为 1.55 的玻璃棒,一端 r 为 45mm 的抛光凸球面,另一端为磨砂平面。试问该棒长为多少时,正好使无限远处物体经球面后清晰地成像在磨砂平面上。

解:由题意可知 $n_1 = 1$,$n_2 = 1.55$,$r = 45$mm,$u = \infty$,代入(1-6-5)式得

$$\frac{1}{\infty} + \frac{1.55}{v} = \frac{1.55 - 1}{45}$$

解得 $v = 127$(mm)
因为像距为正值,所以是实像,在凸球面后 127mm 处。

（二）焦点、焦距和光焦度

当点光源位于主光轴上某点 F_1 时,如果它发出的光束经折射后变成平行光束(即成像于无穷远处),那么 F_1 就称为第一焦点(primary focal point),也称物方焦点;F_1 到

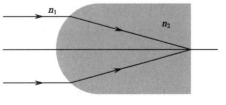

图 1-6-2　例题 1-6-1 图示

O 的距离称第一焦距(primary focal length),也称物方焦距,用 f_1 表示。则

$$f_1 = \frac{n_1}{n_2 - n_1} r \qquad (1\text{-}6\text{-}6)$$

平行于主轴的入射光束(即物处于无穷远处),经折射后成像于主轴上的点 F_2,那么 F_2 就称为第二焦点(secondary focal point),也称像方焦点;F_2 到 O 的距离称第二焦距(secondary focal length),也称像方焦距,用 f_2 表示。则

$$f_2 = \frac{n_2}{n_2 - n_1} r \qquad (1\text{-}6\text{-}7)$$

焦距 f_1、f_2 可正可负。若 f_1、f_2 为正时,F_1、F_2 为实焦点,折射面对光线起会聚作用;若 f_1、f_2 为负时,F_1、F_2 为虚焦点,折射面对光线起发散作用。

公式(1-6-5)的右端仅与介质的折射率及球面曲率半径有关,因而对于一定的介质及一定的表面来说是一个不变量,它表征球面的光学特征,称之为该面的光焦度,以 Φ 表示:

$$\Phi = \frac{n_2 - n_1}{r}$$

当 r 以米(m)为单位时,Φ 的单位称为屈光度(diopter,D)。

(三)共轴球面系统

球心在一条直线上的几个折射球面组成的系统叫做共轴球面系统,简称共轴系统(coaxial system)。球心所在的直线叫作共轴系统的主光轴。

在共轴系统中可采用光线追迹法(或称逐次成像法)求物体的像,即先求出物经第一折射面所成的像 S_1,再把 S_1 作第二折射面的物,求它经第二折射面后所成的像 S_2,依次类推,直到求出最后的像为止。

【例 1-6-2】 如图 1-6-3 所示,一玻璃球折射率为 1.5,其球半径为 15cm。一点光源放在球前 60cm 处,求近轴光线通过玻璃球后所成的像。

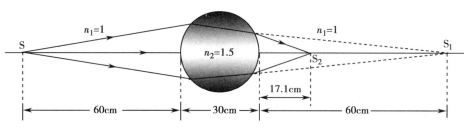

图 1-6-3 例题 1-6-2 图(共轴球面系统)

解:对第一个折射球面而言,其凸球面迎对着入射光,u_1、r_1 均取正值。$n_1 = 1$,$n_2 = 1.5$,$u_1 = 0.6\text{m}$,$r_1 = 0.15\text{m}$,将数据代入式(1-6-5)得

$$\frac{1}{0.6} + \frac{1.5}{v_1} = \frac{1.5 - 1}{0.15}$$

解得 $v_1 = 0.9\text{m}$
因为像距为正值,说明是实像。

若没有第二个折射球面,像 S_1 应在第一折射面后 0.9m 处。但 S_1 还要通过第二个折射球面成像,对第二个折射球面来说,由于 S_1 在第二个折射球面的像方空间,所以是第二折射面的虚物,其物距取负值 $u_2 = -(0.9 - 0.3)\text{m} = -0.6\text{m}$;又由于第二个折射面是凹球面对着入射光线,$r_2$ 取负值,此时 $n_1 = 1.5$,$n_2 = 1$,$u_2 = -0.6\text{m}$,$r_2 = -0.15\text{m}$,代入式(1-6-5)得

$$\frac{1.5}{-0.6} + \frac{1}{v_2} = \frac{1 - 1.5}{-0.15}$$

解得 $v_2 = 0.171(\text{m}) = 17.1\text{cm}$
因为像距为正值,所以是实像,即像在玻璃球后 17.1cm 处。

二、透镜

透镜(lens)是具有两个折射球面的共轴系统(其中一个折射面也可为平面,因为平面可看成半径无穷大的球面)。若透镜中央部分的厚度与两个球面的半径相比可忽略不计时,这种透镜称为薄透镜(thin lens)。

(一)薄透镜成像公式

由于一个薄透镜是由两个共轴球面组成,因此可把薄透镜看作是一个共轴球面系统。

设在折射率为 n_0 的媒质中有一个折射率为 n 的媒质组成的透镜。点光源 S 发出的光线从折射率为 n_0 的媒质进入折射率为 n 的薄透镜后又进入折射率为 n_0 的媒质,其成像如图 1-6-4 所示。以 u_1、v_1、r_1 和 u_2、v_2、r_2 分别代表第一折射面和第二折射面的物距、像距和曲率半径,u 和 v 表示透镜的物距和像距,则 $u_1 = u$,$v = v_2$。由于薄透镜的厚度可以忽略,所以 $u_2 = -v_1$。代入式(1-6-5)得

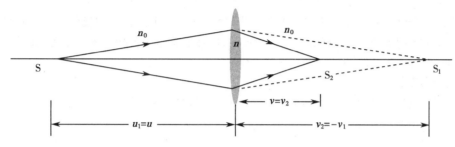

图 1-6-4 薄透镜公式推导

$$\frac{n_0}{u} + \frac{n}{v_1} = \frac{n - n_0}{r_1} \tag{1-6-8}$$

$$\frac{n}{-v_1} + \frac{n_0}{v} = \frac{n_0 - n}{r_2} \tag{1-6-9}$$

式(1-6-8)和式(1-6-9)相加,得

$$\frac{1}{u} + \frac{1}{v} = \frac{n - n_0}{n_0}\left(\frac{1}{r_1} - \frac{1}{r_2}\right) \tag{1-6-10}$$

式(1-6-10)称薄透镜的成像公式。由于推导时忽略了透镜的厚度,所以只适用于薄透镜。此公式适用于各种形状的凹、凸薄透镜,正负号规定同式(1-6-5)。

若透镜置于空气中,则 $n_0 = 1$,(1-6-10)式可变为

$$\frac{1}{u} + \frac{1}{v} = (n - 1)\left(\frac{1}{r_1} - \frac{1}{r_2}\right) \tag{1-6-11}$$

(二)薄透镜的焦点、焦距和焦度

薄透镜也有两个焦点,其定义与单球面的焦点相同。当 $v = \infty$ 时,光源所在位置为第一焦点(物方焦点),代入式(1-6-10)可得第一焦距

$$f_1 = \left[\frac{n - n_0}{n_0}\left(\frac{1}{r_1} - \frac{1}{r_2}\right)\right]^{-1}$$

当 $u = \infty$ 时,像点所在位置为第二焦点(像方焦点)。代入式(1-6-10),得第二焦距

$$f_2 = \left[\frac{n - n_0}{n_0}\left(\frac{1}{r_1} - \frac{1}{r_2}\right)\right]^{-1}$$

可见同一个透镜的两个焦距是相等的。

$$f = f_1 = f_2 = \left[\frac{n - n_0}{n_0}\left(\frac{1}{r_1} - \frac{1}{r_2}\right)\right]^{-1}$$

空气中透镜焦距公式为

$$f = \left[(n - 1)\left(\frac{1}{r_1} - \frac{1}{r_2}\right)\right]^{-1} \tag{1-6-12}$$

将(1-6-12)代入式(1-6-11)得

$$\frac{1}{u} + \frac{1}{v} = \frac{1}{f} \qquad\qquad (1-6-13)$$

式(1-6-13)称为薄透镜公式的高斯形式(Gaussian form)。

透镜焦距的长短反映了透镜的折光能力,焦距越短,使光线偏折的本领就越强。因此,我们用焦距的倒数来表征透镜的折光能力,称为透镜的焦度(power),用符号 Φ 表示。

$$\Phi = \frac{1}{f} \qquad\qquad (1-6-14)$$

焦度的单位是屈光度(D)。在眼镜业中也常用"度数"来表示焦度的单位,且 1 屈光度 = 100 度。会聚透镜的焦度为正,发散透镜的焦度为负。

三、薄透镜组

由两个或两个以上薄透镜组成的共轴系统叫作薄透镜组。薄透镜组的成像也采用光线追迹法求物体的像。即先求物体经第一个透镜折射后所成的像,然后将这个像作为第二个透镜的物,求出经过第二个透镜折射后所成的像,依此类推。

(一)密接透镜组

将两个薄透镜紧密接触,如图1-6-5所示。设两个透镜的物距、像距和焦距分别为 u_1、v_1、f_1 和 u_2、v_2、f_2。由于是薄透镜,所以两透镜的光心重合,即有 $u_2 = -v_1$。透镜组的物距、像距和焦距分别为 u、v 和 f,且 $u_1 = u$、$v = v_2$。

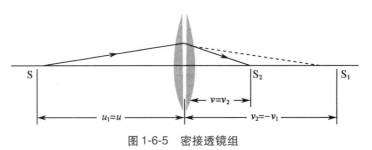

图 1-6-5 密接透镜组

对第一个透镜,有 $\dfrac{1}{u} + \dfrac{1}{v_1} = \dfrac{1}{f_1}$

对第二个透镜,有 $\dfrac{1}{-v_1} + \dfrac{1}{v} = \dfrac{1}{f_2}$

两式相加,得

$$\frac{1}{u} + \frac{1}{v} = \frac{1}{f_1} + \frac{1}{f_2}$$

上式中,令

$$\frac{1}{f} = \frac{1}{f_1} + \frac{1}{f_2} \qquad\qquad (1-6-15)$$

则有

$$\frac{1}{u} + \frac{1}{v} = \frac{1}{f}$$

f 叫做透镜组的等效焦距。上式与式(1-6-13)相同,所以可以把密接透镜组看作是一个以等效焦距为焦距的透镜。

若以焦度表示(1-6-15)式,则

$$\Phi = \Phi_1 + \Phi_2$$

上式说明,密接透镜组的焦度等于组成密接透镜组的各透镜的焦度之和。该式可用于测定透镜的焦度。如要测定某近视眼镜片(凹透镜)的焦度时,可将其与已知焦度的不同凸透镜密合,找出等效焦度为零的组合(即平行光线通过复合透镜后既不会聚也不发散)。这时 $\Phi=\Phi_1+\Phi_2=0$，则 $\Phi_1=-\Phi_2$，即凹透镜的焦度在数值上等于凸透镜的焦度。

(二)不密接透镜组

对于不密接的透镜组，由于两个透镜的光心间有距离 d，所以第一个透镜的像距 ν_1 不等于第二个透镜的物距 u_2，而要考虑 d。因此运用光线追迹法，即可求出最后一个透镜所成的像，即透镜组的像。

【例1-6-3】　焦距都是 20cm 的三个薄透镜，使它们分别相距 25cm 排在同一轴线上，中间是凹透镜，两边是凸透镜。若将点光源(物)放在这个透镜组前 25cm 处的轴线上，像将会成在何处？如果把这三个透镜相互贴合在一起，像又会成在何处？

解：如图 1-6-6 所示。先求第一个凸透镜所成的像。根据题意，$u_1=u=25\text{cm}$，$f_1=20\text{cm}$，由式(1-6-13)得

$$\frac{1}{25}+\frac{1}{\nu_1}=\frac{1}{20}$$

解得 $\nu_1=100(\text{cm})$

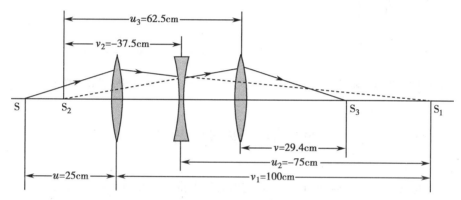

图 1-6-6　例题 1-6-3 图(共轴球面系统)

ν_1 是正值，表示所成的像是实像，成在第一透镜的像方空间。这个像落在第二个透镜的像方空间，所以是第二个透镜的虚物。

对于第二个透镜，$d=25\text{cm}$，$u_2=-(\nu_1-d)=-75\text{cm}$，$f_2=-20\text{cm}$，由式(1-6-23)得

$$\frac{1}{-75}+\frac{1}{\nu_2}=\frac{1}{-25}$$

解得 $\nu_2=-37.5(\text{cm})$

ν_2 是负值，表示是虚像，此像落在第二个透镜的物方空间。这个像处于第三个透镜的物方空间，所以是第三个透镜的实物。

对于第三个透镜，$u_3=|\nu_2|+d=62.5\text{cm}$，$f_3=20\text{cm}$，由式(1-6-13)得

$$\frac{1}{62.5}+\frac{1}{\nu}=\frac{1}{20}$$

解得 $\nu=29.4(\text{cm})$

ν 是正值，表示是实像，在透镜组后 29.4cm 处。

若将三个透镜贴合在一起，则由式(1-6-15)得等效焦距 f 为

$$\frac{1}{f}=\frac{1}{f_1}+\frac{1}{f_2}+\frac{1}{f_3}=\frac{1}{20}-\frac{1}{20}+\frac{1}{20}=\frac{1}{20}$$

解得 $f=20(\text{cm})$

整个透镜组的 $u=25\text{cm}$，$f=20\text{cm}$，则

$$\frac{1}{25}+\frac{1}{\nu}=\frac{1}{20}$$

解得 $\qquad\qquad\qquad\qquad\qquad v=100(\text{cm})$

v 是正值,表示是实像,在透镜组后 100cm 处,这个结果仅是第一块透镜的作用。透镜组中的另外两块一凸、一凹的透镜,由于贴合焦距又相等,因此折光作用相互抵消。

四、柱面透镜

前面所述透镜,其折射面都是球面的一部分,称为球面透镜(简称球镜)。如果其折射面不是球面的一部分,而是圆柱的一部分,称其为柱面透镜(简称柱镜),如图 1-6-7 所示。柱面透镜可以两面都是圆柱面,也可以一面是圆柱面,另一面是平面。与薄透镜相类似也有凸凹两种。它在水平截面上和球面透镜相似,因此水平光束入射后将被会聚或发散;但在垂直方向的截面却与一平板玻璃相似,即垂直入射的光束通过它时不改变进行方向;图 1-6-8 表示平行光经凸面柱镜后成像情形。由图可见,平行光源经凸面柱镜折射后,所成的像不是一个亮点,而是一条亮线(焦线)。

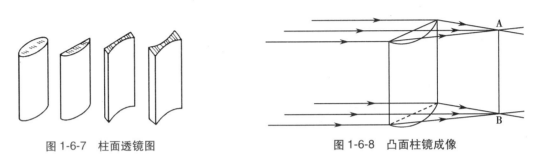

图 1-6-7 柱面透镜图　　　　　　图 1-6-8 凸面柱镜成像

第二节 波 动 光 学

可见光属于电磁波(electromagnetic wave),它的波长范围大约在 400～760nm 之间,不同波长的光能给人不同的颜色感觉。图 1-6-9 所示为可见光在电磁波谱中所处的位置。光在传播过程中,要遵循波动传播的一般规律。本节从波动的观点出发,来解释光的干涉、衍射、偏振等现象,这些现象不但在理论上有重要意义,而且在现代医学技术中也有广泛的应用。

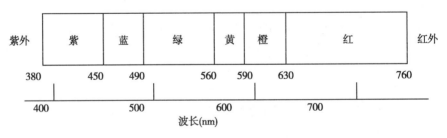

图 1-6-9 可见光的波长分布

一、光的干涉

(一)相干光源

两列波在同一媒质中传播时,如果在某点相遇,则相遇处质点的振动是它们所引起的振动的合成,各质点离开平衡位置的位移是两列波在该点引起的位移的矢量和。当两列波满足一定条件时,对于机械波媒质中某些点的振动会加强,而另一些点的振动会减弱;对于光波则表现为在两列波相遇处,有些地方光强较强,有些地方光强较弱,这种现象称为波的干涉(interference)。干涉所形成的明暗相间的条纹称为干涉条纹(interference fringe)。机械波干涉是比较容易观察到的,例如向水中同时投入两石块引起两列波干涉;两个频率相同的音叉在室内振动时,可以测量到空间某些点的声振动始终很强,而另一些点的声振动始终很弱。但对于光波来说,即使两个光源的形状、大小以及所发出光的强度等完全相同,仍不能产生稳定的、可用肉眼观察到的干涉现象。因为普通光源发出的光是大量原子发出的互不相干的一系列有限长的波列组成的,它们彼此独立,随时作无规则的变化,而且这种变化在观察或测量的时间内几乎是无限多的,因而这时所看到的不是干涉的结果,而是两束光的强度之和。所以两个普通光源发出的光不可能产生稳定的干涉条纹。

波动理论指出:只有频率相同、振动方向相同、有固定的相位差的两个光源所发出的光波才能产生稳定的、肉眼能看到的干涉现象。这样的光源称为相干光源(coherent source of light)。相干光源发出的光叫相干光(coherent light)。要产生稳定的干涉现象,必须用相干光源。

可用人工的方法把从同一光源,同一点发出的光分成两束,使它们沿不同的路径传播,然后再使这两束光相遇,这样就能实现光的干涉。因为光源中任一原子或分子发出的一列光波,分成两束后它们仍然来自同一光源,满足频率相同、振动方向相同、相位差恒定的相干条件,所以是相干光源并能产生干涉现象。利用同一光源获得相干光一般有两种方法,其一是分割波阵面的方法,如杨氏双缝实验;其二是分割振幅的方法,如薄膜干涉。

要产生稳定、明显的干涉现象,除了要满足相干条件外,还要保证两束光的光程差不能太大。若光程差太大,则一束波已经通过媒质中的某点,而另一束波中相应的光波还尚未到达,两列波不能在该点相遇,也就不能产生干涉现象。一般把这个能产生干涉的最长的光程差称为相干长度(coherent length)。光源的单色性越好,则相干长度越长,如 He-Ne 激光的相干长度可达几十千米。

(二)杨氏双缝干涉

课件:杨氏

1801 年杨氏(T.Young)首先完成了光的干涉实验,他用强烈的单色光照射狭缝 S,按照惠更斯原理,S 作为新的波源向各个方向发射子波,当子波分别到达两个相距很近的平行的狭缝 S_1 和 S_2 时,它们又成了新的波源,发出的光是相干光,在屏幕上叠加形成稳定的、明暗相间的干涉条纹,如图 1-6-10(a)所示。

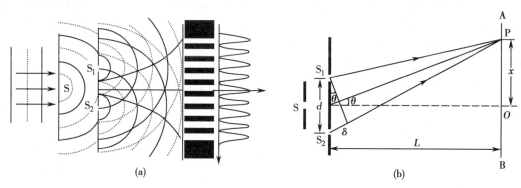

图 1-6-10　杨氏双缝干涉

在图 1-6-10(b)中,S_1 和 S_2 这两束光来自同一个光源 S,无论光源中哪一个原子发出的光,都同时影响着这两束光,它们离屏幕 AB 上某点 P 的光程不同,所以到达 P 点时两列波的相位不同,具有恒定的相位差,能产生稳定的干涉条纹。

设单色光的波长为 λ,两缝的间距为 d,且到 S 的距离相等,而两缝到屏幕的距离 $L \gg d$,两束光传播到屏上某点的光程差 δ 近似地等于

$$\delta = d\sin\theta \approx d\frac{x}{L}$$

当 δ 为半波长的偶数倍时,两列波在该点振动相位相同,合振动的振幅相互加强,干涉呈明条纹

$$\delta = \pm 2k\frac{\lambda}{2} \quad k = 0,1,2,\cdots \tag{1-6-16}$$

式(1-6-16)中,$k=0$ 时为中央明条纹;$k=1$、$2\cdots$时为分居在中央明条纹两侧的第一级、第二级……明条纹。

当 δ 为半波长的奇数倍时,两列波在该点振动相位相反,合振动的振幅相互减弱,干涉呈暗条纹

$$\delta = \pm(2k-1)\frac{\lambda}{2} \quad k = 1,2,\cdots \tag{1-6-17}$$

式(1-6-17)中 $k=1$、2……为第一级、第二级……暗条纹。

由上面的讨论可知,明暗相间的条纹是以中央明条纹为中心呈对称分布。相邻的两明条纹或暗条纹间的距离相等,均为

$$\Delta x = \frac{\lambda}{d}L \tag{1-6-18}$$

【例1-6-4】 在杨氏双缝实验中,若两缝相距0.35mm,要使波长为700nm的光通过后在屏上产生间隔1mm的干涉条纹,问屏到缝的距离需要多远?

解:已知 $d=0.35$mm,$\lambda=700$nm,$\Delta x=1$mm;又因为 $\Delta x=\frac{\lambda}{d}L$,所以屏到缝的距离为:

$$L=\frac{\Delta x}{\lambda}d=\frac{1\times 10^{-3}}{700\times 10^{-9}}\times 0.35\times 10^{-3}=0.5(\text{m})$$

二、光的衍射

当平行光通过狭缝、圆孔或其他形状的障碍物到达光屏时,如果光按直线传播,在光屏上就会呈现清晰的几何投影。但实际上当光线经过很小的障碍物时,就会有光进入本该形成的阴影内,说明光能够绕过障碍物而传播,这种光能改变原来的传播方向,绕过障碍物的现象称为光的衍射(diffraction of light)。衍射所形成的图样称为衍射图样。衍射是波传播过程中的又一基本特征。

根据不同的观察方式,把光的衍射分为两类:一类叫菲涅耳衍射(Fresnel diffraction),即光源、障碍物和显示衍射图样的光屏之间的距离不是很远的衍射;另一类是夫琅和费衍射(Fraunhofer diffraction),它是指平行光经过障碍物衍射后在无限远处的光屏上形成衍射图样(当光源到障碍物以及障碍物到光屏的距离都较大时,可以当作无限远)。实际上观察夫琅和费衍射是用一个会聚透镜使经物体衍射的光线在其焦平面上成像,这样既可增大衍射图样的亮度又可保持衍射图样的稳定便于观察,下面讨论的衍射如无特殊说明都是指夫琅和费衍射。

(一) 单缝衍射

如图1-6-11所示,透镜 L_1 把光源 S 发出的光变成平行光,垂直于入射光线的平板上有一条长直狭缝 AB,它的方向与纸面垂直,当光波到达狭缝时,根据惠更斯原理,波阵面上各点都是新的波源,向各个方向发射子波。图中画出的是各个子波源发出衍射角为 θ 的一束平行光,经透镜 L_2 会聚后成像于光屏的 P 处。图1-6-12所表示的是单缝衍射的强度分布。对于单色光来说,正对狭缝的是中央亮带,左右对称分布着各级明暗条纹。图中的曲线表示光强的分布,光强的极大值与极小值同各级明暗条纹的中心相对应。

下面用波带理论分析各极值相对应的衍射角:沿入射光的方向,衍射角 $\theta=0$,从 AB 上各点出发的子波在出发时是同相位的,经过透镜后,并不能产生光程差(透镜的等光程原理),这些光线会聚于 P_0 点仍是同相位,相遇后干涉加强,所以在正对狭缝中心处,屏上出现平行于狭缝的中央亮带。当衍射角 θ 不为零时,在同一束平行光中,从狭缝上各点发出的光到达屏上的光程是不等的。从 A 点出发,作

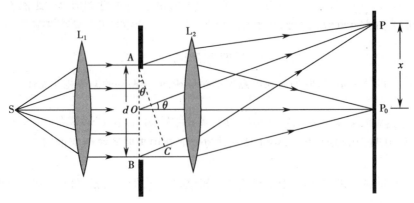

图1-6-11 单缝衍射示意图

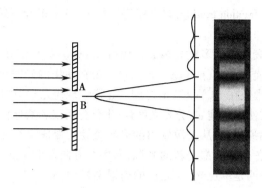

图 1-6-12 单缝衍射光强分布

AC 与平行光垂直,从 AC 上各点出发的光到会聚点的光程是相等的,而从狭缝 AB 到 AC 各点的光程是不等的,最大光程差为 BC=$d\sin\theta$。P 点的亮暗就决定于最大光程差 BC。

当 BC 等于一个波长时,从 A 点和 O 点出发的两束光传播到 P 点时光程差正好为半个波长,即两束光在 P 点相遇时位相正好相反,叠加后互相抵消。这种情况下可以把整个狭缝上的波阵面分成大小相等的两个波阵面 AO 和 OB,简称为半波带。在半波带 AO 上取任一点均可在半波带 OB 上找到与之相对应的另一点,从这两点发出的光束传播到 P 点时的光程差等于半波长,所以此时从半波带 AO 到半波带 OB 上发出的一切衍射角为 θ 的光束在 P 点正好完全抵消,P 点的光强为零,这就是中央亮带两侧第一个光强极小值的方向,称为第一暗纹。与上面类似,随着衍射角 θ 的增大,当光程差正好为半波长的偶数倍时,就可以把整个狭缝 AB 的波阵面分成 $2k$ 个半波带,相邻的两个半波带发出的光传播到光屏上 P 点时都互相抵消,在这些方向上依次出现第 k 级暗条纹,其衍射角为

$$d\sin\theta = \pm 2k\frac{\lambda}{2} = \pm k\lambda \quad k=1,2,\cdots \quad (1\text{-}6\text{-}19)$$

$$\theta = \pm\sin^{-1}\frac{k\lambda}{d} \quad (1\text{-}6\text{-}20)$$

与上面相反,当光程差 BC 恰好等于半波长的奇数倍时,可以设想,将 AB 分成奇数 $(2k+1)$ 个半波带,其中 $2k$ 个半波带发出的光在光屏上都相互抵消了,只剩下一个半波带发出的光使光屏上 P 点形成第 k 级明条纹,其衍射角为

$$d\sin\theta = \pm\frac{2k+1}{2}\lambda \quad k=1,2,\cdots \quad (1\text{-}6\text{-}21)$$

$$\theta = \pm\sin^{-1}\frac{2k+1}{2d}\lambda \quad (1\text{-}6\text{-}22)$$

但随着级数 k 的增大,衍射光的强度迅速减弱。

(二)圆孔衍射

如果把单缝衍射中的狭缝改成一个小圆孔,则在光屏上就能得到圆孔衍射图样,如图 1-6-13 所示。它包括中央亮斑也称为爱里斑(Airy disk)及各级明暗相间的环带条纹,其中中央亮斑占全部能量的 84%,其余 16% 分布在各级明环上,第一级暗环的衍射角为

$$\theta = \sin^{-1}\frac{1.22\lambda}{D} \quad (1\text{-}6\text{-}23)$$

式(1-6-23)中,λ 是光的波长,D 是圆孔的直径。圆孔衍射是许多光学仪器中不可避免的现象,它直接影响仪器的成像质量,后面在介绍显微镜的分辨率时还将涉及这一问题。

(三)光栅衍射

利用单缝衍射图样可以测定光的波长,但由于单缝衍射条件的限制,使得测量结果不够准确。因为要使衍射现象明显,狭缝宽度就得很小,而宽度小则通过狭缝的能量必然少,衍射条纹的亮度就会很弱。

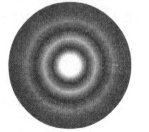

图 1-6-13 圆孔衍射图样

光学测量中,用衍射光栅(diffraction grating)来获得亮度很大、分得很开而条纹本身宽度又很窄的衍射条纹,以便更准确地测量光的波长。

平行排列的等间距、等宽度的许多狭缝构成光栅(grating)。如果缝宽为 a,两缝间不透光的部分的宽度为 b,则 $d=a+b$ 称为光栅常数(grating constant)。现在使用的光栅每毫米有数百条到数千条平行、等宽、透光的狭缝,光栅常数在 $10^{-5}\sim10^{-6}$m 之间。光栅是现代光学中的一种非常重要的器件,许多医学检验仪器中都有光栅在使用。例如:分光光度计、生化分析仪和酶标仪等。

如图 1-6-14 是光栅衍射原理图,从光源发出的光经透镜后变成平行光,垂直照射到光栅上,根据惠更斯原理,光通过光栅时各个狭缝都是新的光源,向各个方向发射子波,再经 L 后在其焦平面上形成衍射图样。如果光源发出的是单色光,在光栅的衍射图样中,光屏中央正对着的地方,由于各缝发出的子波都总是同时到达,互相干涉加强形成中央明条纹,也称为零级像。零级像两旁的是一级像,向外依次是二级像,三级像……,各级像的亮度依次递减。

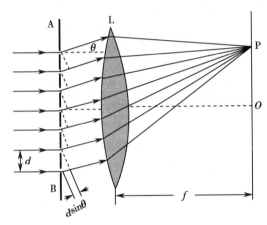

图 1-6-14 光栅衍射原理图示

在图 1-6-14 中,光屏上任一点 P 的明暗取决于从狭缝发出的各光线间的相位关系。当从各狭缝发出的光线在 P 点会聚时的光程差为波长的整数倍时,由于任意两束相邻光的光程差为 $d\sin\theta$,所以当 $d\sin\theta=k\lambda$ 时各狭缝发出的光线在 P 点干涉加强,出现亮条纹。即

$$d\sin\theta=\pm k\lambda \quad k=0,1,2,\cdots \tag{1-6-24}$$

式(1-6-24)称为光栅方程(grating equation)。式中 k 表示明条纹的级数,$k=0$ 时为中央明条纹,当 $k=1,2,\cdots$ 时分别为第一级、第二级……明条纹。

由光栅方程可以看出,光栅常数越小,各级明条纹的衍射角就越大,各级明条纹分得越开。如果是白光入射到光栅上,由于不同波长的光的衍射角不同,除中央明条纹外,其他各级明条纹都按波长不同分开,在中央明条纹两侧会出现由紫到红的彩色条纹。形成光栅光谱(grating spectrum)。通过光栅光谱可分析物质的组成及所占百分比,因此光栅是光谱分析的核心部件。

【例 1-6-5】 波长为 600nm 的单色平行光垂直入射在光栅上形成衍射图样,①若测得二级象与原入射方向成 30°角,求光栅常数;②用该光栅测量汞灯光谱中黄线的波长时,测得二级光谱中黄线的衍射角为 29°(sin29°=0.485),求黄线的波长。

解:(1) 根据光栅方程 $d\sin\theta=\pm k\lambda$

把 $k=2,\theta=30°,\lambda=600$nm 代入上式,得

$$d=\frac{k\lambda}{\sin\theta}=\frac{2\times600\times10^{-9}}{\sin 30°}=2.4\times10^{-6}(\text{m})$$

(2) 由光栅方程 $d\sin\theta=\pm k\lambda$,

把 $k=2,d=2.4\times10^{-6}$m,$\theta=29°$代入上式,得

$$\lambda=\frac{d\sin\theta}{k}=\frac{2.4\times10^{-6}\times\sin29°}{2}=5.82\times10^{-7}(\text{m})$$

三、光的偏振

(一)自然光和偏振光

光属于电磁波,电磁波又是横波。在光的传播过程中,电场强度矢量和磁场强度矢量的振动方向都与光的传播方向垂直,且电场振动方向与磁场振动方向也相互垂直。而引起视觉和其他光学现象的主要是电场强度矢量,一般以电场强度矢量的方向表示光的振动方向,称为光矢量(light vector)。自然光(natural light)所发出的光波由一系列彼此独立的间歇波列组成,每个波列都有确定的振动方向,光波在各个方向上的振动次数和振幅大小均等,如图 1-6-15 中(a)所示。根据矢量理论,任何一个方向的振动都可以分解成两个相互垂直的分量,因此可以认为自然光是由两个相互垂直的电场振动组成,如图 1-6-15(b)、(c)。

利用某种方法把两个相互垂直的电场振动中的任一部分去掉,就能得到光振动只在某一平面内的光波,如图 1-6-16 所示。这种光波称为平面偏振光,简称为偏振光(polarized light)。光振动所在的这个平面称为振动面(plane of vibration),与振动面垂直且含有传播方向的平面称为偏振面(plane of polarization)。

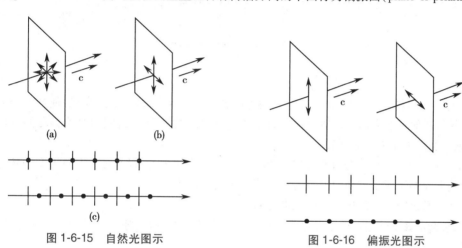

图 1-6-15 自然光图示　　　　图 1-6-16 偏振光图示

(二)马吕斯定律

能使自然光变成偏振光的装置称为起偏器(polarizer),它的作用是只让自然光中某一方向上的振动通过,而其他方向上的振动全部被起偏器滤掉,这样通过起偏器之后,只有在这一个方向上的振动,该方向称为起偏器的透射轴方向。

人眼是不能区别自然光和偏振光的,所以一束光线是否是偏振光,它的振动方向如何,需要用仪器来检测,这种用于检测光波是否为偏振光并确定其振动方向的装置叫检偏器(analyzer)。起偏器和检偏器在结构上没有区别,它们的角色可以互换。在图 1-6-17 中,两个圆片 P 和 A 分别表示起偏器和检偏器,片中的平行线的方向表示透射轴的方向,光波中只有沿透射轴方向的振动分量才可以通过。图中自然光经过起偏器后变成了在水平方向振动的偏振光,因为检偏器的透射轴方向与起偏器的透射轴方向一致,能够通过起偏器 P 的光线也就能通过检偏器 A,所以在 A 后就能看到与 P 后强度相等的光,如图 1-6-17(a)所示。

动画:偏振光
的强度变化

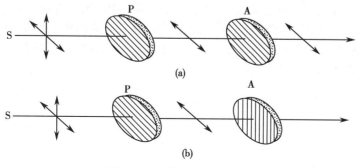

图 1-6-17 起偏和检偏图示

如果把检偏器 A 的透射轴绕光波前进方向转动 90°,它就只能让垂直振动的光波通过了,可是通过 P 后的光线中并没有这样的分量,所以在 A 后就看不到光了,如图 1-6-17(b)所示。

自然光经过偏振器后强度减半。

如果起偏器和检偏器的透射轴的方向即不垂直又不平行,而是形成一个角度 θ,则只有部分光可以通过检偏器 A。把通过起偏器后的偏振光矢量 E_0 分解成沿检偏器 A 的透射轴方向的分量 E_1 和垂直于检偏器 A 的透射轴方向的分量 E_2,显然只有 $E_1 = E_0\cos\theta$ 能通过 A,而 E_2 则全部被 A 阻挡,如图 1-6-18 所示。从波的强度可知,光的强度与振动的振幅的平方成正比,故通过 A 的偏振光强度 I 和通过 A 之前的偏振光强度 I_0 之比为

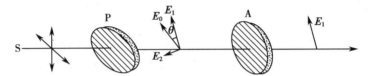

图 1-6-18 马吕斯定律图示

$$\frac{I}{I_0} = \frac{E_1^2}{E_0^2} = \frac{E_0^2\cos^2\theta}{E_0^2} = \cos^2\theta$$

$$I = I_0\cos^2\theta \tag{1-6-25}$$

式(1-6-25)称为马吕斯定律(Malus's law)。它表明,通过检偏器的偏振光强度与检偏器的透射轴的方向有关,如果其透射轴的方向与入射偏振光的振动方向之间的夹角为 θ,则通过检偏器的偏振光强度与入射偏振光强度之比为 $\cos^2\theta$ 倍。

【例 1-6-6】 两偏振片的透射轴方向成 30°夹角,透过光强为 I_1,若入射光方向不变并转动第二偏振片,使两偏振片的透射轴方向的夹角为 45°,求透射光强度 I_2。

解:设光强通过第一片偏振片后的光强是 I_0

根据马吕斯定律 $I = I_0\cos^2\theta$,设经过第二个偏振片后的光强为 I_1,则

$$I_1 = I_0\cos^2 30° = \frac{3}{4}I_0$$

由题意,当转动第二块偏振片后的光强为 I_2,则

$$I_2 = I_0\cos^2 45° = \frac{4}{3}I_1 \times \frac{1}{2}$$

$$I_2 = \frac{2}{3}I_1$$

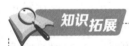

偏 光 眼 镜

光照射到物体表面产生的反射会造成眩光,眩光会增强亮度(此种光线非常刺眼),减弱色彩饱和度,使物体轮廓模糊不清,长时间照射使眼睛疲劳不适。偏光眼镜能对入射光线进行有效的滤除,使得外界的景物看起来更加清晰,而且柔和不刺眼。配戴偏光眼镜可完全阻隔因散射、折射、反射等各种因素所造成的刺眼眩光,同时也能阻隔对人眼有害的紫外光线,使人在强光下长期活动时(如看电脑、手机、开长途车等),眼睛不易产生疲劳,让看见的物体更清晰更立体,达到更有效的保护眼睛的视觉功能。

第三节　眼　屈　光

一、眼的光学结构

眼睛是一个复杂的光学系统,它近似球状,眼睛的主要构造如图 1-6-19 所示。

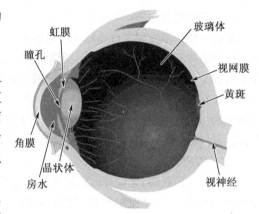

图 1-6-19　人的眼球剖面图

(一)角膜

角膜(cornea)是眼球最外层的无色透明的膜。从正面看角膜为一椭圆形,其水平长约为 10.6mm,竖直长度约为 9.3mm,前表面的曲率半径为 7.7mm,后表面的曲率半径为 6.8mm,中心厚度为 0.5mm,周边厚度为 1mm。角膜整体并非为球面,只有中央 1/3 区域近似为球面。

角膜的折射率约为 1.376,并且各部分是均匀的。角膜的焦度约为 42.95D,约占眼总焦度的 2/3,该值不随调节而变化。

从透镜的形状看,角膜是一个凹透镜,但由于角膜两侧的介质不同,角膜的屈光作用会使光线会聚。角膜在整个系统中起着非常重要的屈光作用,角膜的曲率稍有改变,眼的总焦度就会产生明显的变化。光线进入眼球时,最大的折射发生在空气与角膜的交界面上,因为这两种介质折射率的差值较眼内任何相邻两种介质折射率的差值都大。

(二)前房和房水

角膜后表面与虹膜(iris)、晶状体(crystalline lens)之间的空腔称为前房,前房充满叫做房水的无色液体,折射率约为 1.336。

(三)虹膜和瞳孔

虹膜位于角膜与晶状体之间,呈圆盘形,直径约 12mm。虹膜中央有一个圆形开口,称为瞳孔(pupil)。虹膜是一个可调节的隔膜,它包含一对作用相反的拮抗肌,即瞳孔括约肌和瞳孔舒张肌。瞳孔舒张肌的收缩使瞳孔扩大,而瞳孔括约肌的收缩使瞳孔缩小。

虹膜本身对光并无感觉,瞳孔扩大和缩小是对视网膜(retina)上光亮度变化作出的反应。当外界环境较亮时,视网膜上光亮度较强,瞳孔缩小使进入到眼内的光减少,从而降低了视网膜上的光强度;当外界环境较暗时,视网膜上光亮度较弱,瞳孔会扩大,使更多的光进入到眼内到达视网膜上。

(四)晶状体

眼球的成像系统是一个可自动调焦的光学系统,这种调焦是通过改变光学系统的晶状体焦度来进行的。晶状体结构与普通透镜不同,它由多层薄膜构成,各层的差异极小。主要特征表现为:一是它的折射率不均匀,皮质的折射率低($n=1.386$),核的折射率高($n=1.406$),二是它不是硬质,而是富有弹性的黏弹性体。若将晶状体视为均质透明体,其等效折射率约为 1.409,晶状体的焦度约为 19.11(不调节时)~33.06D(最大调节时)。

晶状体是一个形状可变的透镜,直径为 9~10mm,前表面 $r_1=10$mm,后表面 $r_2=6$mm,厚度 4~5mm,双凸形非球面。

(五)玻璃体

玻璃体为无色透明的胶质体,占眼球总体积的 80%。其主要作用是填充眼球,保持眼球的外形,并对眼球起减振作用,折射率为 1.336。

(六)视网膜

视网膜是眼的感光部分,类似于照相底片,位于眼球壁的最内层,外附脉络膜,内邻玻璃体,上面

91

分布着大量的视锥细胞和视杆细胞,正对瞳孔处对光很敏感的部位称为黄斑(yellow spot),呈淡黄色,直径为 1~3mm。

黄斑中央有一凹部,称为中央凹,由于视轴通过中央凹,所以眼睛看物体时像总成在中央凹。另外中央凹处光敏细胞的密度是最大的,像成在该处也是最清晰的。

二、眼的屈光系统

(一)眼的屈光

眼的主要作用为屈光(refraction)和感光,一般来讲,屈光指的就是折射,即光线从一种介质入射到另一种介质时要发生偏折的现象。眼的屈光是指眼将外界物体成像于视网膜上的功能,物体在视网膜上的像是倒立、缩小的实像,与一般凸透镜成像相似。

物体在视网膜上成倒像,而看到的万物却是正立的,这是因为视网膜像经视路传至大脑后,像仍是倒立的,人通过手脚与外界物体接触,大脑根据感觉和经验,进行分析判断,逐渐将像倒过来成正像,这一过程还未等到有记忆就已经完成了,所以并未"感觉"到。

(二)眼的调节

对于正常的眼睛,无论看远还是看近都能看得很清楚,是因为眼对不同距离的物体可以通过改变晶状体的形状,来改变眼的焦度,使物体成像在视网膜上,眼的这种功能称为眼的调节(accommodation)。当睫状肌处于松弛无张力状态时,晶状体的表面曲率最小(晶状体扁平),这种屈光状态称为无调节,此时眼的焦度最小,眼所看清的物点称为眼的远点(far point)。当睫状肌处于最大张力状态时,晶状体的表面曲率最大(晶状体最凸),这种屈光状态称为最大调节,此时眼的焦度最大,眼所看清的物点称为眼的近点(near point)。一般情况下,当睫状肌收缩时,晶状体靠自身的弹性而变凸,眼的焦度变大,使远点以内近点以外的物点都能成像在视网膜上。

眼在无调节时,平行光经眼的屈光系统后,焦点恰好落在视网膜上,这样的眼称为正视眼。

人的眼睛虽然有一定的调节能力,但长时间使用最大调节作近距离视物,眼睛容易疲劳。工作中最适宜而又不易感到疲劳的距离约为 25cm,这一距离称为明视距离(comfortable visual distance)。

(三)眼的分辨本领和视力

眼睛看得清物体的首要条件是物体成像于视网膜上,但要分清物体的细节,还必须使视角达到某一值。所谓视角(visual angle),就是从物体的两端射到眼中节点的光线所夹的角,如图 1-6-20 所示。

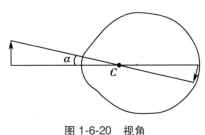

图 1-6-20 视角

视角决定物体在视网膜上所成像的大小,视角越大,眼睛就越能看清楚物体的细节。一般人的眼睛在看两个点时,如果两个点对眼所张的视角小于 1 分,眼睛就分不出是两个点,而感到只是一个点了。眼能分辨的最小视角的倒数称为眼睛的分辨本领,也称为视力(visual acuity)。能分辨的最小视角越小,眼睛的分辨本领越高,视力越好。视力是表征眼睛的分辨本领的物理量。

目前常用的视力记录方法有小数记录法和五分记录法。

小数记录法是 1990 年 5 月以前检查视力用的国际标准视力。其视力为能分辨的最小视角的倒数,即

$$视力 = \frac{1}{能分辨的最小视角 \alpha}$$

上式中 α 的单位是分(')。

五分记录法是 1990 年 5 月 1 日起在我国实行的国家标准对数视力,用 L 表示,即:$L = 5 - \lg\alpha$,其中 α 的单位是分('),其视力表见图 1-6-21。

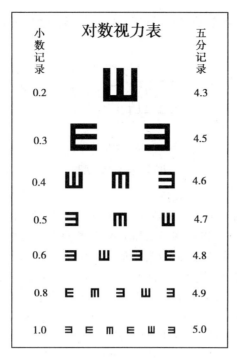

图 1-6-21　视力表

三、眼的屈光不正及其矫正

（一）近视眼及其矫正

眼无调节时,平行光经眼的光学系统后,焦点落在视网膜前,这样的眼称为近视眼(myopia),如图 1-6-22(a)。近视眼对平行光不能在视网膜上形成焦点,对点物只能在视网膜上形成圆形光斑,其光斑大小与近视眼的度数深浅有关。近视眼的远点在眼前有限远处,远点以外的物体在视网膜上所成的像都是模糊的,表现为视力下降,如图 1-6-22(b)。

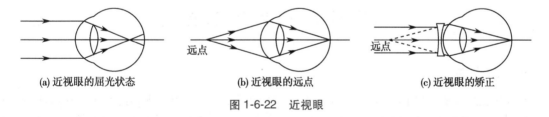

(a) 近视眼的屈光状态　　　　(b) 近视眼的远点　　　　(c) 近视眼的矫正

图 1-6-22　近视眼

近视的原因有的是由于晶状体或角膜的折光本领比正视眼大些(屈光性近视),有的是由于眼球前后直径较长(轴性近视)。

近视眼的物理矫正方法是配戴一副凹透镜做的眼镜,让光线经凹透镜适当发散后,再经眼睛折光使之恰好会聚在视网膜上;换句话说,就是要配一副这样的凹透镜,使来自远处的平行光线虚像于近视眼的远点,达到观察远物虽不调节也能看清的效果,如图 1-6-22(c)。

（二）远视眼及其矫正

眼无调节时,平行光经眼的光学系统后,焦点落在视网膜后,这样的眼称为远视眼(hyperopia),如图 1-6-23(a)。远视眼对平行光不能在视网膜上形成焦点,对点物只能在视网膜上形成圆形光斑,其光斑大小与远视眼的度数深浅有关,无法看清物体。

远视的原因有的是由于晶状体或角膜的折光本领比正视眼小些(屈光性远视),有的是由于眼球前后直径较短(轴性远视)。

远视眼可以通过眼睛的调节看清远处的物体,但近处的物体则由于眼睛的屈光度不够而无法看清。所以远视眼的物理矫正方法是戴一副凸透镜做的眼镜,让平行光线经凸透镜适当会聚后,再经眼睛折射使之恰好会聚在视网膜上,如图 1-6-23(b);换句话说,就是要配一副这样的凸透镜,将远视眼看不清的近物点(一般取明视距离)成像在它能看清的近点处,达到长时间观察近物不会感到眼睛疲劳的效果,如图 1-6-23(c)。

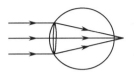 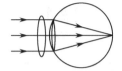 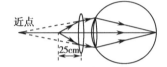

(a) 远视眼的屈光状态　　　　(b) 远视眼的矫正　　　　(c) 远视眼的近点

图 1-6-23　远视眼

(三) 散光眼及其矫正

近视眼和远视眼属于球性屈光不正,是对称性折射系统;而散光眼(astigmatism)属于非对称性折射系统,其角膜在各个方向子午线的曲率半径都不相等,物点发出的光线经角膜折射后不能形成清晰的像点。如图 1-6-24 表示散光眼成像,此散光眼的眼球纵向子午线半径最短,横向子午线的半径最长,其他方向子午线半径介于两者之间。当自远处物体的平行光线经角膜折射后纵向子午面内的光线会聚于 I_x 处,横向子午面内光线会聚于 I_y 处,其他方向子午面内光线会聚于 I_x 和 I_y 之间,在 I_x、I_y 之间的不同位置处形成的像各有不同。

散光眼的物理矫正方法是配戴适当焦度的柱面透镜,以矫正屈光不正子午线的焦度,又有近视散光和远视散光之分。对单纯近视散光,通过眼球的水平子午面的平行光束可会聚于视网膜上,而通过垂直子午面的平行光束却会聚于视网膜前。也就是说,水平子午面的屈光正常而垂直子午面的屈光过强。这种情况只需配戴适当焦度的凹圆柱面透镜,使镜轴水平可减弱垂直子午面的屈光能力;对单纯远视散光,它的垂直子午面屈光正常,而水平子午面屈光太弱,此时应配戴凸圆柱面透镜,镜轴垂直以增加水平子午面的会聚能力,达到看清物体的效果。

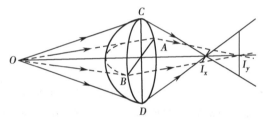

图 1-6-24　散光眼成像

第四节　医用光学仪器

一、放大镜

当人用眼睛去观察细小物体时,必须增大视角才能看清物体,增大视角的常用方法是将物体移近,由于眼的调节能力有限,物体不能离眼太近,因此必须借助于光学仪器来观察物体。光线通过仪器后对眼张的视角 γ 与物体直接放在眼的明视距离处对眼所张的视角 β 的比值叫做光学仪器的放大率,由于光学仪器放大的是视角,所以又称为角放大率(angular magnification),用 α 表示

$$\alpha = \frac{\gamma}{\beta}$$

实际上 γ、β 值都较小,可用正切值代替弧度值,即

$$\alpha = \frac{\tan\gamma}{\tan\beta}$$

为了增大视角,可以在眼睛前放一块凸透镜,这样使用的凸透镜,称为放大镜(magnifier)。利用放大镜观察物体时,通常是把物体放在它的焦点以内,靠近焦点处,使通过放大镜的光线成平行光束进入眼内,这样就可以不必加以调节,便在视网膜上得到清晰的像。

放大镜是怎样增大视角的呢? 如图 1-6-25 所示,当用眼睛直接去观察物体时,如果把这个物体放在眼的明视距离处,物体对眼所张的角为 β;若把物体放在放大镜的焦点以内,靠近焦点处,使物体对眼所张的角 γ 比 β 大得多,就能够看到一个清晰的、被放大了的像。放大镜的角放大率 α 为

$$\alpha = \frac{\tan\gamma}{\tan\beta} = \frac{AB/f}{AB/d} = \frac{d}{f} \tag{1-6-26}$$

式(1-6-26)中 d 为明视距离,f 是放大镜的焦距。通常用的放大镜,焦距约从 10~1cm,相当于 2.5~25 倍的放大率。

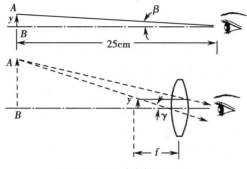

图 1-6-25 放大镜原理图

二、光学显微镜

(一)显微镜的光学原理

显微镜(microscope)也是用来增大视角的,它由两组会聚透镜组成,其光路如图 1-6-26 所示。左边的一组透镜称为物镜(objective),焦距为 f_1;右边的一组透镜称为目镜(eyepiece),焦距为 f_2。与镜筒长度 S 相比,f_1 和 f_2 都很小。

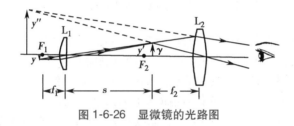

图 1-6-26 显微镜的光路图

把被观察物体 y 置于物镜焦点以外靠近焦距处,物镜所成像为一倒立放大的实像 y'。调节目镜与物镜间的距离 s,使 y' 位于目镜焦点以内靠近焦点处,则出射光线几乎是平行光线,且经目镜再次放大成正立的虚像 y''。可见,显微镜是经物镜、目镜两次放大,所以其放大倍数比放大镜大得多。

(二)显微镜的放大率

根据角放大率的定义,若使用显微镜后所成虚像对眼所张视角为 γ,不用显微镜而把物体放在明视距离处时物体对眼所张视角为 β,则显微镜的放大率应是两者的比值。由于 β、γ 都很小,同样有 $\beta \approx \tan\beta$,$\gamma \approx \tan\gamma$。由图 1-6-26 可知

$$\tan\gamma = \frac{y'}{f_2}$$

所以显微镜的放大率为

$$M = \frac{\gamma}{\beta} \approx \frac{\tan\gamma}{\tan\beta} = \frac{y'/f_2}{y/d} = \frac{y'}{y} \cdot \frac{d}{f_2}$$

上式中的 y'/y 为物镜的线放大率 m,d/f_2 为目镜的角放大率 α,所以显微镜的放大率为

$$M = m\alpha \qquad\qquad (1\text{-}6\text{-}27)$$

式(1-6-27)表明显微镜的物镜起放大被观察物体线度的作用,而目镜则起放大视角的作用。一般显微镜常附有几个供选择的物镜和目镜,适当地配合使用便可获得不同的放大率。

从显微镜成像过程来看,物体是放在靠近物镜焦点的地方,若以 s 表示物体通过物镜所成像的像距(可看作镜筒长度),则

$$m = \frac{y'}{y} = \frac{s}{f_1}$$

$$M = m\alpha = \frac{s}{f_1} \times \frac{0.25}{f_2} = \frac{0.25s}{f_1 f_2} \qquad\qquad (1\text{-}6\text{-}28)$$

在制作显微镜时,由于物镜与目镜的距离固定,即 s 为恒量,因此显微镜的放大率和物镜、目镜的焦距成反比。

(三)显微镜的分辨本领

目镜的作用是对物镜所成像进行视角放大,若物镜所成的像是清晰的,则经目镜再次放大所成的像也是清晰的。反之,放大后所成的像虽然很大,但不能分辨细节就意义不大。显微镜物镜的直径一般都很小,可看作是一个圆孔。根据光的衍射理论,点光源发出的光线经圆孔后,由于衍射在屏上得到的不是一个点像,而是一个中央是亮斑(爱里斑),周围有一些明暗相间条纹的环状衍射光斑。两个相距极近的物点所成的像将是这样两个衍射光斑,如图 1-6-27 所示。被观察的物体,可以看成由许多不同光亮、不同位置的物点组成,它们的像彼此部分重叠,物体的细节就会变得模糊不清。因此,衍射现象限制了光学系统分辨物体细节的能力。

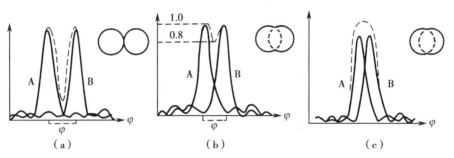

图 1-6-27　两个衍射像及亮度分布曲线的叠加

图 1-6-27 表示两个衍射像及亮度分布曲线的叠加。(a)图表示两点的像能够分辨;(b)图表示当一个像的第一暗环恰与另一个像的中央亮斑重合,两点刚能分辨;(c)图表示两个点的像大部分重叠,看起来像一个大亮斑,因此眼睛已经不能分辨出这是两个点的像了。

如果两个物点 S_1 和 S_2 的距离太小,它们对透镜光心的张角 $\varphi<\varphi_0$(φ_0 是每个物点形成的衍射图样的第一级暗环的衍射角,即爱里斑半径对光心的张角),以致两个爱里斑大部分互相重叠则这两点的像就分辨不清。如图 1-6-28 所示,图中横坐标表示光波的强度。如果物点 S_1 和 S_2 足够远,即 $\varphi>\varphi_0$ 时,就能分辨。根据瑞利的研究,两个物点 S_1 和 S_2 的像恰能被分辨的条件是一个衍射图样的中心恰好落在另一个图样的第一级暗环上,即两个图样中心间的距离等于爱里斑的半径。这时两物点间 S_1S_2 的距离就是能够被分辨的最小距离,叫做分辨距离,用 Z 表示。根据阿贝研究的结果,显微镜能分辨两点的最短距离

$$Z=\frac{0.61\lambda}{n\sin\beta} \tag{1-6-29}$$

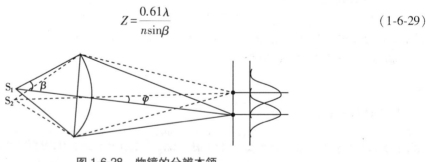

图 1-6-28　物镜的分辨本领

式(1-6-29)中 n 是物镜与被观察物体间媒质的折射率,β 是从被观察物体射到物镜边缘的光线与物镜主光轴的夹角,$n\sin\beta$ 叫做物镜的孔径数(numerical aperture),用 N・A 表示,即 N・A$=n\sin\beta$。因而上式又可写为

$$Z=\frac{0.61\lambda}{N \cdot A} \tag{1-6-30}$$

一台显微镜的分辨距离的大小,表征了显微镜分辨物体微小细节的能力。光学仪器能分辨被观察物体的微小细节形成清晰的像的本领,称为显微镜的分辨本领(resolving power)。显微镜的分辨距离越小,分辨本领越大。分辨本领与分辨距离互为倒数,显微镜的分辨本领由物镜决定。

由式(1-6-30)可知,要想提高显微镜的分辨本领,可采取两种途径。一是选用波长短的光作光源;二是增大物镜的孔径数,即增大 n 与 β 的值。图1-6-29(a)是一般显微镜,图中的 O 为物镜,TT 是载玻片,CC 是被观察的标本,DD 是盖玻片,盖玻片与物镜间是空气。空气的折射率小,而且由于全反射的缘故,从 P 点发出的光线,凡是入射角大于临界角 42° 的光束,在盖玻片与空气的界面上全被反射回来。因而进入物镜的只有入射角小于 42° 的窄光束,这种物镜孔径数很小(n、β 均小),称为干物镜。如果在物镜和盖玻片之间滴入几滴香柏油,如图1-6-29(b)中的 JJ 所示。由于香柏油的折射率接近玻璃的折射率,n 变大,而且光线从盖玻片进入香柏油时几乎是直线射入,因而 β 也变大,即孔径数增大了。这种物镜称为油浸物镜。油浸物镜的孔径数最大可以达到 1.5 左右。

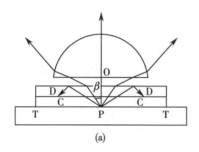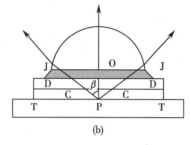

图 1-6-29　干物镜与油浸物镜

显微镜的分辨本领和放大率是两个不同的概念。放大率是指物体成像后放大的倍数,而分辨本领则是分辨物体细节的能力。前者与物镜的线放大率和目镜的角放大率有关,而后者只决定于物镜。在使用显微镜时,两者都需注意提高,才能达到好的效果。例如用一个 40×(N・A,0.65)的物镜配一个 20× 的目镜和用一个 100×(N・A,1.30)的物镜配一个 8× 的目镜,虽然放大率都是 800 倍,但后者的分辨本领却较前者高一倍,从而能够看清物体更微小的细节。

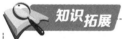

激光共聚焦显微镜

　　激光扫描共聚焦显微镜(laser scanning confocal microscope,LSCM)是采用激光作为光源,在传统光学显微镜基础上采用共轭聚焦原理和装置,并利用计算机对所观察的对象进行数字图像处理的一套观察、分析和输出系统。把光学成像的分辨率提高了 30%~40%,使用紫外或可见光激发荧光探针,从而得到细胞或组织内部微细结构的荧光图像,在亚细胞水平上观察生理信号及细胞形态的变化,成为形态学、分子生物学、神经科学、药理学、遗传学等领域中新一代的研究工具。

　　激光共聚焦扫描显微镜是一种高分辨率的显微成像技术。普通的荧光光学显微镜在对较厚的标本(例如细胞)进行观察时,来自观察点邻近区域的荧光会对结构的分辨率形成较大的干扰。共聚焦显微技术的关键点在于:每次只对空间上的一个点(焦点)进行成像,再通过计算机控制的一点一点的扫描形成标本的二维或者三维图像。在此过程中,来自焦点以外的光信号不会对图像形成干扰,从而大大提高了显微图像的清晰度和细节分辨能力。

三、电子显微镜

　　提高显微镜的分辨本领的另一条途径是选用波长短的光线照明标本。根据德布罗意波理论,微观粒子具有波动性,其波长为:

$$\lambda = \frac{h}{m\nu} \tag{1-6-31}$$

式(1-6-31)中,m 为运动粒子的质量,ν 为它的运动速度,称为德布罗意公式。

　　若电子在电压为 U 的电场中加速,则根据能量守恒定律

$$\frac{1}{2}m\nu^2 = eU$$

代入式(1-6-31)得

$$\lambda = \frac{1.225}{\sqrt{U}}(nm) \tag{1-6-32}$$

所以利用高压可以产生波长很短的电子射线。如当电压为 100kV 时,电子射线的波长为 0.0039nm,约为可见光波长的十万分之一,这就为提高显微镜的分辨率找到了最好的光源。电子显微镜(electron microscope)就是用波长很短的电子射线作为入射光制成的显微镜,简称电镜。

电子显微镜的光学系统与光学显微镜是类似的。图 1-6-30 是国产透射式电子显微镜的基本结构图。在电镜中有发射电子的电子枪,相当于光学显微镜的光源。电子会聚透镜(第一聚光镜和第二聚光镜)相当于光学显微镜的聚光器,它的作用把从电子枪发出的电子射线集中投射到被观察的标本上。物镜把通过标本的电子射线聚焦在投影镜上成一放大的标本像,称为中间像。投影镜中央有孔,通过它的电子再经投射镜放大后在荧光屏上形成最后像。视窗室是为了观察最后成像用的观察孔。照相机可记录最后所成的标本像,如果把照相机接入电脑端口可直接把图像存储在电脑中。

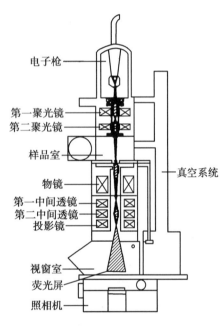

图 1-6-30 电子显微镜结构示意图

为使电镜的鉴别距离减小,必须缩短电子波的波长,这就要使电子获得足够的速度,需要在电子枪的阴极和阳极之间加高达 30~100kV 的电压,有的甚至高达 500kV~1MV。因此电镜必须在高度真空条件下工作,因为在真空状态下,阴极与阳极间不致于放电,灯丝不会受到氧化或被阳离子轰击而减短寿命。电子束在射程中与空气分子撞击的机会少,减少散射电子,可增加影像的对比度。

电镜中使用的电子透镜有两种:静电透镜和电磁透镜。静电透镜是利用静电场对电荷的作用力使电子射线会聚或发散。电磁透镜是利用磁场对运动电子的洛伦兹力使电子会聚或发散。电子透镜对电子射线的作用与光学透镜对光线的作用效果是相同的。

在用电镜观察标本时,标本对电子射线主要起散射作用,即标本使电子改变运动方向,标本中密度大或愈厚的部分,电子散射愈甚,被散射的电子不能透过光阑,在最后像上相应部分就愈暗;反之,最后成像这部分就越强。因此对于不同密度、不同厚度的物质,在荧光屏上形成明暗程度不同的黑白影像。

电镜技术对医学、生物学、材料科学的发展起着重要作用,使基础医学研究从细胞水平进入到分子水平。如可以迅速确定生物分子、脱氧核糖核酸(deoxyribonucleic acid,DNA)的详细结构,也可以看到病毒和细菌的内部结构等,因此电镜已成为医学基础研究不可缺少的主要工具之一。

四、玻璃纤维内镜

(一) 全反射

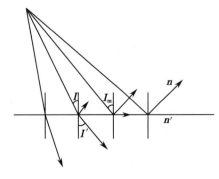

图 1-6-31 光在平面上的反射与折射

一般情况下,当光线在两种均匀介质分界面上折射时,必然会伴随有部分光线的反射;且随着光线入射角的增大,反射光线的强度逐渐增强,而折射光线的强度则逐渐减弱。设光线由光密介质进入光疏介质,如图 1-6-31 所示。图中 $n>n'$,根据折射定律得到 $I'>I$。当入射角 I 增大时,相应的折射角 I' 也增大;同时,反射光线的强度随之增大,而折射光线的强度逐渐减小。当入射角增大到某一角度 I_m 时,折射光线沿分界面掠射出,即折射角 $I'=90°$。当入射角 $I>I_m$ 时,折射光线不再存在,入射光线全部反射回原介质中。此现象即称为全反射(perfect reflection)。折射角 $I'=90°$ 时所对应的入

射角 I_m 称为临界角(critical angle),它可由下式求出

$$n\sin I_m = n'\sin 90°$$

$$I_m = \sin^{-1}\left(\frac{n'}{n}\right) \tag{1-6-33}$$

由上述分析可知,产生全反射现象必须满足两个条件:第一,入射光线必须由光密介质射向光疏介质,即 $n>n'$;第二,入射角必须大于临界角,即 $I>I_m$。

（二）光纤

光学纤维(optical fibre)简称光纤,是由玻璃或塑料制成的细丝,其直径约为若干微米,且分内外两层,即是将低折射率的外层材料包在高折射率的内层纤维芯线上,两层之间形成良好的光学界面。当光从光学纤维的一端,以适当的角度入射时,将在其内外两层分界面上不断地发生全反射而传播到光学纤维的另一端面,如图1-6-32所示。此时,保证发生全反射的条件是:

$$\sin I_0 = \sqrt{n_1^2 - n_2^2} \tag{1-6-34}$$

由此可知,当入射光线在光学纤维端面上的入射角小于 I_0 值时,即发生全反射。

实际应用时,一般将许多根柔软可弯曲且具有一定机械强度的光学纤维有规则的排列在一起构成纤维束,用它可以做成玻璃纤维内镜,简称纤镜。如果使纤维束各根纤维在两端的排列顺序完全相同,就构成了能传递图像的传像束。传像束中每根光纤分别传递一个像元,整个图像就被这些光纤分解后传送到另一端面,如图1-6-33所示。光纤在医学上,主要用来制作各种内镜(endoscope)的导像系统。

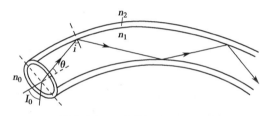

图1-6-32 光学纤维导光原理

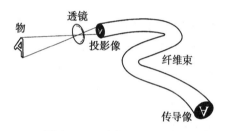

图1-6-33 光纤导像示意图

（三）医用内镜

1. 发展历史 1870年德国学者Kussmaul看到杂耍表演的吞剑术受到启发,制成一根直径13mm的金属管,成功地插入一名职业吞剑者的胃内,从而引发了胃镜检查术的研究。早期的内镜是硬管式的,不符合内脏解剖特点,直进直出观察上有许多看不到的盲点。照明亮度亦很弱,胃腔显示不清。以后改进成半可曲式的,镜的近段是硬性的,远段是软性的可以弯曲,照明源改成小电珠。提高了观察清晰度,减少了盲区,使胃镜的性能提高了一大步。1958年以后,采用玻璃纤维束导光,经过不断的研制和改进,逐步形成了目前广泛使用的纤维内镜。

2. 基本结构 为了对纤维内镜有一个整体了解,现以胃镜为例,介绍其基本结构,如图1-6-34所示。

先端部:为最先插入体腔的部分。其长约31mm、直径约13mm。其上设有导光窗口、观察窗口、吸引口、送气送水喷出孔。先端部是内镜的一个关键部件。对先端部的要求是:在可能的条件下,越细越短越好。

弯角部:也称弯曲部,为连接先端部和导像管的一段,它具有大角度弯曲的功能,而且弯曲灵活。

导像管:其内有导像束、送气送水管道、吸引管等。它是用不锈钢带绕成的螺旋管,外包一层金属编织网,表层用塑料热压成型。不同的内镜,其管径的长度不同。

操作部:它是控制和观察中心。上面装有上下和左右调节钮,送气送水按钮,吸引按钮,活栓钳抬起调节钮以及目镜及照相、摄像系统。

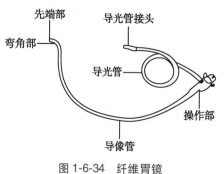

图1-6-34 纤维胃镜

导光管:该管内装有导光束和各种电缆,结构与蛇形管相似。

导光管接头:它与冷光源连接,一般还装有水瓶连接嘴、光束罩及吸引嘴。除以上部分外,纤维内镜还备有多种配件。如冷光源、液体容量器、活检钳、细胞刷、照相机、教学镜等。

五、糖量计

当平面偏振光通过某些物质(石英、糖类等)时,它的振动面将沿光的传播方向发生旋转,这种偏振光通过物质时发生振动面旋转的属性,称为旋光性(optical activity),能够使振动面旋转的物质称为旋光物质。实验证明,不同的旋光物质可以使偏振面发生不同方向的旋转,当观察者迎着光线振动面是顺时针旋转的称为右旋物质,如葡萄糖、右旋糖酐;振动面是逆时针方向旋转的称为左旋物质,如果糖、左旋糖酐。偏振光通过旋光物质后,振动面向哪个方向旋转与旋光物质的光学特性有关。

实验证明不同波长的偏振光通过同一种旋光物质后振动面的旋转角度是不同的。当波长一定时,单色偏振光通过物质后,振动面旋转的角度 φ 与物质的厚度 L 成正比

$$\varphi = \alpha L \tag{1-6-35}$$

式(1-6-35)中的比例常数 α 称为该物质的旋光率(specific rotation),它与物质的种类和偏振光的波长有关。

对于有旋光性的溶液来说,偏振光的振动面的旋转角度 φ 不仅与偏振光在溶液中通过的厚度 L 有关,而且还正比于溶液的浓度 c,用下式表示

$$\varphi = \alpha c L \tag{1-6-36}$$

对于已知旋光率的物质来说,用旋光计测得旋转角 φ,即可由上式计算旋光性溶液的浓度,这是药物分析中常用的方法。旋光率一般用 α_λ^t 表示,t 为温度,λ 是偏振光的波长。许多药物的旋光率是在 $20^\circ C$ 和 $\lambda = 589.3\text{nm}$ 的钠黄光的条件下测得的,并且以(+)表示右旋,以(−)表示左旋。旋光性药物的旋光率(又叫比旋度),在《药典》中有记载。

在生物化学和临床医学检验、药物鉴定方面常用物质的旋光性,临床上用测定尿的旋光性来确定糖尿病病人尿中糖的含量,利用旋光性来测定糖溶液浓度的仪器叫做糖量计,如图 1-6-35 所示。由单色光源(钠光灯)S 发出的光经透镜 L 变成平行光,P 为起偏器,玻璃管 T 的两端用平行玻璃制成,光可以通过,长度一般为 0.1m,检偏器 A 附有标尺可以旋转,用以测量旋转过的角度。测量时首先在 T 内充满蒸馏水(溶剂),旋转 A 使视场完全变暗,从标尺上读出 A 的读数,然后在 T 中换上待测溶液,此时就会有光通过检偏器 A,然后旋转 A 使视场恢复全暗,再记录下 A 的读数,两次之差即为溶液的旋光角 φ。如果溶液的旋光率为已知,它的浓度就可由式(1-6-36)算出。如果不知溶液的旋光率,可由已知浓度溶液与之进行比较进行测定。

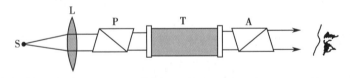

图 1-6-35 糖量计示意图

设已溶液的浓度为 c_s,旋光角为 φ_s,设待测浓度溶液的浓度为 c,旋光角为 φ,则有

$$\varphi_s = c_s L, \quad \varphi = c L$$

上两式相除得

$$\frac{\varphi_s}{\varphi} = \frac{c_s}{c}$$

所以可求得待测溶液浓度为

$$c = \frac{\varphi c_s}{\varphi_s} \tag{1-6-37}$$

六、光电比色计

当光照射并通过物质时,通常光的颜色会发生变化,强度也逐渐减弱,这些都是由于物质对光的吸收不同造成的。物质对光的吸收具有选择性,物体的颜色就是物质对光的选择性吸收的结果。当白色光照射到物体上时,一部分光被物质吸收或透射,另一部分则被反射,物体的颜色就是由它反射的光的颜色或透射光的颜色决定的。如果物体对全部的光几乎都反射而不吸收,物体就呈白色;若物体对光的吸收很少,各种颜色的光大部分都能通过,则物体就是无色透明的;如果物体对各种颜色的光几乎全部吸收,则物体呈黑色;如果物体对各种颜色的光都吸收,但又不强烈,则呈灰色;如果物体有选择地吸收某些颜色的光,反射另外一些颜色的光,物体就呈反射的光的颜色。物质对光的吸收,除了与波长有关外,还与物质本身性质有关。

(一)朗伯-比尔定律

当单色光在某种均匀媒质中传播时,由于物质的吸收,其强度将不断地减小,减小的程度与物质本身的性质和光通过的物质的厚度有关。设入射到某种物质前的平行光的入射强度为 I_0,物质的厚度为 x,出射光强度为 I,它们之间满足以下规律

$$I = I_0 e^{-\mu x} \tag{1-6-38}$$

式(1-6-38)称为朗伯定律(Lambert's law),式中 μ 为该种物质的吸收系数(absorption coefficient),它由物质的性质和光的波长决定。

当把这一定律用于溶液对光的吸收时,μ 与溶液的浓度 c 成正比,即

$$\mu = \beta c$$

上式中 β 是由光的波长和溶液的性质决定的一个常数,代入式(1-6-38)得

$$I = I_0 e^{-\beta c x} \tag{1-6-39}$$

式(1-6-39)称为朗伯-比尔定律(Beer-Lambert law)。

朗伯-比尔定律是光度法测量溶液浓度的基础,其测量方法是:

先让单色光通过厚度为 x 的溶剂,由朗伯-比尔定律得其出射光强为

$$I = I_0 e^{-\mu x}$$

再让同一单色光通过由同一容器所盛的浓度为 c 的溶液,此时光线既被溶剂吸收又被溶质吸收,其吸收系数为 $\mu + \beta c$,这时的光强为

$$I' = I_0 e^{-(\mu + \beta c)x} = I e^{-\beta c x}$$

$$\frac{I'}{I} = e^{-\beta c x}$$

上式中,令 $T = \dfrac{I'}{I} = e^{-\beta c x}$,$T$ 称为溶液的相对透射率(relative transmittance)。

两边取对数得

$$-\ln T = -\ln \frac{I'}{I} = \beta c x \tag{1-6-40}$$

式(1-6-40)中,令 $D = -\ln T$,D 称为溶液的光密度(optical density),习惯上也称其为消光度。它表示溶液对光的吸收程度,消光度越大,溶液吸收光的程度越强,反之消光度较小时,溶液对光的吸收程度也较弱。

(二)光电比色计原理

用上面所介绍的方法即可测量溶液的浓度。在实际的使用中采用的光最好用与溶液的颜色为互补色的光,此时溶液对互补色的吸收最为强烈,测量精确度较高。一般情况下,白光通过物质后,一部分颜色的光被吸收,另一部分颜色的光被反射或透射,被吸收的颜色和被反射的颜色,再合到一起时,又能合成白光,这两种能合成白光的两种颜色称为互补色,如蓝色与黄色,绿色与品红色。

利用同一容器以相同强度的单色光通过标准溶液和待测溶液,由于浓度不同,对光的吸收不同,透射光的强度也不同。让透射光照到光电池上,光电池上的光电流的大小与照射光的强度成正比,这样就可以测出待测溶液的浓度,这种仪器叫光电比色计。光电比色计的工作原理,如图1-6-36所示。从光源 S 发出的光经透镜 L 变为平行光,再经滤光片 E 变成单色光后射到比色杯 T 中的溶液上,通过

溶液后光照在光电池 P 上,光电池产生的电流经过电流计 G 检测,溶液的消光度越大,电池的光电流就越小,反之,消光度越小,光电流就越大。溶液的光电流与溶液的消光度在大小上存在一一对应的关系,通常在电流计上直接标上消光度的大小。

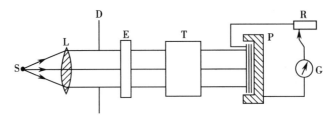

图 1-6-36 光电比色计原理图示

使用光电比色计时,首先要将它的刻度示数调到"0"位置,方法是:将盛有纯溶剂的比色杯放入光路中,此时溶液的浓度为 $c=0$,其消光度也为 $D=\beta cx=0$,调节比色计的电位器,使其示数为零。测量待测溶液的浓度时,先测出已知浓度为 c_s 的标准溶液的消光度 D_s,然后再测待测溶液 c 的消光度 D,由于它们装在完全相同的比色杯中,厚度 x 相同,所以

$$D_s=\beta c_s x,\qquad D=\beta cx$$

上两式相除得

$$\frac{D}{D_s}=\frac{c}{c_s}$$

则待测溶液的浓度为

$$c=\frac{Dc_s}{D_s}\qquad\qquad(1\text{-}6\text{-}41)$$

如果把滤光片换成旋转光栅,并在光栅后加上一个狭缝,选用不同波长的光进行测量,就可测出溶液的吸收光谱,这就是分光光度计的工作原理。

本章小结

本章主要介绍了单球面折射、透镜及组合成像;光的干涉、衍射和偏振现象;眼的光学结构及屈光不正的物理矫正;放大镜、显微镜等医用光学仪器的原理,这些为深入了解光的行进及成像规律打好基础,为今后分析医用光学、医学检验等相关仪器的结构及功能存储必备知识信息,有助于医疗仪器设备专业岗位的从业。

课后设置的学习和实验指导,可以帮助学生对医用光学的理解,同时帮助学生提高动手能力和解决实际问题的能力。

案例讨论

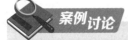

为什么现在越来越多的手机、摄像机等拍摄仪器,需要添加光学防抖技术,其应用意义如何?

(晨 阳)

扫一扫,测一测

07章课件

1. 掌握：激光的基本原理和特性。
2. 熟悉：激光的生物效应。
3. 了解：激光的医学应用；医用激光器；激光的危害与安全的防护。
4. 能应用激光生物效应分析激光诊治疾病。
5. 具有利用激光诊治疾病的原理与病人进行沟通交流的素质。

案例导学

　　1916年爱因斯坦提出了"受激辐射"的理论假设，预言了受激辐射的存在和光放大的可能。1954年美国科学家汤斯制成受激辐射微波放大器，1960年美国科学家梅曼制成世界上第一台激光器——红宝石激光器。1961年9月我国第一台红宝石激光器在中国科学院长春光学精密机械研究所诞生，1964年12月著名科学家钱学森教授给Laser起了个中文名字"激光"。

0701
图片：梅曼

　　激光是20世纪以来，继原子能、计算机、半导体之后人类的又一重大科技成果之一，被称为"最快的刀"，它的出现标志着人类对光的掌握和利用进入到了一个新的阶段，它的应用引发了现代光学技术的重大变革，对整个科学技术的发展起到了极大的推动作用。自激光问世以来，我们利用激光作为信息载体可以用于通信、工业、农业、军事等领域，另外激光作为能量载体还可以用于诊断和治疗疾病。随着各种激光专用治疗仪的不断涌现，激光在医疗领域的应用不断得到拓展。利用激光技术对疾病进行诊断和治疗就构成了激光医学这个现代医学的新学科。

　　问题：

1. 什么是激光？
2. 激光有哪些基本特性和生物效应？
3. 激光在医学上有哪些应用？

　　激光（laser）是受激辐射光放大（light amplification by stimulated emission of radiation）的简称。随着激光技术的快速发展，它已广泛应用于医疗、工业、军事、农业及科学技术研究等各个领域，在医学领域的应用尤其广泛，并由此形成许多新的边缘学科，例如激光生物学、激光医学等。本章将主要介绍激光的基本原理和特性、激光的医学应用、激光器及激光的安全与防护等知识。

0702
图片：世界上
第一台激光器

笔记

第一节 激光的基本原理和特性

一、原子能级

玻尔原子理论指出:原子核外的电子,只能在一系列不连续的(即量子化的)可能轨道上绕核旋转,电子的能量也只能具有一系列不连续的数值。原子中所有电子的能量之和就是原子的能量,且原子的不同能量状态与电子在不同的轨道上的运动是相对应的,所以原子的能量是量子化的。我们把原子可能具有的不连续能量值按大小顺序排列,称为原子的能级(energy level)。

每一种原子(或分子、离子)都具有自己一系列可能的能级,每一个确定的原子在某一时刻只能处于一个确定的能级。在正常状态下,原子处于能级的最低能量状态,叫做基态(ground state)。如果原子受到外界的激发,例如在光照或加热作用下,原子就吸收一定的能量,原子就从低能级跃迁到高能级。原子处于较高的能量状态,叫做激发态(excitation state)。基态是最稳定的状态,能级越高原子状态越不稳定。一般情况下,当原子从外界吸收一定能量时,将会从低能级跃迁到高能级,但处在高能级的原子是不稳定的(原子在激发态停留的时间一般为 $10^{-8}\mathrm{s}$),在极短的时间内,就会以电磁波的形式向外辐射出一定的能量而返回低能级。对于组成物质的大量原子,在达到热平衡时,在各个能级上分布的原子数遵从玻耳兹曼能量分布定律,即处于低能级上的原子数总是比处于高能级上的原子数多,能级越高,分布在这个能级上的原子数就越少。这种分布称为原子的正态分布。

二、光辐射及其三种基本形式

原子中任何一个电子能量变化,原子就由一个能级过渡到另一个能级,称为能级跃迁。原子在能级间的跃迁,实际上是与外界进行能量交换的过程。在这一过程中,如果原子以吸收或辐射光子(photon)而发生跃迁,则这个过程就称为光辐射或跃迁辐射(radiation transition)。

根据玻尔理论,光辐射时,原子吸收或辐射的光子能量并不是任意的,而总是等于跃迁前后所对应的两个能级间的能量之差。假设在光辐射过程中原子处于高能级 E_H 和低能级 E_L 两个能量状态,则与吸收或辐射光子频率 ν 之间的关系为

$$h\nu = E_H - E_L \tag{1-7-1}$$

光辐射有三种基本形式,即自发辐射(spontaneous radiation)、受激吸收(stimulated absorption)和受激辐射(stimulated radiation)。

(一)自发辐射

当原子受到外界的激发,从低能态跃迁到激发态,处于激发态的原子是不稳定的,在激发态上停留的时间是非常短的,即使没有外界作用,原子也能够自发地从激发态向低能级跃迁,同时将多余的能量以光的形式释放出来,这种辐射叫做自发辐射。如果跃迁时释放的能量转化为系统的热运动,则这种粒子跃迁称为自发无辐射跃迁如图 1-7-1 所示。

如果原子从高能态 E_H 自发地跃迁到低能态 E_L,则自发辐射中产生的光子频率为

$$\nu = \frac{E_H - E_L}{h} \tag{1-7-2}$$

普通光源的发光都是自发辐射的结果。物质的发光过程是通过对发光物质加热、通电等形式使物质原子(或分子)获得能量跃迁到高能级上,处于高能级的原子自发辐射向低能级跃迁,同时放出光子。

自发辐射的特点是:由于光源中各原子的跃迁是彼此独立的、互不相干的,因此不同原子所发出光波的振动方向、传播方向、相位等也是各自独立、互不相干的,如果这种随机跃迁是在不同能级间进行,所发出光的频率也不相同,所以自发

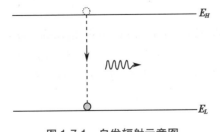

图 1-7-1 自发辐射示意图

辐射发出的光是自然光,是非相干光。

(二)受激吸收

处于较低能级的原子在受到外界的激发(即与其他的粒子发生了有能量交换的相互作用,如与光子发生非弹性碰撞),而吸收了能量时,就跃迁到与此能量相对应的较高能级。这种跃迁称为受激吸收。

假设原子最初处在低能级 E_L 上,如果有能量恰好为 $h\nu = E_H - E_L$ 的光子与它接近时,原子就有可能吸收光子的能量,从低能级 E_L 跃迁到高能级 E_H 上去,这个过程叫做受激吸收如图1-7-2所示。

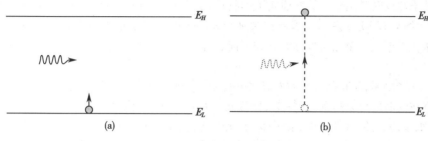

图 1-7-2 受激吸收示意图

受激吸收的特点是:受激吸收不是自发产生的,而是在外来光子的"激励"下发生的,并且外来光子的能量要严格等于原子跃迁前后两个能级间的能量差,才会发生受激吸收。但受激吸收对激励光子的振动方向、传播方向和相位没有任何限制。

应当注意的是,满足 $h\nu = E_H - E_L$ 的外来光子,不一定都能使原子跃迁到高能级。原子在不同能级间的跃迁概率是不同的,具体情况取决于原子本身的结构特点。

(三)受激辐射

处于高能级 E_H 的原子在自发辐射之前,受到一个能量为 $h\nu = E_H - E_L$ 的光子的"诱发"而跃迁到低能级 E_L,同时可释放出一个与诱发光子特征完全相同的光子,这个过程称为受激辐射如图1-7-3所示。持续的受激辐射所形成的光束就叫做激光。

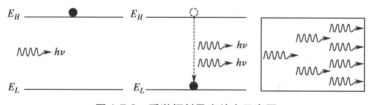

图 1-7-3 受激辐射及光放大示意图

受激辐射的特点是:第一,受激辐射必须有外来光子的"诱发"才能发生,而且诱发光子的能量必须恰好等于原子跃迁前后两个能级间的能量差;第二,辐射出的光子与诱发光子的特征完全相同,即受激原子所发出光波的振动方向、传播方向、频率、相位等与诱发光子的完全相同,是相干光;第三,与受激吸收不同,受激辐射中的被激原子并不吸收诱发光子的能量,在受激辐射发生后,一个光子变成了特征完全相同的两个光子。光子继续在物质中传播时,如果发光物质中有足够多的处于高能级的原子,它们又会激发这些原子从高能级做同样的跃迁而发出光子,从而一变二,二变四……,发生光放大,产生大量特征完全相同的光子。这种由于受激辐射而得到放大的光称为激光。

视频:光辐射

三、激光的产生

受激辐射光放大不是自然发生的,自然界中也没有哪一种物质能够自然地发出激光来,必须人为地创造一定的条件才能得到激光。产生激光的的特殊的装置称为激光器。

(一)粒子数反转

前面已经提到,在正常情况下,处于高能级的原子数目总是少于处于低能级的原子数目。当光通过物质时,受激辐射和受激吸收是同时存在的,受激辐射使光子数增加,可实现光放大,而受激吸收则使光子数减少,可导致光变弱。在热平衡状态下,物质中的原子在各能级上的分布是正态分布,即发光物质中处于低能级的原子数目多,所以光通过正常状态下的发光物质时,受激吸收的机会大于受激辐射机会,吸收过程占优势,则实现不了光放大。因此,要获得大量特征相同的光子而实现光放大,就必须使处于高能级的原子数目远大于处于低能级原子数目,即受激辐射占绝对优势。这种分布状况与原子能级的正态分布恰好相反,称之为粒子数反转(population inversion)。实现粒子数反转是产生激光的必要条件之一。

(二) 工作物质

能实现粒子数反转产生激光的物质叫工作物质(或激励介质)。我们已经知道,原子处于激发态的时间很短,大约只有 10^{-8} s 左右。因此被激励到高能态的原子是很不稳定的,在没有受到外来"诱发"之前,在极短的时间内就会自发地跃迁到低能态,而无法实现粒子数反转,也就不能实现受激辐射光放大。

但是对于一些物质,除有基态和激发态之外,还有一种能级状态叫亚稳态(metastable state),原子在此能级上存在的时间可以达到 $10^{-3} \sim 1s$,比激发态稳定的多,其稳定性仅次于基态。当这些物质受到外界能源(如采用光照、气体放电、粒子碰撞、化学能、核能等方式)不断激励时,物质中的大量粒子被激发或抽动到较高能态,使亚稳态或平均寿命相对较长的激发态出现粒子积累,而与较低能态之间形成粒子数反转分布。在满足频率条件的光子(来自外界或自发辐射)"诱发"下,导致实现反转分布的两能级间出现受激辐射,并占优势,继而实现对光的放大。

实现粒子数反转必须使粒子处于亚稳态,能停留较长时间而不发生自发辐射。所以精心选择具有亚稳态的工作物质是产生激光的又一必要条件。

下面以红宝石(Ruby)激光器为例,介绍激光器是怎样实现粒子数反转和产生激光的。红宝石是一种三氧化二铝(Al$_2$O$_3$)中掺入少量(约 0.05 ~ 1%)三氧化二铬 Cr$_2$O$_3$ 的晶体,在光照下呈淡红色。Cr^{3+} 均匀分布在晶体中,发射激光的正是铬离子。铬离子具有的 E_0、E_1 和 E_2 三个能级如图 1-7-4 所示。

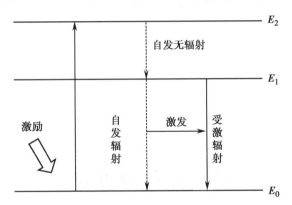

图 1-7-4 红宝石激光器中铬离子能级示意图

其中 E_0 为基态;E_2(具有一定宽度的能带)为一般激发态,铬离子在此能级的寿命很短,约为 10^{-9} s;E_1 为亚稳态,铬离子停留在此能级的寿命较长,约为 10^{-3} s。Cr^{3+} 在激励光源发出的强光照射下,就可能吸收合适的光子从 E_0 基态被激发到 E_2 激发态,这个过程就叫激励。处于高能态的原子向哪个能级跃迁概率大或以什么方式跃迁是由原子结构决定,此工作物质中的多数原子将自发无辐射跃迁到能级 E_1,再由 E_1 跃迁到 E_0。因为 E_1 是亚稳态,由 E_1 至 E_0 的跃迁较慢。如果用强大的激励光束照射,就可以较快地将能级 E_0 上的铬离子激励到能级 E_2 上,使更多的 Cr^{3+} 从 E_2 向 E_1 跃迁。结果在同样时间内由 E_2 至 E_1 跃迁的离子数多于由 E_1 向 E_0 跃迁的离子数,于是在能级 E_1 上出现粒子的积累,最终导致能级 E_1 上的离子数多于能级 E_0 上的离子数,在这两个能级间就实现了粒子数反转。这时若受到频率为 $\nu = \dfrac{E_1 - E_0}{h}$ 的光子诱发,在 E_0 和 E_1 能级间就会产生以受激辐射为主的辐射。

(三) 光学谐振腔

实现了粒子数反转分布的激励介质尽管能对光进行放大,但由此还不能得到激光。因为初始诱发工作物质产生受激辐射的光子来源于自发辐射。原子的自发辐射是随机的,由这样的光子诱发的受激辐射也是随机的,产生的光的频率、相位、偏振状态及传播方向并不相同,而且在激励介质产生受激辐射形成光放大的同时,还存在许多光能的损耗因素,不能产生稳定的激光输出如图1-7-5所示。

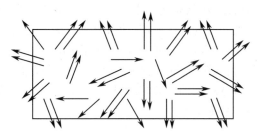

图1-7-5　随机受激辐射示意图

为了使受激辐射能在有限体积的工作物质中持续进行,光可被反复放大并最终形成稳定振荡,这种装置称为光学谐振腔(optical resonant cavity)。经光学谐振腔实现对光的选择和放大后输出的光才是激光。

光学谐振腔是由放置在工作物质两端一对互相平行且垂直于谐振腔轴线的光学反射镜(平面或球面)构成如图1-7-6(a)所示。其中一端为全反射镜(反射率为100%),另一端为部分透光的部分反射镜(反射率为90%~99%)。

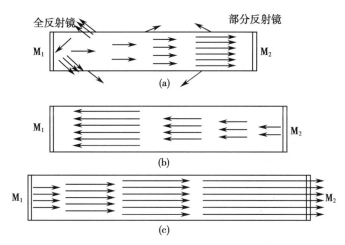

图1-7-6　光学谐振腔内激光产生原理示意图

谐振腔的作用有三:其一,产生和维持光放大。处于粒子数反转的工作物质会产生自发辐射,向各个方向发射光子,这些光子诱发其他处于亚稳态的粒子使其产生受激辐射。沿轴线方向的受激辐射光子遇到谐振腔的全反射镜时全部反射回工作物质中继续参与光放大;当光子投射到部分反射镜时大部分反射回工作物质中继续参与光放大。这样,在谐振腔内沿轴线方向来回"振荡",光子数不断增多,从而获得很强的光,这种现象叫光振荡,如图1-7-6(b)、(c)所示。当光增加到足以补偿腔内各种损耗和部分透射时,就可以在谐振腔内形成持续振荡,最终从部分反射镜的窗口射出一束稳定的、足够强度的光;其二,选择输出光的方向。处于粒子数反转的工作物质产生自发辐射时,发出的光子有各种不同的传播方向,有了谐振腔,凡是不沿谐振腔轴线传播的光子将很快从腔壁逸出而被淘汰,如图1-7-6(a)所示,只有沿轴线传播的光子,才能产生光振荡,因此输出的激光的方向性好。其三,选择输出光的波长。对确定的工作物质,因各种因素的影响,实际上发出光的波长不唯一,频谱具有一定的宽度。谐振腔能起选频作用,使激光的单色性更好。

四、激光的特性

激光与普通光源发出的光都属于电磁波,但由于发光原理及产生装置的不同,激光除具有普通光的一切特性外,还具有一些普通光没有的特性。这些特性是使用激光的物理基础,对正确使用激光有重要的意义。激光的主要特性有以下几个方面：

（一）方向性好

方向性是指光能量在空间分布上的集中性，衡量方向性好坏的指标是光束的发散角。普通光源发出的自然光射向四面八方，常常使用聚光装置来改善它的方向性。激光由于受激辐射的光子行进方向相同以及谐振腔对腔内离轴光子的淘汰作用，使得只有沿谐振腔轴线方向的光波才能形成振荡和连续放大，因此具有很好的方向性。激光发散角非常小，一般在 $10^{-2} \sim 10^{-4}$ rad，是普通光源的 $10 \sim 10^4$ 倍，因此激光常被用于精密长度测量、目标照射、准直、定位、通讯、导航等方面。例如，曾利用月球上的反射镜对激光的反射来测量地球与月球之间的距离，其精度可达几个厘米。另外，激光还可以对组织、细胞及微小病灶实施切割和焊接等精细手术。

（二）单色性好

单色性表明光能量在频谱分布上的集中性。衡量单色性好坏的标志是谱线宽度，谱线宽度越窄，颜色越纯，则单色性越好。从普通光源获得的单色光，谱线宽度是 10^{-2} nm，单色性最好的氪（^{86}Kr）灯的谱线宽度是 4.7×10^{-3} nm，而氦-氖激光器发出的红光（632.8nm）谱线宽度为 10^{-9} nm，两者相差数万倍。所以，激光是目前世界上最好的单色光源。

激光的高单色性使其在精密测量、全息技术、光谱技术、激光信息处理等方面得到了广泛的应用，在医学上已成为基础医学研究和临床诊断的重要手段。

（三）相干性好

自发辐射产生的普通光是非相干光，而受激辐射发出的光子的频率、传播方向及偏振状态都是相同的，所以激光具有良好的相干性。激光的问世，为我们提供了最好的相干光源，同时促进了光的干涉技术的飞跃发展，使全息摄影得以实现，也为医学、生物学提供了新的诊断技术和图像识别技术。

（四）亮度高、强度大

亮度是衡量光源发光强弱程度的标志，表明光源发射的光能量对时间与空间方向的分布特征。激光由于其输出光束发散角小，输出功率大，因而亮度高，尤其是超短脉冲激光的亮度可比普通光源高出 $10^{12} \sim 10^{19}$ 倍。因此，激光是目前世界上最亮的光源。如一台较大功率的红宝石激光器，输出的激光束的亮度可比太阳表面光亮度高 100 亿倍。

对同一光束，强度与亮度成正比。激光极高的亮度和很好的方向性可以使能量在空间高度集中，故具有很大的强度。目前激光的输出功率可达 10^{13} W，可聚焦到 $10^{-2} \sim 10^{-3}$ mm，强度可达 10^{17} W·cm^{-2}，而氧炔焰的强度不过 10^3 W·cm^{-2}。这一特性可用于制造激光武器以及工业上的打孔、切割、焊接等，利用高强脉冲激光加热氘和氚的混合物，可使其温度达到 $5 \times 10^7 \sim 2 \times 10^8$ K，有望用于受控热核聚变。医学上，利用激光的这一特性，可在极短时间内使组织凝结、炭化、汽化等，可被用做手术刀及体内碎石。

（五）偏振性好

受激辐射的特点表明激光束中各个光子的偏振状态相同。利用谐振腔输出端的布儒斯特窗在临界角时只允许与入射面平行的光振动通过，可输出偏振光，并可对其调整。因此，激光具有良好的偏振性。

上述激光在五个方面的特性彼此是相互关联的，可以概括为两个大的方面。第一，与普通光源相比，激光器所输出的光能量在空间、时间以及频谱分布上的高度集中，使激光成为极强的光；第二，激光是单色的相干光，而普通光是非相干光。显然，这些特性的产生都是源于激光特殊的发射机制与光学谐振腔的作用。

视频：激光的特性

第二节　激光的生物作用机制和医学应用

1960 年美国科学家西奥多·梅曼（Theodore Maiman）发明第一台红宝石激光器，1961 年世界上第一台医用激光器——红宝石视网膜凝固机在美国问世并用于眼科治疗，从此便开始了激光在医学临床的应用历程。至 20 世纪 80 年代末，一门较为系统、完整的新兴交叉学科——激光医学（laser medicine）便逐渐形成。目前它包括激光医学基础、临床检测诊断与治疗、医学与生物学用激光器械与技术、激光的危害与防护等四部分内容。

一、激光的生物作用机制

激光与生物组织相互作用,使得生物机体的活动及其生理、理化过程发生改变的现象称为激光的生物效应。激光生物效应的微观机制比较复杂,至今还没有形成较为完整、系统的理论。目前较普遍的看法主要有以下几种。

(一) 热效应

当激光照射生物组织时,被生物组织吸收后转化为内能,使组织的温度升高的现象,称为激光的热效应。激光的热效应可以引起生物组织表面脱水和收缩;组织凝固坏死;炭化、汽化;蛋白质变性和退化;使酶的活性降低和失去活性。例如,在激光照射生物组织时,使温度维持在 $45\sim50°C$ 的状态一分钟左右,则生物组织表面会发生收缩、脱水,组织内部因水分急剧蒸发而受到破坏和断裂,造成组织凝固坏死,或可造成受照部分炭化或汽化;在几毫秒的时间内使局部组织温度高达 $200\sim1000°C$,将造成蛋白质变性。

从现象上看,在激光照射组织时,随着温度的升高,在皮肤与组织上将由热致温热($38\sim42°C$)开始,相继出现红斑、水疱、凝固、沸腾、炭化、燃烧,直至极高温度下的热致汽化等反应。在临床上,热致温热与红斑被用于理疗;沸腾、炭化、燃烧等统称为"汽化",被用于手术治疗;热致汽化用于直接破坏肿瘤细胞与微量元素检测等。

(二) 光化学效应

生物组织受到激光照射后产生受激原子、分子和自由基,并引起组织内一系列的化学反应的现象,称为激光的光化学效应。光化作用的激活能来自直接吸收光子的能量,而不是由热碰撞间接得到。光化反应分为两个过程,初级过程有光参与,产物不稳定,可以进一步触发化学反应即次级过程,生成最终的稳定产物。次级过程一般不需要光参与。

激光照射生物组织时,只有被分子吸收了的光子才能引起光化反应。由此推知光化反应具有波长选择性,特定的光化反应要有特定波长的激光来激发。能引起光化反应的光波波长范围在 $350\sim700nm$ 的近紫外线和可见光区。此外,生物组织的着色程度或称感光体(色素)的类型也起着重要作用,互补色或近互补色的作用效果最明显。在医疗和基础研究中,可采用局部染色法,并充分利用互补色作用最佳的特点,以增强激光对组织的光化效应。另一方面,也可利用此法限制和减少组织对激光的吸收。

根据光化反应的过程不同,光化效应可分为光致分解、光致氧化、光致聚合、光致敏化及光致异构等类型。能加快光化反应进程的物质叫做光敏剂。由光敏剂催化的光化反应叫做光敏反应。医学应用上效果最为明显的光敏剂是血卟啉衍生物(hematoporphyrin derivative,HPD)。细胞或组织内含有的内源性或外源性光敏物质,经适当波长的激光照射后,产生特定波长的荧光或细胞毒素,前者可作为恶性肿瘤的定位诊断,后者可用于恶性肿瘤的治疗,这种方法称为光动力学疗法,可以单独使用,也可与激光汽化、手术、放疗、化疗等方法合并使用。国内外医学实践结果表明,光动力学疗法是一种有前途的可供选择的恶性肿瘤治疗方法。近年来我国学者将光动力学疗法用于治疗鲜红斑痣,获得良好疗效。

(三) 电磁效应

激光是电磁波,激光对生物组织的作用就是电磁场对生物组织的作用。在一般强度的激光照射下,电磁场效应并不明显,只有当激光强度极大时,才会产生比较明显的电磁场效应。一般认为这一作用主要是电场所致。

强激光可在组织内形成 $10^6\sim10^9\text{V}\cdot\text{cm}^{-1}$ 的高强电场,可引起或改变生物组织分子及原子的量子化运动,从而使组织中的原子、分子、分子基团等产生激励、振荡、电离、热效应,催化生物组织生化反应进程,生成自由基,破坏细胞,改变组织的电化学特性等。激光照射后究竟引起哪一种或哪几种反应,与其频率和剂量有重要关系,例如电场强度只有达到 $10^{10}\text{V}\cdot\text{cm}^{-1}$ 以上时,才能形成自由基。激光照射肿瘤时,只是直接照射一部分组织,但对全部肿瘤有良好的作用,其中可能的作用机制之一,有人认为就是电磁场作用的结果。

有关激光的电磁效应,目前详细的研究报道还较少。

(四) 机械效应

激光照射生物组织,可直接或间接产生对组织的压强称为激光的机械效应,也称为激光的压强效应。用普通光照射生物体时,光子在受照物表面碰撞形成的辐射压力很小,可以忽略不计。而激光瞬间功率密度很大,能在很短的时间内产生高温、高压和高电场。

激光照射生物组织产生的压强作用包括一次压强和二次压强两部分。一次压强是激光本身的辐射压力所形成的压强,是光子将其动量传递给被照射组织的结果。二次压强是激光作用生物组织以后,除产生光压以外,还有气流反冲、内部汽化、热膨胀、超声压和电致伸缩等诸多因素而产生。二次压强比一次压强大的多,许多情况下一次压强可忽略。只有超短脉冲激光的光压才考虑一次压强。

激光的机械效应对临床治疗有利也有弊。例如,在眼科利用二次压强打孔,可降低眼压,治疗青光眼、白内障;在外科手术中用于切开组织等。而在眼球与颅内由于二次压强剧升会形成"爆炸"性损伤,甚至死亡。二次压强也可使被照射的肿瘤组织被压向深部或反向飞溅而造成转移等。

(五)弱激光的生物刺激效应

弱激光是指其辐照量$(J \cdot cm^{-2})$不引起生物组织产生最小可检测的急性损伤而又有刺激或抑制作用的激光。大量的基础医学研究和临床医学实践表明,弱激光照射对生物组织具有明显的刺激和调节作用。

目前观察、研究应用较多的是弱He-Ne激光的刺激作用。发现它对生物分子、细胞、细菌和微生物都有作用,并总结出定量规律:其一,在生物受激光照射的过程中,剂量小时有兴奋作用,剂量大时有抑制作用;其二,刺激作用有累积效应,最终效果取决于总剂量;其三是刺激作用强弱与刺激次数(等间隔、等剂量)的关系呈现出抛物线形特征。应当指出的是,以上规律对于其他波长的激光是否成立尚待研究,对于He-Ne激光刺激作用的机制研究目前也尚不成熟。虽然低功率激光的作用过程和作用原理尚不很清楚,有待于进一步的探讨,但其生物刺激效应在医学研究和临床工作中确有广泛应用且取得了一定成果。

对于以上激光的五种生物效应,在临床应用上,强激光主要表现为机械效应、电磁场效应与光化效应;弱激光主要表现为生物刺激效应与光化效应;而热效应则在各类激光中普遍被应用。目前研究较成熟的是热作用和机械作用,而生物刺激作用的机制仍处于研究阶段。

二、激光的医学应用

激光具有亮度高、方向性好、单色性好、相干性好等特有的光学特性,一经问世便很快的广泛应用于军事、通讯、工业等多个领域。激光技术应用最早的是医学,激光不仅用于疾病的诊断和治疗,而且在基础医学研究和生物学领域中激光技术也占有重要地位。另外,还可以利用激光显微加工技术制造医用微型仪器。激光在医学上的应用主要有:

(一)激光治疗

用激光治疗疾病的方法叫做激光治疗。临床上使用的激光医疗设备已有上百个品种,所用激光波长包含了紫外线、可见光、红外线区域内的各种光线,输出方式有连续、脉冲、巨脉冲、超脉冲,治疗几乎涵盖了临床所有科室和专业,能够治疗的病种达数百种之多。激光治疗方法基本有以下四大类:

1. 激光手术　是以激光束代替金属的常规手术器械对组织进行分离、切割、切除、凝固、焊接、打孔、截骨等,以祛除病灶以及吻合组织、血管、淋巴神经等。激光手术有多功能、止血效果好、感染少、质量高、可选择性破坏特定组织等优点,还可用于进行各种精细的显微手术。

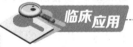

激光打孔技术

利用激光微束技术可以进行激光细胞打孔术,以实现基因转移。其方法是:将研究的细胞浸在含有基因物质的培养基里,然后用激光微束照射细胞,则在细胞上可开一小孔,这个小孔能在1秒钟内自动封闭。基因物质在小孔封闭前流入细胞内,完成基因的直接转移。然后小孔自动封闭,恢复原状,成为一个携带新基因的细胞。

激光细胞打孔可使基因物质直接转移到细胞内,这对遗传工程具有重要意义。它可以完全摆脱有性生殖过程和种属的限制,实现遗传物质的交换,从而为培养新的生物品种及治疗人类遗传疾病提供前所未有的有效手段。

2. 弱激光治疗 是指以小功率激光直接照射病患部位的治疗方法。临床上被用于治疗的疾病达几十种,其方法主要有激光理疗、激光针灸、弱激光血管内照射疗法。

(1) 激光理疗:以弱激光为物理因子,进行原光束、扩光束、光纤与腔内照射的物理疗法。具有镇痛、消肿、止痒、促进创面愈合等作用,对骨关节炎、软组织扭伤、皮炎、疖肿、湿疹等有很好的疗效。

(2) 激光针灸:用弱激光光束直接照射穴位,给穴位一定的能量,使穴位受到"针"与"灸"的刺激作用,可治疗传统针灸所能治疗的一切疾病。由于激光针灸是非直接接触,所以不会对病人的神经和血管造成损伤。它具有安全、无痛、疗效好等优点。

(3) 弱激光血管内照射疗法:以弱激光光针插入静脉照射循环血液的疗法。具有抗缺氧、抗脂质过氧化、改善血液流变学性质和微循环障碍、增强免疫等功能。

3. 激光光动力学疗法 在光敏剂血卟啉衍生物的参与下,激光照射到病变组织处(如肿瘤),或病毒、毒菌感染等处,使病变组织发生破坏、坏死,而正常组织则不受影响的一种治疗技术。有体表、组织间、腔内照射及综合治疗四种方式。这种疗法已应用于治疗皮肤癌和配合内镜进行腔内肿瘤的治疗,其有效率可达85%。

4. 激光介入治疗 激光技术与先进辅助检查设备相结合的一项高新医疗技术,目前这类技术常用于下列治疗。

(1) 内镜激光治疗:在内镜直视下,把激光束通过柔软细小的光纤传输,经内镜钳孔引入体腔内,对腔内相应器官进行激光治疗,如激光配合消化内镜治疗食管癌、胃癌、胃出血、胃肠息肉等消化道疾病,激光配合腹腔镜进行胆囊切除、阑尾切除、妇科手术等。

(2) 穿刺下激光介入性治疗:在 B 超或 CT 的引导下,通过体表穿刺,把激光束引入相应的内脏器官,进行治疗,如肝癌在 B 超引导下经皮穿刺,把激光束引到病灶区进行热凝固(固化)治疗。

(3) 导管介入性激光治疗:在 X 光血管造影术的引导下,通过血管导管术,把激光束经光纤引到病变血管内进行治疗,目前开展的有激光冠状动脉形成术治疗心肌梗死,激光外周血管形成术治疗体循环大血管栓塞。近年来,由于激光镜和冠脉血管镜的问世,使心血管激光介入性治疗的发展和应用进入了一个新阶段。

(二) 激光诊断

由于激光具有极好的单色性、相干性与方向性,从而为临床诊断提供了新的方法和手段。激光诊断一般可有如下方法:激光光谱分析法(荧光光谱、微区光谱、拉曼光谱等)、激光干涉分析法(全息术、干涉条纹视力测定、视觉对比敏感度测量、散斑技术等)、激光散射分析法(多普勒技术、静态和动态散射技术、闪烁细胞计等)、激光衍射分析法(用于测定红细胞的变形能力)、激光透射分析法(用于检查软组织肿物)、激光偏振法(用于鉴别肿瘤细胞)以及其他激光分析法(扫描检眼镜等)。与传统的其他诊断方法比较,激光诊断具有简便、快速、准确、无损伤,即可定性,又可定量等优点,是一种很有前途的诊断方法。激光诊断技术为诊断学向非侵入性、微量化、自动化及实时快速方向发展开辟了新途径。

(三) 激光生物技术

1. 激光微光束技术 激光束经光学系统聚焦后可形成高强度且光斑直径在微米数量级的微光束。利用激光微光束可以对细胞进行俘获、转移、移植、穿孔、融合及切断等微操作,在细胞生物学的研究中,发展成了激光光摄术、激光显微照射术、激光细胞打孔术以及激光细胞融合术等激光微光束技术。

激光微光束技术的另一个重要应用是激光微探针分析术,即标本的微区在激光微光束照射下被汽化,同时用摄谱仪或质谱仪记录,进行微量或痕量元素的定性或定量分析。此项技术被用于测定各种生理离子及微量元素在软组织中的分布、生物矿化结构中痕量元素的分析及矿化过程的研究、生物组织中有毒痕量元素的检测、体液中各种元素含量的分析及生物样品中有机化合物的定量测定等。

2. 激光光谱分析技术 激光光谱是以激光为光源的光谱技术。激光的出现使原有的光谱技术在灵敏度和分辨率方面得到很大的改善。由于已能获得强度极高、脉冲宽度极窄的激光,对多光子过程、非线性光化学过程以及分子被激发后的弛豫过程的观察成为可能,并分别发展成为新的光谱技术。

（1）激光原子吸收光谱技术：原子吸收光谱分析法最早由澳大利亚学者瓦尔西提出，其基本原理是：对元素以一定频率的光照射，处于基态的原子吸收照射光的能量将向高能态跃迁，测出被吸收得光强，进而计算出样品中的原子数或样品中该元素的含量。利用激光诱导荧光、光致电离和分子束光谱技术的配合，已能有选择地检测出单个原子的存在。

（2）激光荧光光谱分析技术：荧光是一种辐射的去活化过程，其机制是原子受到某一合适波长的辐射的激发，接着辐射去活化而发出荧光。以激光为光源的荧光光谱分析是一种新的微量分析方法，它的灵敏度非常高，视不同物质，其检测下限已达到 $0.001 \sim 0.1 \mu g \cdot ml^{-1}$，特别适用于痕量分析。对有标记的生物分子进行荧光显微镜检查，是研究许多细胞过程的重要技术。基本方法是用一定的方法将荧光染料分子加到某种微结构或有机化合物中，然后用合适波长的激光去激发它，进而观察活细胞所发生的生化变化及其过程。

（3）激光拉曼光谱技术：根据非线性光学理论，当单色光作用于试样时，散射光频率与激发光频率之差（称为拉曼位移）只取决于物质分子的振动和转动能级，与入射光波长无关。由于不同的物质具有不同的振动和转动能级，因此拉曼位移是表征物质分子振动、转动状态的一个特征量，适宜于对物质的分子结构分析和鉴定。激光可以极大地提高包含双光子过程的拉曼光谱的灵敏度、分辨率和实用性，尤其是共振拉曼光谱法和相干反斯托克斯拉曼光谱法的应用，使灵敏度得到更大的提高。目前，此项技术已在核酸与蛋白质的高级结构、生物膜的结构和功能、药理学（特别是抗癌药物与癌细胞的作用机制）等的研究中得到应用。

（4）激光微区发射光谱技术：其基本原理是用聚焦物镜将激光光束会聚在数百以至数十微米的微区内，使被分析物质汽化蒸发，配以火花放电，使汽化的物质电离而发光，并对此发射光进行分析。对微区、微量、微小颗粒以及薄层剖面的分析特别有意义。目前在材料科学、生物试样、刑事犯罪学、考古等领域均有极广泛的应用。

3. 激光多普勒技术　是利用激光照射运动物体所发生的多普勒效应进行速度检测的一项技术，测速范围可以实现 $10^{-4} \sim 10^3 m \cdot s^{-1}$。

激光多普勒血流计可用于对人体甲皱、口唇、舌尖微循环与视网膜微血管等的血流速度进行检测；利用激光多普勒效应与电泳技术结合形成的激光多普勒电泳分析技术，可以自动快速准确地测量生物细胞及大分子的电泳迁移率、表面电荷、扩散系数等重要参量。此外，激光多普勒技术还被应用于对巨细胞质流、精子活力、眼球运动、耳听力等的测定。由于此项技术具有极高空间分辨率、快速、灵敏、连续、非浸入等特点，被广泛应用于微循环、血液流变学、病理生理学、免疫学等方面的研究。

4. 激光全息显微技术　利用光的干涉在底片上记录被摄物体反射光的频率、强度、相位信息，再利用光的衍射重现被摄物体的三维空间图像。正是由于激光具有高度的时间与空间相干性，以它作为光源才使全息技术得以实现。激光全息技术是激光全息术与光学显微系统结合的产物，它具有分辨率高、像差小、能对活体标本进行动态观察等优点，被用于对细胞的观测分析。

视频：激光全息技术

（四）激光的其他应用

1. **基础医学研究**　用激光做刺激源，可在分子水平上调节蛋白质和核酸的合成与活性，影响 DNA 的复制、各种酶的活性与功能等；利用激光的生物效应，对细胞的增殖、分化、遗传、发育、代谢及死亡等过程进行研究，对组织的损伤与修复进行研究；利用激光微光束技术对细胞进行俘获、转移、穿孔、移植、融合及切断等操作；利用激光多普勒技术，可对人的口唇、舌尖等微循环与视网膜微血管的血流速度进行检测，可用于血液流变学、病理学、免疫学等方面的研究；利用激光微探针分析技术，使标本的微区在激光束的照射下汽化，用摄谱仪或质谱仪进行记录，实现对生物组织中的各种生理离子、痕量元素及有毒痕量元素进行定性、定量分析；激光扫描共聚焦显微镜可用于形态学、分子与细胞生物学、遗传学、药理学、神经科学等领域的研究；激光全息显微术可用于对细胞的观测分析。此外还有激光流式细胞仪、激光扫描计、激光漂白荧光恢复测量技术、激光荧光显微技术等被用于医学的基础研究中。

2. **激光采血划痕器**　早在 20 世纪 90 年代初，俄罗斯研制出激光验血划痕器。激光切口造成的水肿小，伤口愈合快。用激光采血是非接触式的，可以避免病人紧张、疼痛，特别适合给小病人使用。更重要的是可以避免由于采血、注射引起的交叉感染，可防止感染如艾滋病、肝炎等传染病。

笔记

3. 激光光钳技术　激光光钳是一种利用高斯激光光束的梯度压力将微粒移到激光束焦点附近的装置。激光束如同"钳子"抓住微粒,随其移动,可以无损地操纵如细胞、细菌、病毒、小的原生动物等生物粒子,为微生物学家、医学工作者提供新的有力工具。

4. 激光加速对 DNA 的研究　基因是生物遗传、突变的基本单位。人类基因组共有 $3×10^9$ 个碱基对,弄清这些碱基对的序列情况是研究生命科学、了解生命奥秘的基础。利用人工方法识别这些碱基对需要 1000 年时间。但由于引入了光子学技术,大大促进了 DNA 的研究进程。

5. 激光挑选癌细胞　美国国家健康研究所研制出一种带有固体激光器的立式显微镜。在用显微镜观察肿瘤的病理样品时,病理学家可以用脉冲激光束激活罩在样品上的透明热塑膜,使它与选择的癌细胞热熔在一起。这样在取出膜的同时可以取出被选的癌细胞,进行进一步分析研究。

6. 细胞快速分析识别　美国 Sandia 国家实验室成功地研制出一种含有细胞的生物微腔半导体激光器。以透明的细胞作为波导材料来改变激光横模结构,从而使激光光谱发生变化。由于每一种细胞都能使激光输出带有可识别的信号,可以根据光谱识别细胞而不需要成像,因此识别速度很高,每秒能识别 2 万个细胞。

7. 激光美容　利用激光照射皮肤后的选择性光热作用,即靶组织(病灶)和正常组织对光的吸收率的差别,使激光在损伤靶组织的同时避免正常组织的损伤这一原则,达到去文身、去皱、去毛和治疗各种皮肤病的目的。采用倍频 Nd:YAG 或 Ar^+ 激光有效凝固血红蛋白来治疗皮肤病;采用超短脉冲 CO_2 激光器($10.6\mu m$)进行去皱、去毛、头发移植等;在文身治疗中,根据文身颜色选择互补色激光治疗,如绿色文身采用红色激光,这时色素吸收率最高,容易实现选择性光热作用。利用不同波长和不同功率的光刀也可以进行皮肤肿瘤等切除性外科手术。

总之,由于激光的优异特性,使得激光在基础医学的研究、临床医学的诊断和治疗、社区医学的预防和保健等各个方面都得到了极为广泛的应用。目前,激光医学已成为一个专门的学科,相信随着激光技术的快速发展,对生物医学的发展必将产生更为深刻的影响。

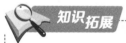

知识拓展

飞秒激光技术

飞秒为时间测量单位,1 飞秒就是 10^{-15}s,也就是 1s 的千万亿分之一。飞秒激光是一种以脉冲形式运转的激光,持续时间非常短,只有几个飞秒,其波长为 1053nm,它比利用电子学方法所获得的最短脉冲要短几千倍,是人类目前在实验条件下所能获得的最短脉冲。

飞秒激光在眼科手术中的应用主要是在 LASIK 手术(Laser insituskeratomileusis 的简称,也叫准分子激光角膜磨镶术,是一种屈光不正矫治术,可用于矫正 100 度至 3000 度的近视)中用飞秒激光安全制作角膜瓣,在角膜移植手术中应用飞秒激光精确切削角膜制作植片,在角膜基质环植入手术中用飞秒激光制作角膜隧道切口。

飞秒激光是目前临床上最完美的近视手术方式。从解剖学到物理学、从手工到电脑、从有刀到无刀,飞秒激光是医学发展的必然趋势。飞秒激光的出现,使人类第一次在眼角膜手术上离开了手术刀,真正实现了"全程无刀手术",把激光治疗近视手术推向了一个更精确、更安全、更清晰的新高度。

第三节　医用激光器

能产生激光的装置称为激光器。激光器由激励装置、激活介质、光谐振腔组成如图 1-7-7 所示。

激励装置的作用是向激活介质提供能量,使激活介质实现粒子数反转。激活介质的作用是产生受激辐射。谐振腔的作用是将受激辐射产生的偏离谐振腔轴线方向运动的光子逸出腔外,而沿轴线方向传播的光被放大,从而获得激光。

图片:中国第一台红宝石激光器

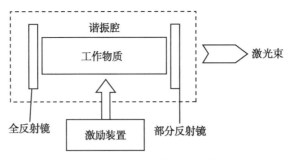

图 1-7-7 激光器结构方框示意图

一、医用激光器

目前激光器的种类已经达到数百种。医用激光器按激活介质状态可分为固体激光器、液体激光器、气体激光器,半导体激光器;按发光粒子可分为原子激光器、分子激光器、离子激光器、准分子激光器等;按激光的输出方式可分为连续激光器、脉冲激光器等。目前医学中常用的激光器及其技术指标(表 1-7-1)。

下面介绍几种典型的医用激光器。

表 1-7-1 医学中常用的激光器

工作物质	物质状态	输出方式	波长(nm)	应用
红宝石(Ruby)	固体	脉冲激光	694.3	眼科、皮肤科、基础研究
掺钕钇铝石榴石(KTP/Nd:YAG)	固体	脉冲、连续激光	532	眼科、皮肤科、内镜手术、显微外科、微光束技术
铒(Er:YAG)	固体	脉冲激光	2080;2940	耳科、眼科、口腔科、皮肤科
钕(Nd:YAG)	固体	脉冲、连续激光	1064	各科手术、内镜手术
钬(Ho:YAG)	固体	脉冲激光	2120	耳科、眼科、口腔科、胸外科
氦-氖(He-Ne)	气体	连续激光	632.8	各科弱激光治疗、PDT、全息照相
二氧化碳(CO_2)	气体	脉冲、连续激光	10600	体表与浅表腔各科手术、理疗
氩离子(Ar+)	气体	连续激光	488;514.5	眼科、皮肤科、内镜手术、针灸、全息照相、微光束技术、扫描聚焦显微镜
氮分子(N_2)	气体	脉冲激光	337.1	肿瘤、理疗、基础研究
氦-镉(He-Cd)	气体	连续激光	441.6	肿瘤荧光诊断、针灸、理疗
氩-氟(Ar-F)	气体	脉冲激光	193	眼科 PRK
氙-氯(Xe-Cl)	气体	脉冲激光	308	血管造形术
铜(Cu)	气体	脉冲激光	510.5;578	皮肤科、PDT
有机液体(Dye)	液体	脉冲、连续激光	300~1300	皮肤科、PDT、眼科、内镜手术、细胞融合术
半导体	半导体	脉冲、连续激光	330~3400	各科手术、内镜手术、弱激光治疗、基础研究

(一)红宝石激光器

红宝石激光器是最早研制成功而至今仍被经常使用的一种固体激光器。红宝石激光器的发光物质及其发光机制在本章第一节中已经作过介绍,这里不再赘述。由于这种激光器是以基态为跃迁的低能级,而最初绝大多数粒子处在基态,所以需要相当高的激励能量。通常状况下是用发光亮度较高的脉冲氙灯进行激励,闪光脉冲是通过电容器放电产生的,闪光时才发射光,因此红宝石激光器发出的激光是脉冲激光,发出波长为 694.3nm 的受激辐射光。这种激光器的脉冲峰值功率一般为几千瓦到几十千瓦,每脉冲能量为 0.1～1.5J。20 世纪 60 年代主要用这种激光光凝治疗眼底病和光切虹膜治疗闭角型青光眼、虹膜囊肿等有关疾病。

红宝石激光器的主要优点是输出可见光波段的激光,可在室温下运转,工作晶体抗激光破坏能力强,器件尺寸可做得比较小,能获得较大功率的脉冲激光输出等。这种激光器主要用于激光测距、激光全息技术、激光加工、激光医学及实验室基本研究等方面。

(二)氦-氖激光器

氦-氖(He-Ne)激光器是最早研制成功的典型的原子气体激光器,也是目前仍然应用临床治疗最广泛的一种气体激光器。工作物质是按一定比例混合的氦、氖气体,通常采用气体放电进行激励。其中氦原子只起传递能量的作用,而氖原子起粒子数反转和发射激光的作用,发射 632.8nm 的红色可见激光。

氦-氖激光器的主要优点是结构简单,使用方便,性能可靠且耗电量小,可长时间稳定运转以及输出单色性较好的可见激光等;其不足之处是连续输出的激光功率水平较低(通常在毫瓦量级)。这种激光主要用于激光显示、激光准直、精密测量与计量标准、全息照相与激光通信等方面。在医学上主要进行弱光治疗、PDT 等。

在混合气体中,气体激光器通常用电激励,眼科激光检测仪的激光光源主要是氦-氖激光。国内也有用氦气激光作为理疗光源或光针的光源,治疗眼部有关疾病。

(三)二氧化碳激光器

二氧化碳(CO_2)激光器是典型的分子气体激光器,工作物质是二氧化碳分子气体,通常状况下采用气体放电进行激励,输出波长为 $10.6\mu m$ 的远红外光。

二氧化碳激光器的主要优点是能量转换效率高,因此它的输出功率很高。这种激光几乎被大部分生物组织表面层(约 $200\mu m$)所吸收,用作激光刀容易控制其切割组织的深度。此外,二氧化碳激光器有容易连续运行,结构简单和造价低的优点,因此在医学应用上特别引人注目。这种激光器主要用于激光加工、激光手术、激光通信及激光等离子体研究等方面。

(四)准分子激光器

准分子激光器是 20 世纪 70 年代发展起来的一种脉冲激光器。它的工作物质是稀有气体及其卤化物和氧化物,采用快放电激励或脉冲电子束注入激励,输出波长从紫外区到可见光。

准分子激光器的主要优点是输出激光位于近紫外与真空紫外区,波长短,可获得较高功率和较大能量的脉冲激光,器件的能量转换效率较高。主要用于激光荧光分析、制造集成电路、激光育种、激光治疗及非线性医学上应用准分子激光器主要进行手术治疗。

这类激光器之所以称为"准分子"激光器,是因为它的工作物质是不稳定的分子,通常情况下,基态的稀有气体原子其电子层全部被填满,化学性质稳定,不与其他原子结合成稳定的分子。但当受到外界激励时,就可能从基态跃迁到激发态,甚至被电离,这时它很容易与其他原子结合形成一个寿命极短的分子,这种处于激发态的分子称为"准分子"。由于准分子的基态是强排斥态,离解迅速,所以只要有一定数量的分子存在,就能实现粒子数反转。

二、医用激光器的发展

激光从问世到 21 世纪的今天,激光技术得到了飞速发展。从科学研究到工、农业生产,从军工到民用,从生物科学到医学领域都得到了广泛应用。

在临床上使用激光器也越来越多,其发展趋势特点:一是具有模块化、一体化的特点。二是具有激光技术、光导技术、光反馈和光信息技术、生物化学技术与现代医学有机结合的特点。三是具有激光束更亮,治疗更精确的特点。四是具有向半导体发展的趋势。2002 年 12 月,我国已制造出综合性能达到国际先进水平的整套 Cm-630-2-1 型大功率半导体激光治疗仪。填补了国内激光高科技领域的空白。

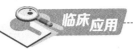

准分子激光的临床应用

目前,准分子激光已用于眼科手术、诊治各种脑科疾病。准分子激光中的一种冷激光是由压缩的氟化氩气体(ArF)受到激发,释放出高能的光束,称为准分子激光。它只被表面组织吸收,穿透力极弱,每个脉冲切削组织深度只达 $0.2\mu m$ 左右,只有角膜厚度的 1/11,切割后组织表面极其光滑、均匀。对邻近未被辐射组织无损伤,可控制照射组织的形状。它的组织反应为分子降解作用,组织分子吸收高能量的光子后分子键断裂,进而分解造成切削状,对没有受到照射的区域无损害。利用准分子激光进行手术更安全、更可靠。准分子激光的应用,开创了激光医学的新纪元。

第四节　激光的安全性

随着激光技术的发展,它在医学上为临床诊治疾病提供了新的手段,同时激光也存在一定的危害,因此,了解激光可能产生的危害,采取必要的防护措施,是安全、有效使用激光所必需的。

一、激光的危害

激光对人体可能造成的危害可分为直接危害和间接危害两类。直接危害主要是指激光诊治时的辐照量超过安全阈值,对病人的疾病组织或器官造成损伤;以及直接的或反射的激光,可能会对病人或激光从业人员的眼睛或皮肤等非治疗区域造成损伤。间接危害主要是指激光汽化产生的含碳汽、组织分解产生的烟雾以及大功率激光引起的组织碎片的迸射,被吸入人体肺部。

激光可引起麻醉剂的起火和爆炸,也可引起易燃物品像干纱布、酒精,病人的私人物品如香水、指甲油、发胶等着火;激光机的高压电源,可能造成电击;许多激光器的工作物质是具有毒性的有机染料,外泄可导致人员中毒等。

二、激光的安全防护

1960 年诞生激光器以后,1963 年根据测得的视网膜和皮肤的损伤阈值,提出了激光器最大允许照射量,随后世界上多个国家都制定了相应的安全标准。我国从 1987 年开始,先后发布了四个标准,分别对激光设备的电气安全、实验室和作业场所的激光辐射安全,做出了具体的要求和规定。

激光的防护应从两个方面进行:一方面是对激光系统及工作环境的监控管理。另一方面是个人防护。

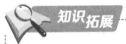

激光对眼睛的伤害关系

在激光的伤害中,以机体中眼睛的伤害最为严重。波长在可见光和近红外光的激光,眼屈光介质的吸收率较低,透射率高,而屈光介质的聚焦能力(即聚光力)强。强度高的可见或近红外光进入眼睛时可以透过人眼屈光介质,聚积光于视网膜上。此时视网膜上的激光能量密度及功率密度提高到几千甚至几万倍,大量的光能在瞬间聚中于视网膜上,致视网膜的感光细胞层温度迅速升高,以至使感光细胞凝变性坏死而失去感光的作用。激光聚于感光细胞时产生过热而引起的蛋白质凝固变性是不能可逆的损伤。一旦损伤以后就会造成眼睛的永久失明。

激光的波长不同对眼球作用的程度不同,其后果也不同。远红外激光对眼睛的损害主要以角膜为主,这是因为这类波长的激光几乎全部被角膜吸收,所以角膜损伤最重,主要引起角膜炎和结膜炎,病人感到眼睛痛、异物样刺激、怕光、流眼泪、眼球充血、视力下降等。发生远红外光损伤时应遮住保护伤眼,防止感染发生,对症处理。

紫外激光对眼的损伤主要是角膜和晶状体,此波段的紫外激光几乎全部被眼的晶状体吸收,而中远以角膜吸收为主,因而可致晶状体及角膜混浊。

本章小结

　　激光就是受激辐射光放大。光辐射有三种基本形式,即自发辐射、受激吸收和受激辐射。产生激光的必需具备粒子数反转、工作物质和光学谐振腔。激光器一般由三部分组成,即工作物质、激励装置和光学谐振腔。典型的医用激光器有红宝石激光器、氦-氖激光器、二氧化碳激光器、准分子激光器。激光有方向性好、单色性好、相干性好、偏振性好、亮度高、强度大的特性。激光与生物组织相互作用,将产生生物效应即热效应、机械效应、光化效应、电磁效应和弱激光的生物刺激效应。激光应用非常广泛,主要有激光手术、弱激光治疗、光动力学疗法、介入治疗、激光诊断技术、激光生物技术、基础医学研究、激光美容等。

案例讨论

　　激光心肌血运重建术是利用高强度激光束在缺血的心肌区域内打多个微孔,使心肌中的血液通过这些激光孔道进入缺血的心肌区域,从而改善心肌血液微循环来达到治疗目的。

　　讨论:分析激光心肌血运重建术的原理。

（梁金玲）

案例讨论

扫一扫,测一测

笔记

第八章　X 射线与 CT

学习目标

1. 掌握 X 射线强度和硬度的概念；X 射线的吸收规律及应用。
2. 熟悉 X 射线的基本性质；X 射线的防护。
3. 了解 X 射线机的基本结构；CT 成像的原理及 X 射线在医学上的应用。
4. 能利用 X 射线的特性解释透视、CT 成像的能力。
5. 具有对 X 射线辐射防护的意识。

案例导学

　　1895 年 11 月 8 日，德国著名物理学家伦琴（W. C. Röntgen）在研究稀薄气体放电时发现了 X 射线，当时不知道这种射线的物理本质，伦琴将它称为 X 射线。1912 年，德国物理学家劳厄（M. Von Laue）用晶体衍射实验，证明 X 射线是一种波长比紫外线更短的电磁波。

　　X 射线被发现的重要意义在于 X 射线使物体变的"透明"起来。为了看到人体器官乃至器官病变的更多细节，100 年来，X 射线影像技术经历了几次大的飞跃，即从普通摄影的黑白重叠像到数字增强影像；从体层摄影到计算机断层成像（X-CT）。

　　X 射线被用于治疗肿瘤是非常有效的，治疗所用的高能 X 射线一般由直线加速器产生。

　　问题：

　　1. 普通 X 射线机由几部分组成？

　　2. 产生 X 射线的微观机制有哪些？

　　3. X 射线有哪些基本性质？

　　4. X 射线在医学上有哪些应用？

图片：伦琴

图片：劳厄

　　X 射线的发现，对物质微观结构的深入研究和技术上的应用产生了重大影响。在医学诊断和治疗中，X 射线也有着广泛地应用，它伴随着近代科学技术的发展并与之紧密结合，成为现代医学不可缺少的工具。本章将介绍 X 射线的性质、X 射线的产生、X 射线的强度和硬度、X 射线的衰减规律及 X 射线在医学上的应用等知识。

笔记

第一节 X 射线

X 射线(X-ray)是一种电磁波,波长介于紫外线和 γ 射线之间,约 0.001～10nm。它在传播过程中表现为波动性,以光速沿直线传播,能发生反射、折射等现象,在与物质相互作用时表现为粒子性,即 X 射线具有波粒二象性。

X 射线的波动性主要表现在它具有干涉、衍射、偏振等波动通性;以一定的波长和频率在空间传播;在真空中的传播速度与光速 c 相同。X 射线的波长、频率和波速的关系为

$$\lambda = \frac{c}{\nu} \tag{1-8-1}$$

X 射线的粒子性表现在,当 X 射线辐射和吸收时,X 射线表现为光子,具有能量和动量。X 射线的能量可表示为

$$E = h\nu = \frac{hc}{\lambda} \tag{1-8-2}$$

式(1-8-2)中 $h = 6.626\,075\,5 \times 10^{-34}$ J·s 称为普朗克常数,ν 为 X 射线(X 光子)的频率,λ 为 X 射线的波长。

一、X 射线的基本特性

X 射线是一种电磁波,也是一种能量较高的光子流,在真空中以光速沿直线传播。因此,X 射线除具有电磁波、光波的一系列性质外,还有如下重要特性:

1. 穿透作用   X 光子的能量较大而不带电,故在穿透物质的过程中,与物质的相互作用小,因而穿透能力强;X 射线的穿透性不仅与光子能量(或波长)有关,还与物质的性质和结构有关。一般原子序数高、密度大的物质,对 X 射线的吸收多,穿透性差;原子序数低、密度小的物质,对 X 射线的吸收小,穿透性强。人体不同组织所含的原子序数和密度有差别,因而 X 射线的穿透性不同。X 射线对人体组织穿透性的差别是 X 射线透视、摄影和 X-CT 检查的基础;X 射线对不同物质穿透性的差别也是选择屏蔽材料和过滤板材料的依据。

2. 电离作用   X 射线能使一些物质的原子或分子电离。在生物体内,X 射线的电离作用可诱发各种生物效应。在 X 射线的照射下,气体能被电离而导电,我们常利用空气中电离电荷的多少,来间接测定 X 射线的照射量。电离作用还是 X 射线损伤和治疗的理论基础。

3. 荧光效应   某些物质被 X 射线照射时,能产生荧光。如磷、硫化锌、钨酸钡等,这些物质称为荧光物质。荧光物质实际上是一种换能器,当它受到 X 射线照射时,其原子被激发或电离,在原子跃迁回基态时,发出可见荧光。透视用的荧光屏,摄影用的增感屏都是利用这一特性制造的。

4. 光化学作用   与可见光一样,X 射线可以使照相胶片感光。这一特性被广泛应用于医学上人体的 X 射线摄影检查。

5. 生物效应   X 射线通过生物体而被吸收时,与生物体内的物质发生相互作用,在生物体液和细胞内引起一系列物理变化和化学变化,使生物细胞产生生理和病理方面的改变。例如,生物细胞,特别是增殖性强的细胞,经一定量的 X 射线照射后,可产生抑制、损伤甚至坏死等。X 射线的生物效应是放射治疗的理论基础,也是放射工作者应注意防护 X 射线的原因。这种效应的物理机制是射线在生物体内产生电离和激发。

二、X 射线的产生

1. X 射线的产生条件   人们研究发现,当高速微观粒子轰击物质而突然受阻时,就能产生 X 射线。在医学中,是利用高速电子流轰击靶物质而产生 X 射线的。所以,产生 X 射线必须具备两个条件:第一是高速电子流;第二是阳极靶。

要获得高速电子流需要具备两个条件:首先要有一个由高电压产生的强电场,用以加速电子,使

之获得足够大的动能;其次是要有一个高真空度的空间,以保证高速电子流免受空气分子的阻挡而降低能量,同时又可保证灯丝不致因氧化而被烧毁。阳极靶的作用是用以阻挡高速电子流,使其所具有的能量部分转变成 X 射线(X 光子)的能量。

2. X 射线的产生装置(X 射线机) 主要由三个部分组成,即 X 射线管(X-ray tube)、低压电源和高压电源。其中 X 射线管是装置的核心部件,它是由一个高度真空,并封装有阴极(cathode)和阳极(anode)的硬质玻璃管构成,如图 1-8-1 所示。

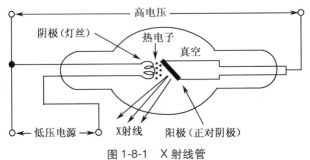

图 1-8-1 X 射线管

阴极(灯丝、电子源)的作用是按需要发射足够数量的电子,经加速、聚焦后轰击阳极而产生 X 射线。阴极由钨丝卷绕成螺旋状,单独由低压电源(2~18V)供电,能通过 2~10A 的可调电流,使灯丝灼热而发射电子。灯丝电流越大,温度越高,单位时间内所发射的热电子数就越多。

阳极(阳极靶)在 X 射线管的另一端,正对着阴极,通常是铜制成的圆柱体,在柱端斜面上镶有一小块钨板,其作用是阻挡高速电子流而产生 X 射线。阴、阳两极间所加的几十千伏到几百千伏的电压称为管电压,阴极所发射的热电子在电场的加速下高速奔向阳极,形成管电流。

X 射线机由交流供电,结构较为复杂。图 1-8-2 是较为典型的全波整流 X 射线机的基本电路图。图中升压变压器 T_1 用来获得交流高压,四个整流二极管 $D_1 \sim D_4$ 组成桥式整流电路,把 T_1 输出的交流高压转变成直流高压,作为 X 射线管的管电压(tube voltage);降压变压器 T_2 供给灯丝加热电流,电位器 R 用来调节灯丝电流,以改变灯丝发射热电子的数量,从而控制管电流(tube current)。

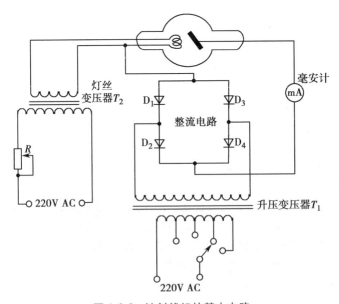

图 1-8-2 X 射线机的基本电路

X 射线管中,加速阴极射线所消耗的电能,全部变为电子高速运动的动能。这些高速电子在与靶物质相互作用的过程中产生 X 射线,同时也产生大量的热。转变成 X 射线的辐射功率(即 X 射线的总强度)与高速电子流功率之比,称为 X 射线的产生效率。研究证明,X 射线管产生 X 射线的效率极低,一般不足 1%,而高速电子流动能的绝大部分转变成热能,如表 1-8-1 所示。

表 1-8-1　钨靶X射线管产生X射线的效率

加速电压	X射线能(%)	热能(%)	加速电压	X射线能(%)	热能(%)
40kV	0.4	99.6	100kV	0.8	99.2
70kV	0.6	99.4	150kV	1.3	98.7

从表中所列数据可以看出,X射线的产生效率,随着管电压的升高而增高;X射线的产生效率极低,X射线管工作时,所消耗电能的99%以上都变为无用的热能,从而使靶面产生很高的温升。为了使阳极靶不致因高温而熔化,故用高熔点的钨板(熔点3370℃)作阳极靶;铜是热的良导体,所以阳极整体用铜制作,可使阳极靶产生的热量更好地导出和散发出去。为了降低温度,在大功率的X射线管中,阳极还制成旋转式的,使高速电子流的轰击面不断改变,将产生的热量分散在较大的面积上,便于散热。

图片:旋转阳极X射线球管

另外,在X射线的诊断和治疗中,从X射线窗口射出供使用的那部分X射线,仅占阳极靶面产生X射线总量的10%还不到,其余的90%都被阳极靶、管壳、管壁等吸收了。可见,X射线的实际利用率也是很低的。

三、X射线的强度和硬度

1. X射线的强度(intensity of X-rays)　是指单位时间内通过与射线方向垂直的单位面积的X射线的能量。单位为 $W \cdot m^{-2}$。这与波的强度概念一致。用 I 表示X射线的强度,则

$$I = N_1 h\nu_1 + N_2 h\nu_2 + \cdots + N_n h\nu_n \tag{1-8-3}$$

式(1-8-3)中 N_1、N_2、$\cdots N_n$ 分别表示单位时间内通过单位横截面积的能量为 $h\nu_1$、$h\nu_2$、$\cdots h\nu_n$ 的光子数目。由上式可知,有两种方法可以使X射线的强度增加:其一是增加管电流,使单位时间内轰击阳靶的高速电子数目增多,从而增加所产生的X射线的光子数目 N_i;其二是增加管电压,使每个光子的能量 $h\nu_i$ 增大。

2. X射线的量与质　用X射线进行诊断和治疗时,使用的X射线的量和质要恰当,过度和不足都达不到预期的效果。因此,需要了解X射线的量和质。

(1) X射线的量:指X射线束中的光子数目。因为在一定的管电压下,X射线管灯丝电流越大,灯丝温度越高,单位时间内发射的热电子数就越多,管电流就越大,则高速电子轰击阳极靶产生X射线束的光子数也就越多。显然,穿过人体的X射线的量还与照射时间成正比。因此,在X射线的诊断应用中,作为一种简便方法,常用X射线管的管电流的毫安数(mA)与照射时间(s)的乘积来间接反映X射线的量,单位为毫安秒(mA·s)。例如,某投照部位需要20mA·s的X射线的量来满足影像要求,则选择100mA×0.2s或50mA×0.4s均可满足要求。

(2) X射线的质:指X射线的能量,它表示X射线的穿透本领,在医学上通常称为X射线的硬度(hardness of X-ray)。管电压越高,电子轰击阳极靶面时的速度就越大,由此产生的X光子的能量也就越大、波长越短,贯穿物质的本领越强,则X射线的质越硬。因此,X射线的硬度由X光子的能量(取决于管电压)决定,而与光子数目(取决于管电流)无关。对于一定的吸收物质,X射线被吸收愈少则穿透的量愈多,X射线就愈硬,或者说硬度愈大。

X射线的硬度还与过滤物质的厚度有关。过滤物质越厚,低能X射线被吸收的越多,X射线的有效能量提高,X射线变硬。由于X射线的能量不易用简单方法测出,所以,在医学上通常用管电压的千伏数(kV)来表示X射线的硬度,并通过调节管电压来控制X射线的硬度。在医学上常根据用途把X射线按线质的软硬分为四类,相应的管电压、波长及用途见表1-8-2。

表 1-8-2　X射线按硬度的分类

名称	管电压(kV)	最短波长(nm)	主要用途
极软X射线	5~20	0.248~0.062	软组织摄影、表皮治疗
软X射线	20~100	0.062~0.012	透视和摄影
硬X射线	100~250	0.012~0.005	较深组织治疗
极硬X射线	250以上	0.005以下	深部组织治疗

四、X射线的吸收

X射线的吸收,即X射线通过某一物质区域时,入射的强度大,出射的强度减小。如果X射线通过的是一个真空区域,当然没有吸收。因此,所谓X射线的吸收,是X射线与物质相互作用引起的。

当X射线通过物质时,X光子与物质中的原子发生多种相互作用。在相互作用过程中,一部分光子被吸收并转化为其他形式的能量,一部分光子被物质的原子散射而偏离原方向,总的效果都使原方向上的X射线的强度被衰减。本节主要讨论X射线在通过物质时,与物质相互作用被吸收的规律。

1. 单色X射线的吸收规律　理论和实验均可证明,一束单色准直的X射线通过物质时,其强度I是随着深入物质的厚度x而按指数规律衰减的,即

$$I = I_0 e^{-\mu x} \tag{1-8-4}$$

式中I_0是入射X射线的强度,I是通过物质厚度为x后的X射线的强度,μ称为该物质的线性吸收系数(linear absorption coefficient)。如果厚度的单位为cm,则μ的单位为cm^{-1}。

由上式可以看出,μ越大则X射线强度在物质中衰减越快、吸收本领越强,μ越小则衰减越慢、吸收本领越弱。

2. 质量吸收系数和质量厚度　显然,对于同一种物质,线性吸收系数μ与其密度ρ成正比。因为同一种吸收体的密度越大,则单位体积内可能与X光子发生相互作用的原子数就越多,光子在通过单位路程时被吸收或散射的可能性增大,X射线被吸收得也就越多。定义线性吸收系数μ与物质密度ρ的比值为物质的质量吸收系数(mass absorption coefficient),记作μ_m,即

$$\mu_m = \frac{\mu}{\rho} \tag{1-8-5}$$

质量吸收系数μ_m与物质的密度无关。一种物质,不论是液态、气态还是固态,虽然它的密度相差很大,但μ_m值都是相同的。所以引入质量吸收系数后,可以比较各种物质对X射线的吸收本领,可以将式(1-8-4)改写为

$$I = I_0 e^{-\mu_m x_m} \tag{1-8-6}$$

式中$x_m = x\rho$称为物质的质量厚度(mass thickness),它等于单位面积,厚度为x的吸收层的质量。x_m的常用单位为$g \cdot cm^{-2}$,μ_m的相应单位为$cm^2 \cdot g^{-1}$。

X射线穿过物质强度被衰减一半所对应的厚度(或质量厚度),称为该物质的半价层(half value layer)。根据式(1-8-4)和式(1-8-6),可得到半价层与吸收系数之间的关系为

$$x_{1/2} = \frac{\ln 2}{\mu} = \frac{0.693}{\mu} \tag{1-8-7}$$

$$x_{m1/2} = \frac{\ln 2}{\mu_m} = \frac{0.693}{\mu_m} \tag{1-8-8}$$

也可以用半价层来表示物质对X射线的吸收规律。只要将式(1-8-7)和式(1-8-8)分别代入式(1-8-4)和式(1-8-6)就可得到

$$I = I_0 \left(\frac{1}{2} \right)^{\frac{x}{x_{1/2}}} \tag{1-8-9}$$

$$I = I_0 \left(\frac{1}{2} \right)^{\frac{x_m}{x_{m1/2}}} \tag{1-8-10}$$

3. 吸收系数与波长和原子序数的关系　对于医学上常用的低能X射线,光子能量在几十到几百千电子伏之间,各种元素的质量吸收系数有如下经验公式

$$\mu_m = k Z^\alpha \lambda^3 \tag{1-8-11}$$

式中k近似为常数,Z是吸收物质的原子序数,λ是X射线的波长,常数α约为3~4。当吸收体为水、空气、人体组织时,对于医学上常用的X射线,α可取3.5。从(1-8-11)可以得出下面两个有实际意义的结论:

(1) 当波长一定时,物质的质量吸收系数与其原子序数的3~4次方成正比。若吸收物质含有多

种元素时,质量吸收系数等于各组分的原子吸收系数之和。可见原子序数越大的物质,其吸收本领越大。人体肌肉组织的主要成分为 C、H、O 等,对 X 射线的吸收和水（H_2O）相近;而骨的主要成分是 $Ca_3(PO_4)_2$,其中 Ca 和 P 的原子序数比肌肉组织中的主要成分的原子序数都高,因此骨骼的质量吸收系数比肌肉组织的质量吸收系数大得多,能在 X 射线照片或透视荧光屏上显示出明显的阴影。两者的吸收系数之比为

$$\frac{\mu_{骨骼}}{\mu_{肌肉}}=\frac{3\times20^{3.5}+2\times15^{3.5}+8\times8^{3.5}}{2\times1^{3.5}+8^{3.5}}=100$$

铅的原子序数很高（$Z=82$）,因此铅板和铅制品被广泛地用来作 X 射线的防护材料。

（2）当吸收物质一定时,质量吸收系数与波长的三次方成正比。波长越长的 X 射线越易被吸收,而波长越短,则贯穿本领越大,硬度越大。因此,在用 X 射线作浅部组织治疗时,应采用较低的管电压,获得长波成分较多的 X 射线,以利于吸收;在深部照射时,则宜采用较高的管电压,以增加短波成分。而且,当 X 射线管发出的含有各种波长成分的 X 射线进入吸收体后,因为长波成分比短波成分的衰减快得多,所以短波成分越来越多,X 射线越来越硬。利用这一原理,常常让 X 射线通过滤线板（铜板或铝板）,随着软 X 射线被强烈吸收,使 X 射线"变硬",而且使 X 射线谱的范围变窄,以满足医学上的某些需要。

各种物质的吸收系数都与 X 射线的波长有关,因此以上各式仅适用于单色 X 射线束。由于 X 射线束主要为连续谱,所以 X 射线在穿过物质时的总强度并非严格按照指数规律衰减。在实际问题中,可以近似地应用指数衰减规律,但公式中的吸收系数应当用各种波长的吸收系数的平均值来代替。

第二节　X射线在医学上的应用

X 射线在医学上的应用可分为诊断和治疗两个方面,特别是在诊断方面,应用 X 射线来获取医学影像已成为一个十分有效的手段。

一、X射线诊断

X 射线常规透视、摄影、X-CT 以及近几年出现的数字减影技术等,是医学影像诊断中使用最普遍的检查手段。

1. X 射线透视（X-ray fluoroscopy）　是医学上常用的方法之一。其基本原理是,当一束强度均匀的 X 射线穿过人体时,由于体内不同组织或器官对 X 射线的吸收本领不同,透过人体后的 X 射线就携带了人体内部解剖结构的信息,投射到荧光屏上,就可以显示出肉眼可见的明暗不同的荧光影像,观察和分析这种影像,就能诊断人体组织器官的正常和异常,这就是 X 射线透视。

X 射线透视不仅可以观察器官的形态,而且可以观察器官的活动情况。是胃肠道造影检查、骨折复位手术、导管和介入性放射学等采用的基本方法。由于人体器官透视影像产生重叠、组织密度或厚度差别小等原因,形成的影像存在分辨率不高,不能记录等局限性。

传统的 X 射线透视,医生和受检者都在暗室近台操作,致使工作人员和受检者都受到过多的 X 射线的照射。采用影像增强器后,可把荧光亮度增强数千倍,用闭路电视在明室观察,视觉灵敏度高,提高了透视的准确性;同时,透射的 X 射线强度大幅度降低,受检者被 X 射线照射的量大大减少,医生隔室操作,基本不受 X 射线的照射,这就是 X 射线电视系统。

2. X 射线摄影（X-ray photography）　是 X 射线检查的另一种基本方法。其原理是,让透过人体的带有解剖结构信息的 X 射线投射到照相胶片上,使胶片感光,然后经过显影、定影等处理过程,便在 X 射线照片上形成人体组织和脏器的影像。

在 X 射线摄影时,由于 X 射线的贯穿本领大,致使胶片上乳胶吸收的 X 射线量不足。如果在胶片前后各放置一个紧贴着的荧光屏,就可以使摄影胶片上的感光量增加许多倍,这个屏称为增感屏。使用增感屏进行 X 射线摄影,可以降低摄影时 X 射线的强度或缩短摄影时间,从而减少病人所接受的照射量。测试表明,一次拍片的照射量不到荧光透视的八分之一。

视频:X射线透视与照相

X 射线胶片的分辨率比透视荧光屏的分辨率高。因此,X 射线摄影比透视能发现更多有诊断价值的影像,而且可以长期保存,便于会诊和复查对比。

3. 造影检查　人体某些脏器或病灶对 X 射线的衰减本领与周围组织相差很小,在荧光屏或照片上就不易显示出来。一种解决办法就是给这些脏器或组织注入吸收系数较大或较小的物质,来增加它与周围组织的对比度,这些物质称为造影剂(contrast medium)。例如,在检查消化道时,让受检者吞服吸收系数很大的"钡餐"(医用硫酸钡),使其陆续通过食道和胃肠,并同时进行 X 射线透视或摄影,就可以把这些脏器显示出来。在作关节检查时可以在关节腔内注入密度很小、对 X 射线吸收很弱的空气,然后进行 X 射线透视或摄影,从而显示出关节周围的结构。这种利用引入造影剂进行 X 射线检查的方法,称为 X 射线造影检查。

全身有空腔和管道的部位都可以作造影检查。造影检查扩大了 X 射线的检查范围,但需精心操作,以保证获得满意的检查结果,并保证病人的安全。

图片:数字摄影(DR)

知识拓展

数字化 X 射线成像技术

数字 X 射线影像是指 X 射线透过被照体之后所形成 X 射线信息影像以数字图像的形式呈现,因而具有数字图像在后处理、存储、传输方面的独特优势,方便资源共享、远程会诊,所以得到广泛应用,迅速发展。数字 X 摄像成像技术是传统 X 射线技术与现代计算机技术结合的产物。目前,数字摄影(digital radiography,DR)、计算机摄影(computed radiography,CR)等装置被医院广泛使用,此类装置主要由 X 射线源、检测器或成像板、A/D 和 D/A 转换、计算机图像处理控制系统、图像显示和摄影系统等部分组成。

4. 数字减影技术　虽然使用造影剂,能使要观察的器官或病灶的影像与周围其他组织的影像区分开,但得到的影像仍是重叠的。若将使用造影剂前后的两幅图像相减,则去掉了没有造影剂部分的图像,得到了有造影剂部分的图像,这就是减影。利用计算机进行这种图像的减影处理,就是数字减影。

数字减影技术在临床上常用于血管造影,即数字减影血管造影(digital subtraction angiography,DSA)。其基本过程是,将未造影的图像和造影图像,分别经过影像增强、摄影机扫描、数字化转换,然后通过图像处理器将这两幅数字化图像相减,得到 DSA 图像。其结果是使含造影剂的血管保留下来,而骨髓等无关组织的影像被消除,最后将减影处理后的数字图像转变为视频输出,获得实时血管图

　－　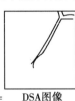

未造影图像　－　造影图像　＝　DSA图像

图 1-8-3　数字图像减影原理示意图

像,图 1-8-3 所示。DSA 是一种理想的非损伤性的血管造影检查技术,它取代了危险性较大的动脉造影检查。DSA 不仅用于血管疾病的检查诊断,如观察血管梗阻、狭窄、畸形及血管瘤等,而且还可以为血管内插管进行导向,从而施行一些"手术"和简易治疗,如吸液、引流、活检和化疗及阻断肿瘤的血供等。

二、X 射线治疗

X 射线在临床上主要用于治疗癌症,其治疗机制是,X 射线通过人体组织时,能产生各种相互作用,由此可诱发出一系列生物效应。研究表明,X 射线对生物组织细胞有破坏作用,特别是对分裂活动旺盛或正在分裂的细胞,其破坏力更强。组织细胞分裂旺盛是癌细胞的特征,由此,用 X 射线照射可以抑制癌细胞的生长或使它坏死。由于各种细胞对 X 射线的敏感性不同,因此放射治疗方案的设计极为重要,不仅要根据肿瘤位置及细胞种类计算出病人肿瘤的照射量,还要及时测定和调节治疗设备输出的射线量。

皮肤和浅表组织的肿瘤,通常采用低能 X 射线进行近距离的照射治疗,深部组织的肿瘤多采用医用高能 X 射线进行照射治疗。

X-刀(X-knife)是以 X-CT、磁共振和血管造影图像为诊断依据,用计算机进行三维图像重建、立体

笔记

定位,制定精确的照射方案,然后利用医用电子直线加速器产生的高能X射线作放射源,进行大剂量窄束定向集中照射的技术。它不用手术开颅就能对颅内肿瘤或病灶进行准确无误的定向照射治疗,并能最大限度地减少正常组织的损伤,是一种高效、精确、无创无血无痛的非手术治疗方法。

介入性放射治疗是近十多年发展起来的一门新技术,它把X射线诊断与治疗相结合,是在X射线电视、X-CT等导向下,将穿刺针或导管插入人体某部位进行X射线诊断,同时还能采集病理学、细胞学、细菌学、生物化学等检查诊断资料,也可施行简易治疗。

动画:X-刀

第三节　X-CT

案例导学

右侧外囊脑出血(cerebral hemorrhage),急性期,图1-8-4所示。CT显示右侧外囊一长圆形高密度灶(白影),周围见低密度水肿带包绕。

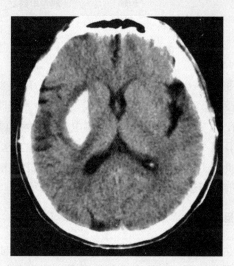

图1-8-4　脑出血

脑灰质CT值35HU,白质30HU,脑脊液3~8HU。正常人全血52HU,明显高于脑组织,所以只要有脑内出血,一般CT能立即发现。

问题:

1. CT成像的原理是什么?

2. CT值是怎么定义的?

视频:X-CT

一、X射线断层照相术

1972年,英国工程师亨斯费尔德(G.N.Hounsfield)发明了X射线计算机断层成像(X-rays computed tomography,X-CT),简称CT。CT的发明,在放射医学领域引起了一场深刻的技术革命,使医学成像技术出现了一个崭新面貌,是X射线在医学领域应用以来,在医学放射诊断学上最重大的成就之一。

CT成像具有以下特点:①断层图像,CT通过准直器准直,可消除人体内组织、器官间的相互重叠影像,获得无层面外组织结构干扰的横断面图像,能准确地反映横断面上组织、器官的解剖结构;②密度分辨率高,CT的X射线束是经过严格的准直后到达探测器,从而减少了散射线;CT利用软件对图像灰阶的控制,扩大了人眼的观察范围;③可做定量分析,CT能够准确测量各组织对X射线的吸收系数,因而能对各组织之间的密度差异及发生病变时组织密度的改变进行测量和计算;④可做图像后处理,借助各种图像处理软件,可对病灶的形状及结构进行分析,获得高质量的三维图像

笔记

和多平面图像。

二、X-CT 装置

一般 CT 成像装置主要由 X 射线管、准直器、检测器、扫描机构、测量电路、计算机、监视器等部分组成,图 1-8-5 为 CT 基本的扫描和成像系统示意图。

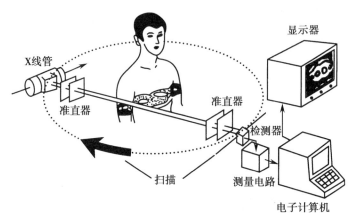

图 1-8-5　CT 成像系统

X 射线首先经过准直器,形成一束准直线的很细的射线束,用以穿透人体被检测的体层平面。X 射线束经人体薄层内的器官和组织衰减后,射出到达检测器,检测器将含有该组织和器官的图像信息的 X 射线转变为相应的电信号。然后通过测量电路将电信号放大,再由 A/D 转换器转换为数字信号,送给计算机处理系统。计算机系统按照预先设计好的图像重建方法,对这些数字信号进行一系列的计算、处理、存储等,最后在屏幕上依据不同器官或组织的密度表示出不同的灰度,即显示人体这一体层平面上的器官或组织的图像。这就是 CT 成像的主要工作过程。

三、X-CT 成像的物理基础

当 X 射线束通过人体时,因各种吸收和散射原因而衰减。设一定波长的单色 X 射线束通过一密度均匀的介质之后,透射的 X 射线的强度 I 与介质层的厚度 x 的关系为

$$I = I_0 e^{-\mu x} \tag{1-8-12}$$

式中 I_0 为入射 X 射线强度,μ 为该介质的吸收系数。经数学变换后 μ 值为

$$\mu = \frac{1}{x} \ln \frac{I_0}{I} \tag{1-8-13}$$

当 X 射线束通过人体时,因人体组织的密度和组成是不均匀的,为研究方便,可将目标分割为许多厚度为 l 的小块,每一小块(称为体积元)可视为均匀介质,即 μ 值相同。此体积元称为体素(voxel)。如图 1-8-6 所示。

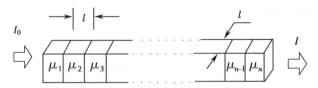

图 1-8-6　X 射线束穿过 n 个厚度为 l 的体素的强度

对第一个体素:$I_1 = I_0 e^{-\mu_1 l}$

对第二个体素:$I_2 = I_1 e^{-\mu_2 l} = (I_0 e^{-\mu_1 l}) e^{-\mu_2 l} = I_0 e^{-(\mu_1 + \mu_2) l}$

对第 n 个体素:$I_n = I_{n-1} e^{-\mu_n l} = I_0 e^{-(\mu_1 + \mu_2 + \cdots + \mu_n) l}$

$I_n = I$ 值可以测量,I_0 和 l 值可视为常量,类似于式(1-8-13)可求出吸收系数之和为

$$\mu_1 + \mu_2 + \cdots + \mu_n = \frac{1}{l} \ln \frac{I_0}{I} \tag{1-8-14}$$

如果测得 X 射线束的入射强度 I_0、透射强度 I 以及每一小体素的线度 l，则上式右边可以计算，即在此透射路径上的人体组织的总吸收系数是可以计算出来的。可见上式为一个 n 元一次方程。显然，仅此一个方程不能解出每一个体素的吸收系数 μ_1、μ_2、μ_3、$\cdots$、μ_n。

为了求得被检测体层面上每一个体素的吸收系数，可以设想将该体层分成许多线度为 l 的小体素，因为每块体素的体积很小，其吸收系数可认为是常量，如图 1-8-7 中所示。

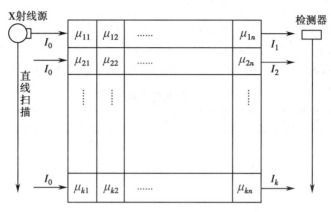

图 1-8-7　CT 工作原理示意图

当强度为 I_0 的 X 射线束从断层面第一行左侧进入断层，在右侧用检测器测得 X 射线的强度为 I_1，则根据(1-8-14)式，可得方程

$$\mu_{11} + \mu_{12} + \cdots + \mu_{1n} = \frac{1}{l} \ln \frac{I_0}{I_1} = c_1$$

式中 c_1 为计算出来的常数。

如果 X 射线源与检测器沿直线同步向下移动，进行直线扫描。在每一次直线扫描的各次测量中，X 射线束沿着不同的相互平行的路径通过断层，可以测得对应的若干个通过断层后的 X 射线的强度值，可建立类似于上述的若干个方程：

$$\mu_{21} + \mu_{22} + \cdots + \mu_{2n} = \frac{1}{l} \ln \frac{I_0}{I_2} = c_2$$

$$\cdots\cdots$$

$$\mu_{k1} + \mu_{k2} + \cdots + \mu_{kn} = \frac{1}{l} \ln \frac{I_0}{I_k} = c_k$$

在此假定一次直线扫描测得 k 个 X 射线的强度值，于是可建立以某些体素的吸收系数为未知数的 k 个方程。

一次直线扫描之后，将整个扫描架(其上有 X 射线源和检测器)旋转 $1°$，又进行一次直线扫描，又可建立 k 个方程。直到旋转 $180°$，共可建立 $180 \times k$ 个方程，图 1-8-8 所示。

由于每次直线扫描时，X 射线束是从不同方位穿过体层面的，显而易见，每个体素至少被扫描一次。从图 1-8-7 可知，体层面分为 $k \times n$ 个体素，对应有 $k \times n$ 个吸收系数，如果 $180 \times k > k \times n$，则可从 $180 \times k$ 个方程中找出 $k \times n$ 个独立的方程组成方程组，解这个数目巨大的方程组，就可求出 $k \times n$ 个体素的吸收系数。例如设人的头部断层取面积为 $25\text{cm} \times 25\text{cm}$，层厚为 10mm，每个体素为 $1.56\text{mm} \times 1.56\text{mm} \times 10\text{mm}$，则此体层面共有 $160^2 = 25\,600$ 个体素。若一次直线扫描可探测 240 个 X 射线强度值，当旋转 $180°$ 后，就可

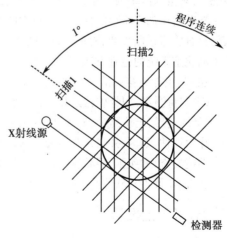

图 1-8-8　CT 扫描过程

得到 240×180＝43 200 个强度值,可列出 43 200 个方程,从中找出 25 600 个独立方程组成方程组,解方程组即可得到对应各体素的吸收系数。显然,此方程组不可能靠人工求解,用高速计算机可迅速求解,并且把所求得的各体素的吸收系数值按照一定的图像重建方法,转换成不同灰度等级的像素(pixel),构成平面图像的"点",即构成影像的最小基本单元,在荧光屏上显示出该断层相应的影像。可见断层平面有多少个体素,在影像平面中就有多少个像素,划分的体素越多,影像越清晰。

Hounsfield 以水的吸收系数 $\mu_水$ 作为标准,定义了一个称作 CT 值的标度,其公式如下:

$$CT\ 值 = K\frac{\mu_物 - \mu_水}{\mu_水} \tag{1-8-15}$$

式中 K 规定为 1000,CT 值单位是 HU(Hounsfield unit)。水的吸收系数 $\mu_水$＝1,空气的吸收系数 $\mu_气$＝0.0013,骨的吸收系数 $\mu_骨$＝2.0,可计算出水的 CT 值＝0HU,空气的 CT 值＝－1000HU,而骨的 CT 值＝1000HU,其他人体组织的 CT 值介于－1000～1000HU 之间。人体常见组织的 CT 值见表 1-8-3。

表 1-8-3　人体常见组织的 CT 值

组织	CT 值(HU)	组织	CT 值(HU)
密质骨	>250	肝脏	45～75
松质骨	30～230	脾脏	35～55
钙化	80～300	肾脏	20～40
血液	50～90	胰腺	25～55
血浆	25～30	甲状腺	35～50
渗出液	>15	脂肪	－50～100
漏出液	<18	肌肉	35～50
脑脊液	3～8	脑白质	28～32
水	0	脑灰质	32～40

从表中可以看出,组织密度越大,CT 值越高。对应 CT 图像中,高 CT 值用白色影像显示,而低 CT 值用黑色影像显示。

四、CT 在临床上的应用

自 20 世纪 80 年代初期全身 CT 投入临床应用以来,CT 已成为多种临床疾病的重要检查手段,检查范围几乎包括人体的每一个部位。

CT 最早应用于中枢神经系统的检查,临床上常把 CT 作为颅脑外伤和新生儿颅脑疾病的首选检查方式。随着螺旋 CT 的广泛应用,CT 检查已成为五官和颈部疾病的重要诊断手段。CT 检查骨关节系统,可观察软组织的变化,可分辨组织内的细微结构。

随着对比剂安全性的提高,CT 在胸腹部的应用进一步拓展。心脏、大血管以及外周血管的 CT 成像更符合临床诊断需要;对肝脏的扫描有利于病灶的检出与定性;胃肠道仿真内镜成像技术的应用丰富了消化道系统的检查方法。

在 CT 引导下穿刺活检和对疾病治疗,如肺部孤立小病灶的穿刺活检,椎间盘突出的消融术等。

CT 定量测定,如骨矿含量和冠状动脉钙化的测量等。

CT 的定形、定位测量,如 X-刀、γ-刀术前以及放射治疗前的 CT 检查等。

疗效评估,如内、外科治疗以及介入治疗后的 CT 复查等。

功能检查,如颅脑、甲状腺、肝脏以及胰腺的 CT 灌注成像。

随着 CT 硬件和软件的不断开发,计算机处理图像速度的不断提高,CT 的临床应用范围将更加广泛。

五、CT 的发展

CT 成像技术发展迅速,更新换代快,从 20 世纪 70 年代的单层 CT 发展到现在的滑环技术多层螺旋CT(multi-slice CT,MSCT),目前可达320层,以及双源螺旋CT(dual source CT,DSCT),不久的将来会有平板型容积CT。这些CT提高了X射线利用率,扫描速度更快,提高了时间分辨力,提高了人体长轴空间分辨力。随着CT机性能和软件的开发,CT图像能重建出三维图像、动态观察、运动器官成像、仿真内镜等已在临床上广泛应用。CT与PET结合,出现了CT功能性图像,并能在CT引导下进行介入治疗。

图片:320层
螺旋CT

第四节　X射线的防护

自伦琴发现X射线不久,在从事X射线试验的人员中发现了放射性皮炎和继发性结膜炎,相继还发现了受照者出现了毛发脱落、白细胞减少、皮肤癌等疾患。

X射线引起人体生物学效应的机制非常复杂,通常分为原发作用和继发作用两个方面。

原发作用可分为直接作用和间接作用。直接作用是指电离辐射直接作用于具有生物活性的大分子(如核酸、蛋白质、酶等),造成生物大分子损伤,致使其正常功能和代谢作用发生障碍;间接作用主要是指电离辐射使人体细胞中含有的大量水分子电离,形成化学性质非常活泼的自由基(H^+、H_2O_2、OH^-、e_{aq}^-、HO_2^-等),继而作用于生物大分子,造成损伤。

继发作用是在细胞损伤的基础上,引起各组织器官和系统的损伤,导致临床症状的出现,甚至机体死亡。

对X射线的防护,采取以下三个基本要点:

1. 时间防护　人体受到X射线照射的累积吸收剂量与受照射的时间成正比,照射时间越长,个人累积剂量就越大。在不影响工作的情况下,尽量减少曝光时间,采用自动化、标准化操作,提高操作技术的熟练程度,缩短在辐射场所的停留时间来减少受照剂量。

2. 距离防护　X射线对周围空间产生的剂量率随距离增加而降低。X射线更似点波源,剂量率与距离的平方成反比,即距离增加一倍,照射量率减少到原来的$\frac{1}{4}$。因此,人体离X射线源越远,照射量率越低。

图片:铅防
护服

3. 屏蔽防护　是利用射线通过物质时的减弱规律,在X射线源与工作人员之间设置一种或数种能吸收X射线的物体,以消除X射线对工作人员的危害。常用的屏蔽方法有铅隔离式控制室、铅防护服和手套等。

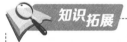

X射线防护的基本措施

通常用的防护物质有铅、铜、铝等金属和混凝土、砖等。铅的原子序数(82)较高,对X射线有较大的吸收作用,且加工容易,造价低廉,故X射线管套遮线器、荧光屏上的铅玻璃、铅手套、铅眼镜、铅围裙等都用不同厚度的铅或含有一定成分的铅橡皮、铅玻璃作防护。混凝土作为X射线室四周墙壁的建筑材料,在一定厚度下,完全可以达到对室外的防护目的。拌有钡剂的混凝土,其防护效能会大大提高。

(1)透视中的防护:虽然X射线到达荧光屏上的铅玻璃及周围的铅橡皮后几乎全被吸收,但由于透视工作的特点是断续工作时间较长,特别是胃肠造影检查,所以要注意利用遮线器尽量缩小视野,管电压和管电流越小越好,X射线管与病人间的距离不小于40cm,透视时医生需戴铅手套和穿铅围裙。每一个病人连续透视时间也不应过长。

(2)摄影时的防护:这时使用的管电压、管电流值较高而实际照射时间很短,但在照射单位时间内X射线量很大,而且X射线管的位置经常变化,散乱线分布的区域也较广,在照射时医生应通过铅玻璃观察病人。X射线管窗口应有1~3mm铅过滤板,以便吸收穿透力不强、不能透过病人组织、对感光效应不起作用、却能损害病人和产生散乱的软X射线。此外,还要利用遮线器使照射视野局限于被摄的病灶部分。

本章小结

　　高速运动的电子流与适当的障碍物（阳极靶）发生碰撞就可以产生 X 射线，X 射线的本质是一种波长非常短的电磁波。X 射线的产生装置主要包括三个组成部分，即 X 射线管、低压电源和高压电源。X 射线有以下重要特性：穿透作用、电离作用、荧光效应、光化学作用、生物效应。通常用 X 射线管的管电流的毫安数（mA）与照射时间（s）的乘积间接表示 X 射线的量。用管电压的千伏数（kV）来表示 X 射线的质，即 X 射线的硬度。一束单色准直的 X 射线通过物质时，其强度是随着深入物质的厚度而按指数规律衰减的。

　　X 射线在医学诊断和治疗中的应用主要有 X 射线透视、X 射线摄影、造影检查、数字减影技术、X 射线计算机断层扫描成像、X-刀等。

案例讨论

　　图 1-8-9 是某病人膝关节侧位像 DR 照片，图 1-8-10 是同一病人膝关节 X-CT 断层图像。

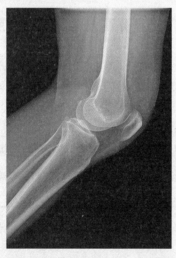

图 1-8-9　某病人膝关节侧位像

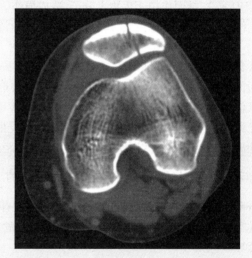

图 1-8-10　某病人膝关节 X-CT 图像

　　讨论：试根据图像，对病情做出诊断。

（刘东华）

扫一扫，测一测

第九章　核医学基础

09章课件

学习目标

1. 掌握:放射性核素的衰变类型、衰变规律、半衰期及放射性活度。
2. 熟悉:原子核的组成、质量亏损、结合能及稳定性。
3. 了解:辐射防护、放射性核素在医学上的应用及 ECT。
4. 能运用核医学成像基础知识进行分析问题、解决问题。
5. 具有利用核医学的相关知识解释核医学成像方面的科学文化素质。

案例导学

放射性药物是指含有放射性核素,能直接用于人体进行临床诊断、治疗和科学研究的放射性核素及其标记化合物。放射性药物还可称为放射性示踪剂、放射性化学药品等。某些放射性药物可以是放射性核素本身,如^{99m}Tc、^{201}Tl、^{131}I 等可直接用于临床诊断和治疗。大部分临床用放射性药物是利用特定的核素及其标记物同时发挥作用,它既具有普通药物的生物学行为,又具有标记核素的性质和作用。广义地讲,用于研究人体生理、病理和药物体内过程的放射性核素标记化合物,都属于放射性药物的范畴,而体外放射分析用试剂盒则不属于放射性药物,而是归类于试剂。

放射性药物与普通药物的主要区别是含有放射性,通过药物发射的射线作用达到诊断、治疗以及示踪研究的目的,而不依赖药物本身的药理作用。理想的放射性药物辐射特性要求有合适的物理半衰期、合适的放射线类型和能量,进入人体内的放射性核素及其衰变产物毒性效应尽可能小。放射性药物的生理、生化特性取决于被标记物的固有特性,药物在标记前后的生物学特性基本一致。与一般非放射性药物一样,在进入机体后,由于其本身的特点,会在某一器官或组织中参与代谢。根据放射性药物的射线特性,借助放射性探测仪器在体表探测并显示出其在体内的分布定位,获得疾病的诊断信息,利用射线在定位病变处的电离辐射生物效应,可达到治疗疾病的作用。

问题:

1. 放射性药物的放射性是怎样产生的?
2. 放射性药物在医学上有哪些应用?

原子核是原子的中心实体,研究这个中心实体的特性、结构和变化等问题的一门科学称为原子核物理学。随着核理论和核技术的蓬勃发展,它的研究成果被迅速应用到各个领域,尤其是在医学领域内,如核射线治疗肿瘤、医用粒子加速器、ECT 等。本章将介绍原子核的基本性质,放射性核素的衰变类型和规律,放射性核素的医学应用,ECT 等内容,以期为核医学课程的学习奠定基础。

笔记

第一节　原子核的结构

一、原子核的组成

(一)核子

通过卢瑟福 α 粒子散射实验和查德威克实验研究表明,原子核包含两类基本粒子,质子(proton)和中子(neutron),质子和中子统称为核子(nucleon)。质子带有正电荷,中子不带电荷,电子带有负电荷且原子核内的质子数等于核外电子数,因此原子对外呈电中性。

(二)原子核的质量

由于质子和中子的质量很小,用千克、克等质量单位来量度很不方便。因此在原子核物理中通常用原子质量单位 u 来量度原子核的质量。按现在新规定,取自然界中碳最丰富的同位素 $_6^{12}\text{C}$ 的原子质量的 $\frac{1}{12}$ 为一个原子质量单位 u,即

$$1\text{u} = \frac{1}{12}m(_6^{12}\text{C}) = 1.660\ 566\times10^{-27}\text{kg} \tag{1-9-1}$$

用 u 来表示质子和中子的质量,分别是 $m_\text{p} = 1.007\ 276\text{u}, m_\text{n} = 1.008\ 665\text{u}$。可见,它们的质量相差很小,通常可以近似认为它们的质量相等。原子核的质量用原子质量单位量度时都接近某一整数,这一整数称为质量数 A。

原子核的质量数用 A 表示,质子数用 Z 表示,中子数用 N 表示。质子数和中子数之和称为原子核质量数即 $A = Z+N$。

(三)核素

在原子核物理中,通常把具有确定质子数和中子数的一类原子称为核素(nuclide)。用符号 $_Z^A\text{X}$ 来表示,其中 X 代表与 Z 对应的元素的符号。例如 $_4^8\text{Be}$、$_6^{12}\text{C}$、$_7^{14}\text{N}$。具有相同质子数而中子数不同的同一种元素的不同核素称为同位素(isotope),大多数的天然元素都有几种同位素,例如氢有三种同位素 ^1H,^2H,^3H,这三种同位素在自然界中的含量是不同的。同位素在元素周期表中位置相同,化学性质几乎相同,物理性质有所差异(主要表现在质量上),如 $_6^{14}\text{C}$ 和 $_7^{14}\text{N}$。质子数和中子数都相同而能量状态不同的一类核素称为同质异能素(isomer)。如处于激发态的核素 $_{54}^{131\text{m}}\text{I}$(m 表示处于激发态)和处于基态的核素 $_{54}^{131}\text{I}$。表 1-9-1 给出了一些粒子和核素的质量。

表 1-9-1　几种粒子和核素的质量

名称	质量		名称	质量	
	单位:kg	单位:u		单位:kg	单位:u
$_1^1\text{H}$	1.6725×10^{-27}	1.007 276	$_2^4\text{He}$	6.6466×10^{-27}	4.002 604
$_1^2\text{H}$	3.3445×10^{-27}	2.014 102	$_6^{12}\text{C}$	1.9927×10^{-26}	12.000 000
$_1^3\text{H}$	5.0084×10^{-27}	3.016 050	$_7^{14}\text{N}$	2.3253×10^{-26}	14.003 074
$_2^3\text{He}$	5.0083×10^{-27}	3.016 030	$_8^{16}\text{O}$	2.6561×10^{-26}	15.994 915

(四)原子核的半径

若将原子核视为球形状态,原子核的半径用 R 表示,它与原子核质量数 A 的关系可由经验公式表示为

$$R = R_0A^{\frac{1}{3}} \tag{1-9-2}$$

式中 R_0 为一常数,实验测得其值约为 $1.2\times10^{-15}\text{m}$($1\text{fm} = 10^{-15}\text{m}$)。经计算 $_6^{12}\text{C}$ 的原子核半径为 2.7fm,

可见原子核半径很小。

质量为 m,体积 $V = \frac{4}{3}\pi R^3$ 的原子核,其平均密度 ρ 为

$$\rho = \frac{m}{V} \approx \frac{Au}{\frac{4}{3}\pi R_0^3 A} \approx \frac{1.66 \times 10^{-27}}{\frac{4}{3}\pi(1.2 \times 10^{-15})^3} \approx 2.3 \times 10^{17}(\text{kg} \cdot \text{m}^{-3}) \qquad (1\text{-}9\text{-}3)$$

由(1-9-3)式可以计算出像一个乒乓球大小的核物质,其质量的数量级为 10^{12}kg,可见,原子核的平均密度极其巨大。

（五）核力

原子核半径非常小而平均密度又非常大,到底是一种什么样的力把核子束缚的如此之紧? 经研究发现这是一种强相互作用力称为核力(nuclear force)。日本物理学家汤川秀澍在 1935 年提出了核力的介子理论定性地解释了核子之间的核力相互作用,这就有力地证明核力使核子结合成原子核。核力在几个飞米距离内起作用,所以它是短程力,每个核子只与它相邻有限的核子间发生核力作用(即核力的饱和性),与核子是否带电无关。

二、原子核的结合能

（一）几个有关的相对论公式

1. 质量与速度的关系

$$m = \frac{m_0}{\sqrt{1 - \frac{v^2}{c^2}}} \qquad (1\text{-}9\text{-}4)$$

这是相对论中,质点质量的基本公式,其中 m_0 是静止质量,m 是运动质量。可以看出,当 $v \ll c$ 时,$m = m_0$。

2. 动量与速度的关系

$$p = mv = \frac{m_0 v}{\sqrt{1 - \frac{v^2}{c^2}}} \qquad (1\text{-}9\text{-}5)$$

3. 质量与能量的关系 由于在相对论中,物体的质量随速度变化,因而物体受到的力

$$F = \frac{\mathrm{d}p}{\mathrm{d}t} = \frac{\mathrm{d}}{\mathrm{d}t}(mv)$$

当这个力作用在物体上时,理论证明可知物体获得的动能为

$$E_k = (m - m_0)c^2 \qquad (1\text{-}9\text{-}6)$$

该式说明,物体的动能等于它在运动中质量的增加量乘以光速的平方。因为物体的总能量等于动能和静止能量之和,即 $E = E_k + m_0 c^2$,所以

$$E = mc^2 \qquad (1\text{-}9\text{-}7)$$

由此可知,一个物体具有 m 的质量,必有 $E = mc^2$ 的能量。质量和能量是不可分割的。当物体的质量改变了 Δm 时,必然伴随着增加或减少 $\Delta E = \Delta mc^2$ 的能量。

（二）质量亏损

如果把原子核的质量与构成原子核的核子(Z 个质子和 N 个中子)的静止质量总和加以比较,发现原子核的质量都小于组成它的核子的质量之和,这个差值称为原子核的质量亏损(mass defect)。用 m_X,m_p 及 m_n 分别表示原子核的质量、质子的质量及中子的质量。则质量亏损为:

$$\Delta m = [Zm_p + (A - Z)m_n] - m_X \qquad (1\text{-}9\text{-}8)$$

（三）结合能

与质量亏损 Δm 相联系的能量为 Δmc^2,表示这些自由状态的单个核子结合成原子核时所释放出来的能量,称为原子核的结合能,用符号 E_B 表示。

一个原子的质量单位(1u)是 $1.660\,556\,6 \times 10^{-27}\text{kg}$,根据质能关系式,与此相联系的能量为

$$(1u)c^2 = (1.660\,556\,6\times10^{-27})\times(2.997\,92\times10^8)^2\mathrm{J}$$
$$= 1.492\,429\times10^{-10}\mathrm{J}$$
$$= 931\mathrm{MeV}$$

由以上结果知原子核的结合能 E_B 的数值为

$$E_B = \left[ZM(^1_1\mathrm{H}) + Nm_n - M(^A_Z\mathrm{X}) \right]\times931\mathrm{MeV} \qquad (1\text{-}9\text{-}9)$$

E_B 也可以这样来理解,如果将一个原子核拆散,使组成它的那些核子成为自由状态的核子,外界必然作数量等于 E_B 能量的功。

显然,结合能愈大,核子结合成原子核时放出的能量也愈大,核的结合状态就愈紧密,相应的要拆散这个核就愈困难。如果把原子核的结合能除以此核内的总核子数 A,就得到每个核子的比结合能(specific binding energy),它表示从核内取出一个核子平均所需从外界获得的能量。它的数值等于原子核的结合能与核内的总核子数 A 的比值。以 ε 表示,即

$$\varepsilon = \frac{E_B}{A} = \frac{\Delta Mc^2}{A} \qquad (1\text{-}9\text{-}10)$$

比结合能的大小可以作为核稳定性的量度,图 1-9-1 是不同原子核的比结合能曲线。

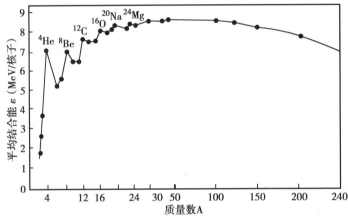

图 1-9-1　比结合能曲线

实验表明对于 $A<20$ 的轻核区,比结合能随 A 的增加而迅速增加。对于中等质量的核($A=40\sim100$),比结合能最大,几乎是一常量,$\varepsilon\approx8.6\mathrm{MeV}$。对于重核区($A>120$),比结合能开始明显减小,这说明中等质量的核最稳定。凡是比结合能小的原子核转变成比结合能大的原子核时都能释放能量,因此轻核聚变和重核裂变时可释放出大量的能量。

【例题 1-9-1】　求两个质子和两个中子结合成氦核过程中释放的能量以及氦核比结合能。

已知质子的质量 $m_p = 1.007\,276\mathrm{u}$,中子的质量 $m_n = 1.008\,665\mathrm{u}$,氦核的质量 $M(^4_2\mathrm{He}) = 4.002\,604\mathrm{u}$。

氦核的质量亏损

$$\Delta M = Zm_p + Nm_n - M(^4_2\mathrm{He}) = 2\times1.007\,276\mathrm{u} + 2\times1.008\,665\mathrm{u} - 4.002\,604\mathrm{u}$$
$$= 0.0292\,78\mathrm{u}$$

则释放的能量为

$$E_B = \left[Zm_p + Nm_n - M(^4_2\mathrm{He}) \right]\times931 = 0.029\,278\times931 = 27.26\mathrm{MeV}$$

氦核的比结合能为

$$\varepsilon = \frac{E_B}{A} = \frac{27.26}{4} = 6.815\mathrm{MeV}$$

(四) 原子核的稳定性

一般地说,平均结合能愈大原子核就愈稳定。但研究发现原子核的稳定性还与其他因素有关系,如与核内质子数与中子数之比以及奇偶性有关(偶偶核最稳定;其次是奇偶核和偶奇核;奇奇核最不稳定),质量数大于 209 时,任何原子核都是不稳定的等。

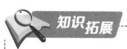

欧内斯特·卢瑟福(Ernest Rutherford,1871—1937)英国物理学家,在原子结构等方面做出了重大贡献,是20世纪最伟大的实验物理学家之一。1911年,卢瑟福根据α粒子散射实验现象提出原子核式结构模型。该模型把原子结构的研究引上了正确的轨道,于是他被誉为原子物理学之父,该实验被评为"物理最美实验"之一。1919年,卢瑟福做了用α粒子轰击氮核的实验。他从氮核中打出一种粒子,并测定了它的电荷与质量,将其命名为质子。用α粒子或γ射线轰击原子核来引起核反应的方法,标志着人类第一次实现了改变化学元素的人工核反应,很快就成为人们研究原子核和应用核技术的重要手段。

第二节 原子核的衰变类型

原子核不但有复杂的内部结构,而且还能够发生变化。1896年法国物理学家贝克勒尔(Becquerel)发现了铀及含铀的矿物质发出一种看不见的射线,1898年居里夫妇(Pierre Curie and Marie Sklodowska Curie)又发现了钋(Po)和镭(Ra)的放射性。这些不稳定的放射性核素自发地放出某种射线变成另一种核素的现象称为核衰变(nuclear decay)。目前发现了大约2000多种包括天然的和人工制造的核素,其中绝大多数是不稳定的放射性核素。

核衰变与其他物理过程一样在衰变过程中遵守能量守恒、动量守恒、质量守恒、电荷守恒和核子数守恒定律。一般地衰变前的原子核称为母核(用X表示),衰变后的原子核称为子核(用Y表示),核衰变过程中释放的能量称为衰变能(decay energy),用Q表示,根据五大守恒定律可以写出核衰变方程。

根据衰变时放出射线种类的不同,核衰变主要分为三种类型,即α衰变、β衰变和γ衰变。

一、α 衰变

质量数$A>209$的放射性原子核自发地放出α射线(由两个质子和两个中子形成的高速运动的氦原子核$_2^4$He)而变成新的原子核过程称为α衰变。α衰变的核衰变方程为

$$_Z^A X \rightarrow _{Z-2}^{A-4} Y + _2^4 He + Q \tag{1-9-11}$$

由(1-9-11)式可以看出α衰变使子核的质量数比母核的减少4,子核的原子序数比母核的减少2,故子核在元素周期表中的位置将前移两位,衰变能Q在数值上等于α粒子和子核的反冲动能之和,但由于α粒子和反冲子核的动量大小是一样的,α粒子质量小,速度大,因此α粒子分得的衰变能是最多的(占衰变能的98%左右),反冲核分到的衰变能其实很小(占衰变能的2%左右)。

例如放射性核素镭$_{88}^{226}$Ra发生α衰变的过程可写为

$$_{88}^{226}Ra \rightarrow _{86}^{222}Rn + _2^4 He + Q \tag{1-9-12}$$

由量子力学理论知道原子核的能量只能取一系列不连续的数值,说明原子核内存在着能级(即原子核能量的量子化),因此放射性核素释放出的α粒子能量是量子化的,α射线谱是不连续的。从图1-9-2给出的镭$_{88}^{226}$Ra α衰变纲图可以发现处于高激发态的母核发生α衰变时可以直接衰变到子核的基态,释放出高能量的α粒子,也可以先衰变到

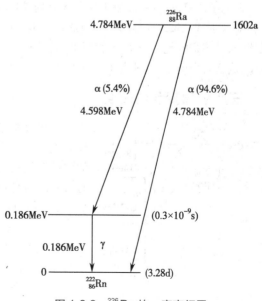

图1-9-2 $_{88}^{226}$Ra 的 α 衰变纲图

子核的低激发态,释放出能量较低的 α 粒子,处于低激发态的子核再向基态跃迁,辐射出 γ 射线。

二、β 衰变

放射性原子核自发地放射出 β 粒子而变成新的原子核并使核电荷增加或减小一个单位而质量数不变的核衰变过程称为 β 衰变。分为放出一个电子的 β⁻ 衰变、放出一个正电子的 β⁺ 衰变和俘获一个轨道电子的电子俘获(electron capture,EC)3 种类型。

(一)β⁻ 衰变

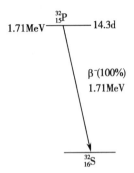

图 1-9-3 $^{32}_{15}$P 的 β⁻ 衰变图

β⁻ 衰变是由母核放出电子的一个过程。母核放出一个电子后,它的电荷增加一个单位,而质量变化很小(因电子的质量比原子核的质量小得多),变成原子序数增加1 的另一个原子核(子核)。β⁻ 衰变的过程可表示为式(1-9-13),其中 ^A_ZX 和 $^A_{Z+1}$Y 分别代表母核和子核,$\bar{\nu}$ 为反中微子,Q 为衰变能。

$$^A_Z X \rightarrow {}^A_{Z+1}Y + {}^0_{-1}e + \bar{\nu} + Q \tag{1-9-13}$$

由(1-9-13)式可以看出 β⁻ 衰变使子核的质量数与母核的相等,子核的原子序数比母核的增加 1,故子核在元素周期表中的位置将后移一位。

例如放射性核素 $^{32}_{15}$P 发生 β⁻ 衰变的过程(图 1-9-3)可写为

$$^{32}_{15}P \rightarrow {}^{32}_{16}S + {}^0_{-1}e + \bar{\nu}_e + Q \tag{1-9-14}$$

(二)β⁺ 衰变

β⁺ 衰变是指放射性核素自发方出一个 β⁺ 粒子(即正电子)而衰变为另一种核素的过程。在 β⁺ 衰变过程中,原子核放出一个正电子,即原子核中一个质子放出一个正电子而变成中子,同时放射出一个中微子,并有衰变能产生,遵守位移法则。β⁺ 衰变方程为:

$$^A_Z X \rightarrow {}^A_{Z-1}Y + {}^0_{+1}e + \nu + Q \tag{1-9-15}$$

由式(1-9-15)可以看出 β⁺ 衰变使子核的质量数与母核的相等,子核的原子序数比母核的减小 1,故子核在元素周期表中的位置将前移一位。

不管是 β⁻ 或 β⁺ 衰变都有三种产物,即子核、β 粒子和中微子或反中微子。因此衰变时所放出的能量为三者共有,而且 β 粒子所携带的能量不是分立的,而是连续的 β 能谱。

(三)电子俘获

原子核俘获核外电子,使核内的一个质子转变为一个中子,电荷数减 1,同时释放出一个中微子和衰变能的过程称为电子俘获。衰变过程为

$$^0_{-1}e + {}^A_Z X \rightarrow {}^A_{Z-1}Y + \nu + Q \tag{1-9-16}$$

在电子俘获过程中,如果被俘获的是内层电子,则可能出现核外层电子填补内层电子空位,而产生特征 X 射线(characteristic X-ray)或俄歇电子(auger electron)。俄歇电子是当高能级的电子跃迁至低能级,其多余的能量直接转移给同一能级的另一电子,而不辐射 X 射线,接受这份能量的电子脱离原子,成为自由电子,这种电子叫俄歇电子。在核医学中计算人体吸收的剂量应考虑这一因素。

三、γ 衰变和内转换

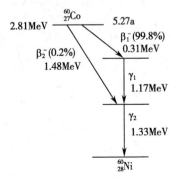

图 1-9-4 ^{60}Co 的 γ 衰变图

位于激发态的原子核以 γ 射线形式释放出能量而跃迁到基态或较低能态的现象称为 γ 衰变。γ 射线就是静质量几乎为零,不带电的中性粒子流,因此能量很大,穿透力很强,当原子核发生 α、β 衰变时常常同时伴随 γ 衰变。γ 射线在医学应用领域占有重要地位。γ 衰变方程为:

$$^A_Z X \rightarrow {}^A_Z X + \gamma + Q \tag{1-9-17}$$

从(1-9-17)γ 衰变方程可以看出,母核与子核是质量数和核电荷数相同而能量不同的同质异能素。

例如医学上常利用放射源 ^{60}Co 在发生 β⁻ 衰变过程中伴随 γ 衰变所产生的射线来治疗肿瘤如图 1-9-4 所示。

处于激发态的原子核跃迁到基态或较低能态时并不释放 γ 射线而是将能量全部传递给核外电子,使其挣脱原子核的束缚而成为自由电子,原子核这种衰变过程称为内转换(internal conversion)。内转换衰变过程挣脱出来的电子被称为内转换电子(internal conversion electron)。究竟发生 γ 衰变和内转换哪种概率大,要取决于核的能级特性。内转换同轨道电子俘获一样会发射标识 X 射线或俄歇电子。

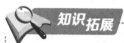

居里夫人

玛丽·居里,原名玛丽·斯克沃多夫斯卡(Marie Sklodowska),是波兰裔法国籍女物理学家、放射性化学家。1896 年,贝克勒尔发现铀及其化合物能自发地放出一种肉眼看不见的射线,这使居里夫人发生了极大的兴趣。1897 年,居里夫人开始了对放射性物质的研究。1898 年居里夫妇从沥青矿中首先分离到门捷列夫预言的"类碲"元素,居里夫人为纪念她伟大的祖国波兰,命名为钋。接着她再接再厉,处理了数十吨沥青矿残渣,历时 4 年,终于提取到 0.1g 氯化镭,并确定镭是一种新元素。医学研究发现,镭射线对于各种不同的细胞和组织,作用大不相同,那些繁殖快的细胞,一经镭的照射很快都被破坏了,这个发现使镭成为治疗癌症的有力手段。居里夫人是一位杰出的女科学家,一生得到两次诺贝尔奖——1903 年诺贝尔物理学奖和 1911 年诺贝尔化学奖,10 项奖金,16 种奖章,107 个荣誉头衔。但她却淡泊名利,有一天,她的一位朋友来她家做客,忽然看见她的小女儿正在玩英国皇家学会刚刚颁发给她的金质奖章,于是惊讶地说:"居里夫人,得到一枚英国皇家学会的奖章,是极高的荣誉,你怎么能给孩子玩呢?"居里夫人笑了笑说:"我是想让孩子从小就知道,荣誉就像玩具,只能玩玩而已,绝不能看得太重,否则就将一事无成。"

第三节　原子核的衰变规律

一、衰变规律

放射性物质随着衰变过程的进行,放射性原子核数量在逐渐减少,每个原子核在何时发生衰变是不可预知的且具有随机性,但对大量的同种放射性原子核,它们的衰变却服从统计规律。假设 t 时刻的原子核数为 N,在 $\mathrm{d}t$ 时间内发生衰变的原子核数为 $-\mathrm{d}N$,则 $-\mathrm{d}N$ 与时间间隔 $\mathrm{d}t$ 和 t 时刻的原子核数 N 必定成正比,即

$$-\mathrm{d}N = \lambda N \mathrm{d}t \tag{1-9-18}$$

式中比例系数 λ 为衰变常数(decay constant),表征核衰变快慢的物理量,λ 越大核衰变就越快,λ 越小核衰变就越慢。其值只与核素的性质有关,与原子所处的物理和化学状态无关,单位为秒分之一即 s^{-1}。取初始时刻 $t=0$ 时的原子核总数为 N_0,对(1-9-18)式经数学推导得

$$N = N_0 \mathrm{e}^{-\lambda t} \tag{1-9-19}$$

式(1-9-19)表明核衰变遵守指数衰减规律,把上式称为核衰变定律。

二、半衰期

(一)半衰期

放射性核素的原子核数衰减到初始时刻的一半所需要的时间,称为放射性核素半衰期(half life),用 T 表示。根据核衰变定律当 $t=T,N=\dfrac{N_0}{2}$ 时,可推导出半衰期与衰变常数的关系为

$$T = \frac{\ln 2}{\lambda} = \frac{0.693}{\lambda} \tag{1-9-20}$$

T 和 λ 一样,也是表征核衰变快慢的物理量,T 越大核衰变就越慢,T 越小核衰变就越快。用半衰期来表示核衰变定律(1-9-19)式可变为

$$N=N_0\left(\frac{1}{2}\right)^{t/T} \tag{1-9-21}$$

在放射性核素的医学应用中,常常要把放射性核素引入生物体内,这时原子核数除按自身的衰变减少之外,还会通过生物体的新陈代谢和排泄而减小,因此生物体内原子核数的减少是由于两种原因造成的。我们把各种由生物体的新陈代谢和排泄而使生物体体内放射性原子核数减少一半所需的时间称为生物半衰期(biological half life),用 T_b 表示,与其对应的衰变常数称为生物衰变常数(biological decay constant),用 λ_b 表示。假设生物衰变同物理衰变一样按指数规律衰减,则有

$$T_b=\frac{\ln2}{\lambda_b}=\frac{0.693}{\lambda_b} \tag{1-9-22}$$

把生物体内放射性核素的原子核数由于两种衰变而减少一半所需的时间,称为有效半衰期(effective half life),用 T_e 表示。与其对应的衰变常数为有效衰变常数(effective decay constant),用 λ_e 表示。同样有效半衰期按指数规律衰减,则有

$$T_e=\frac{\ln2}{\lambda_e}=\frac{0.693}{\lambda_e} \tag{1-9-23}$$

$$\lambda_e=\lambda+\lambda_b \tag{1-9-24}$$

把(1-9-20)、(1-9-22)、(1-9-23)式代入(1-9-24)式中得

$$\frac{1}{T_e}=\frac{1}{T}+\frac{1}{T_b} \tag{1-9-25}$$

则相应的衰变定律为

$$N=N_0e^{-(\lambda+\lambda_b)t}=N_0e^{-\lambda_e t}=N_0\left(\frac{1}{2}\right)^{t/T_e} \tag{1-9-26}$$

(二)平均寿命

放射性核素的每个原子核何时发生衰变是具有随机性的,因此每个核衰变前生存的时间不一样,有长、有短。通常把所有原子核衰变前生存时间的平均值称为平均寿命(mean life),用 τ 来表示。设 $t=0$ 时刻的原子核数为 N_0,从 $t\rightarrow t+dt$ 时间内发生衰变的原子核数为 $-dN$,发生衰变每个核的寿命均为 t,那么发生衰变这些核的总寿命就为 $dN=-\lambda Ntdt$,则 N_0 个核的平均寿命为

$$\tau=\frac{1}{N_0}\int_0^\infty -dNt \tag{1-9-27}$$

经数学推导得

$$\tau=\frac{1}{\lambda}=\frac{T}{\ln2}=1.44T \tag{1-9-28}$$

即平均寿命是衰变常数的倒数,与半衰期成正比,衰变常数越大,衰变越快,平均寿命就越短,反之 τ 就越长。因此平均寿命也可表征核衰变的快慢。

【例1-9-2】 放射性核素 $^{226}_{88}$Ra 的半衰期为 1.6×10^3a,求它的衰变常数和平均寿命。

解:由式1-9-13可得

$$\lambda=\frac{0.693}{T}=\frac{0.693}{1.6\times10^3}=0.000\ 433a^{-1}$$

由式1-9-21可得

$$\tau=1.44T=1.44\times1.6\times10^3=2304a$$

【例1-9-3】 试求质量为1mg的 $^{32}_{15}$P 一昼夜发射的 β^- 粒子数

解:由衰变方程知每衰变一次释放一个 β^-

所以发射的 β^- 粒子数为

$$\Delta N=N_0-N_0\left(\frac{1}{2}\right)^{t/T}=\frac{1\times10^{-3}}{32}\times6.02\times10^{23}\left[1-\left(\frac{1}{2}\right)^{1/14.3}\right]$$

$$=1.79\times10^{19}$$

【例1-9-4】 某放射性核素的物理半衰期为10d,在体内的生物半衰期为5d,求该核素的有效半衰期为多少。

解:由(1-9-18)式 $\dfrac{1}{T_e} = \dfrac{1}{T} + \dfrac{1}{T_b}$ 可得

$$T_e = \frac{T \times T_b}{T + T_b} = \frac{10 \times 5}{10 + 5} = \frac{10}{3} = 3.33 \text{ 天}$$

三、放射性活度

放射源在单位时间内衰变的原子核愈多,释放出的射线就愈多,表明该放射源的放射性就愈强,反之亦反。通常用在单位时间内发生衰变的原子核数称为放射性活度(radioactivity),用 A 表示。有前面知识得

$$A = -\frac{dN}{dt} = \lambda N = \lambda N_0 e^{-\lambda t} = A_0 e^{-\lambda t} = A_0 \left(\frac{1}{2}\right)^{t/T} \tag{1-9-29}$$

式(1-9-29)中 $A_0 = \lambda N_0$,表示在 $t = 0$ 时刻的放射性活度。A 表示在 t 时刻的放射性活度。

在国际单位制中,放射性活度的单位是贝可勒尔(Bq),$1Bq = 1$ 次核衰变/s。以前还用居里(Ci)作为放射性活度的单位,$1Ci = 3.7 \times 10^{10} Bq$。

【例1-9-5】 利用某放射性核素(有效半衰期为27d)可以进行血液检测,病人服用54天后在体内的活度是初始活度的百分之几?

解:由式(1-9-22) $A = A_0 \left(\dfrac{1}{2}\right)^{t/T}$ 可得

$$\frac{A}{A_0} = \left(\frac{1}{2}\right)^{t/T} = \left(\frac{1}{2}\right)^{\frac{54}{27}} = \left(\frac{1}{2}\right)^2 = 25\%$$

【例1-9-6】 两种放射性核素的半衰期分别为 T_1 和 T_2 且 $T_1 > T_2$,要想获得相同的放射性活度,求两种放射性核素物质的量之比?

解:由式(1-9-22) $A = \lambda N$ 可得

$$A = \lambda_1 N_1 = \frac{0.693}{T_1} N_1 \tag{1}$$

$$A = \lambda_2 N_2 = \frac{0.693}{T_2} N_2 \tag{2}$$

(1)除以(2)得

$$\frac{N_1}{T_2} = \frac{N_2}{T_2}$$

因为物质的量之比等于原子核数之比,所以物质的量之比为

$$\frac{N_1}{N_2} = \frac{T_2}{T_1}$$

第四节　放射性核素在医学上的应用

一、示踪原理

任何一种元素的放射性核素与该种元素的其他稳定同位素都有完全相同的化学性质,它们在机体内的分布、转移和代谢都是一样的。如果要研究某一种元素在体内的分布情况,只要把掺入少量放射性核素的该元素引入体内,用仪器可以在体外探测这些放射性核素释放出的射线,得到放射性核素在体内参与各种过程的变化踪迹,把这种方法称为示踪原子法。引入体内的放射性核素,称为标记原子或示踪原子(tracer atom)。如果将放射性核素标记的药物引入体内,根据释放的射线探测出其在体

内分布、聚集和流通量,就可作为某些疾病的诊断依据。由于示踪原子法具有灵敏度高、准确性高且简单易行的优点,因此示踪技术在基础医学研究和临床上已得到普遍应用,下面简单介绍几种示踪原子方法的应用。

（一）直接探测

在体外用仪器直接探测体内示踪原子发出的射线称为直接探测。如将^{131}I作为标记的马尿酸示踪剂静脉注入体内,用仪器测其在肾内的放射性活度随时间的变化情况,就可以反映肾功能和尿路排泄通畅情况。

（二）外标本测量

这种方法是将放射性药物引入体内,然后取其血、尿、便或活体组织等样品,测量其放射性活度。例如,口服维生素B_{12}示踪剂后,通过测量排除尿液的放射性活度,可间接了解胃肠道吸收维生素B_{12}的情况。

（三）放射自显影

放射性核素释放出的射线能使胶片感光,因此可用胶片来探测和记录放射性核素的分布,这种方法称为放射自显影。它是追踪标记药物或代谢物在体内去向的一种有效方法。例如,把细胞培养在含有放射性脱氧核糖核酸（DNA）的水中,就可以把细胞内的染色体标记上放射性核素,通过放射自显影,可观察到染色体分裂过程中DNA的变化细节。

特别注意的是,引入体内的放射性核素必须高效、安全、可靠。

二、放射治疗

放射治疗（即放疗）同化疗一样,是治疗肿瘤的一种有效方法,目前在临床上被广泛使用。它主要是利用X、γ、β和质子束等射线及粒子束对恶性组织细胞的杀伤破坏,起到治疗肿瘤的作用。下面简单介绍几种常用的放射治疗。

（一）^{60}Co治疗机

^{60}Co放射源通过β衰变释放出γ射线的平均能量为1.25MeV。高能γ射线同低能量X射线（400KeV以下）相比,首先它的穿透能力强,深度剂量高,适合治疗较深部的肿瘤;其次^{60}Co释放的γ射线的最大能量吸收发生在皮下4~5mm处,皮肤剂量相对较小,对于同样的肿瘤剂量较比X射线引起的皮肤反应轻得多;第三^{60}Co发出的γ射线对骨与软组织吸收的剂量近似相等,故^{60}Co发出的γ射线对正常骨组织的损伤较小。

^{60}Co治疗机有直立型和旋转型两种,目前主要使用旋转型。虽然^{60}Co治疗机存在半衰期短及防护钴源辐射等缺点,但由于其具有经济、可靠、维护方便等优点,^{60}Co治疗机目前还是放射治疗的常用设备。

（二）γ-刀

γ-刀是一种立体放射神经外科治疗设备。在控制安全剂量的前提条件下,它是根据半圆弧等中心聚焦技术原理,用高精度的立体定向仪,在CT、MRI和DSA等影像技术的参与下,对颅内病灶（也称治疗靶点）进行准确定位,把确定好的靶点三维坐标参数转换到照射装置的坐标中,通过小孔将大剂量的γ射线聚焦在颅内靶点上,使病灶组织一次性、致死性受到摧毁,同时又要保证靶区边缘及其周围正常脑组织所接受的放射剂量呈锐减分布,且不产生任何不可逆性损伤。由于立体定向放射神经外科治疗照射范围与正常组织分界非常明显,边缘如刀割一样,形象地称之为"γ-刀"。

γ-刀治疗同手术治疗相比优点在于无创伤、无痛苦、不麻醉、时间短、降低了手术治疗中可能出现的出血和感染危险,因此其较安全的治疗效果受到病人的欢迎。

（三）^{131}I治疗

碘是甲状腺合成甲状腺激素过程中的必备原料,同位素标记的碘^{131}I和稳定性碘具有相同的生化特性同样可被甲状腺很快吸取,而甲亢病人的甲状腺更具有高度吸收和浓聚碘的能力。因此通过测定甲状腺部位的放射性计数可以计算出甲状腺吸碘的速率和强度,用它来反映甲状腺的功能状态。由于^{131}I通过β衰变释放出β射线（占99%）和γ射线占（1%）,将放射源^{131}I引入体内,通过血液循环,^{131}I 会很快地聚集在甲状腺中,释放出的 β 射线可杀伤部分甲状腺组织细胞,使肿大的甲状腺缩小,所以被用来治疗甲状腺功能亢进和部分甲状腺癌。

（四）质子治疗

质子放射治疗技术是治疗恶性肿瘤的一门新兴放射治疗方法。质子作为带正电荷的粒子,以极高的速度进入体内,利用其优良的剂量分布特性,当到达肿瘤部位时,速度突然降低并停止,释放最大能量,产生 Bragg 峰(布拉格峰),将癌细胞杀死,而与体内的正常组织细胞发生作用机会极低,有效地保护正常组织。由于质子治疗具有穿透性能强、剂量分布好、局部剂量高、旁散射少、半影小等特征,尤其对于治疗有重要组织器官包绕的肿瘤,显示出较大的优越性。

（五）医用电子直线加速器

医用电子直线加速器是利用微波电磁场加速电子,并使其具有直线轨道的一种装置,加速后的电子直接或经转换为 X 射线后供放射治疗用。X 射线管可产生能量为几百 KeV 的低能 X 射线,由于其穿透能力差,皮肤吸收的剂量高,目前很少用于放射治疗。而电子加速器产生的高能电子束或高能X 射线由于具有皮肤吸收剂量低,能谱分布好等特点,可以在临床上用于肿瘤治疗。如用能量为 6MeV 的 X 射线可治疗约 80% 的深部肿瘤,用能量为 16~18MeV 的 X 射线可治疗较深部位(如腹部)的肿瘤,用能量为 4~20MeV 的高能电子束可治疗靶区后缘深度约 1~6cm 的肿瘤且效果较好。

三、放射诊断

放射诊断是指把不同放射性核素制成标记物引入体内后,由于人体内不同组织和脏器对某些化合物具有选择吸收的特点,使得放射性核素在体内各部位按吸收程度进行分布,在体外用仪器对放射性核素发射的射线进行跟踪,就可以探测到放射性核素在体内的浓度分布及随时间的变化图像。这幅图像称为核素成像(radionuclide imaging,RI)。核素成像仪器主要有 γ 照相机、SPECT 和 PET 等,本节只介绍 γ 照相机。

图片:PET 成像

γ 照相机是一种将人体内放射性核素分布,快速且一次性显像的核素成像设备。它可以能提供人体组织脏器的动态和静态图像,图像中包含了组织脏器形态和功能的大量信息,是诊断肿瘤和循环系统疾病的重要装置。γ 照相机主要由探头(包括准直器、闪烁晶体、光电倍增管等),位置通道,能量通道及显示系统组成。

引入体内的放射性核素标记物发出的 γ 射线向各个方向传播,因此首先把 γ 射线经探头上的准直器准直后打在闪烁晶体上,引起闪烁晶体发出荧光并将其转变为闪烁光点,此时晶体上的荧光像与探头在探查方向上的放射性核素分布一一对应,由于荧光像强度弱必须通过光电倍增管转换成电脉冲信号,电脉冲信号经过能量通道和位置通道后,就把光点进行了灰度和坐标定位,最后在屏幕或胶片上显示出图像。

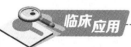
临床应用

放射性核素磷 32 临床应用

磷 32 治疗作用是利用放射性核素射线的穿透性和它对机体组织的破坏作用来抑制和破坏组织,如破坏癌组织,以达到治疗的目的。用磷 32 治疗骨、肝、脾及淋巴的病变和肿瘤组织,可以破坏和抑制病变组织的生长;敷贴治疗是利用磷 32、锶 90 等放射性核素敷贴于患部,如治疗眼科和皮肤病变有一定作用;放射性胶体治疗。把放射性胶体注入体腔,放射性元素胶体敷于体腔表面对该处局部组织肿瘤进行照射而达到控制肿瘤的目的。医学上利用放射性核素,既要对放射性核素物质进行严格的选择,又要注重控制进入体内的剂量。否则影响诊断和治疗的效果,甚至要危害生命。通常选用的放射性核素考虑同位素的性质、半衰期和能否迅速排出体外等因素。总之,要遵守操作规程,注重安全。

第五节 发射型计算机断层成像

发射型计算机断层成像(emission computed tomography,ECT),它是通过计算机图像重建技术来显示已进入体内的放射性核素在断层上的分布。与 X-CT 相比,它不仅可以显示活体组织的形态图像,还可以显示活体组织的生理、生化和代谢状况的功能图像,有利于发现早期的病变,因此在影像诊断上展现出了其技术优势。ECT 分为单光子发射型计算机断层(single photon emission computed tomography,SPECT)及正电子发射型计算机断层(positron emission computed tomography,PET)两种。

一、SPECT

SPECT 成像原理是用体外探测器测量由许多体素组成的断层面在各个方向上放射性核素标记物(如^{99m}Tc,^{131}I 等)发出 γ 射线强度分布的投影值,这些投影值经过计算机处理,得到该层面的断层图像。若把人体内组织和脏器分为多个断层进行扫描成像,经过图像重建后得到组织和脏器的立体图像,它能反映组织和脏器的生理、生化功能变化以及药物在组织和脏器内的代谢状况,因此 SPECT 成像技术大大提高了疾病诊断的准确率。

SPECT 图像质量存在的问题主要表现为测量灵敏度低,衰减及散射影响大,图像空间分辨率低等。随着科学技术的发展,SPECT 整机性能会有更大变化,在影像技术激烈竞争中,SPECT 仍具强大的活力。

二、PET

PET 成像原理是引入体内的放射性核素(如^{11}C、^{13}N、^{15}O 和^{18}F 等),通过 β$^+$ 衰变发射的正电子在体内运动很短距离后(约为几个毫米)与负电子作用而湮灭,产生能量均为 0.511MeV 方向相反的两个 γ 光子,当探测系统位于扫描断层两侧的一对探头都分别接受湮灭光子时,才有信号输出,输出的信号反映了放射性核素所在扫描断层的位置。由于探测器是由彼此互成 180° 作多层环形排列的许多对探头组成,探测器上的所有的成对探头可以测出放射性核素分布在各个角度的投影值,将投影值转换后,利用计算机处理重建就可得到体内放射性核素标记物的断层图像。PET 在临床诊断中的应用十分广泛,如通过对^{18}F-DG 的测量来鉴别良、恶性肿瘤以及发展程度;用^{11}C-DG 测糖的代谢;用^{15}O$_2$ 测氧的代谢等。

由于 C、N、O 等是构成人体组织的基本元素,用 PET 测它们注入体内的标记化合物,就能反映组织和脏器的生理、生化、和代谢功能,也是研究生命现象的重要手段。因此它有可能将人的思维、行为和脑化学联系起来,探讨、解释和定位大脑功能区域的划分以及大脑思维功能奥秘。PET 与 X-CT 相结合,既发挥了两者的优势又有效地弥补了两者的不足,更加全面、客观地反映了疾病的本质。

PET 与 SPECT 两者都是利用放射性核素的示踪原理进行显像,皆属于功能显像的范畴。但 PET 比 SPECT 有下列优缺点:示踪原子的半衰期短,对人体放射剂量小;PET 采用自准直技术,使得探测灵敏度和分辨率明显提高;图像空间分辨率高,使得图像质量明显高于 SPECT;PET 衰减校正更准确,便于做定量分析等,但 PET 的主要问题是运行成本高,因此它的使用和推广受到一定限制,随着科学技术的发展,它在医学上的应用会越来越重要。

本章小结

原子核包含质子和中子,质子带有正电荷,中子不带电荷。质子数和中子数之和称为原子核的质量数。通常把具有确定质子数和中子数的一类原子称为核素,具有相同质子数而中子数不同的同一种元素的不同核素称为同位素,质子数和中子数都相同而能量状态不同的一类核素称为同质异能素。原子核的质量都小于组成它的核子的质量之和,这个差值称为原子核的质量亏损。

与质量亏损 Δm 相联系的能量为 Δmc^2，表示这些自由状态的单个核子结合成原子核时所释放出来的能量，称为原子核的结合能。放射性核素的衰变类型，包括 α 衰变、β^- 衰变、β^+ 衰变、电子俘获、γ 衰变；放射性核素的衰变规律：$N = N_0 e^{-\lambda t}$，即按指数规律衰变，半衰期 $T = \dfrac{\ln 2}{\lambda}$，平均寿命 $\tau = 1.44T$，放射性活度 $A = A_0 e^{-\lambda t}$；放射性核素的三种制备方法：反应堆中子照射生产、放射性核素发生器生产、回旋加速器生产；放射性核素在肿瘤放射治疗及核医学检查中的应用。

放射性核素在医学上的应用主要包括示踪、放射治疗和放射诊断三个方面。

发射型计算机断层成像分为单光子发射型计算机断层及正电子发射型计算机断层两种。

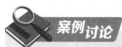

利用 ^{131}I 的溶液作甲状腺扫描，在溶液出厂时只需注射 0.5ml 就够了。如果溶液出厂后储存了 11d，为什么作同样扫描需注射的溶液要增多，试说明原因。（^{131}I 的半衰期为 8.04d。）

（王晓艳）

案例讨论

扫一扫,测一测

第十章　磁共振成像的基本原理

10章课件

学习目标

1. 掌握:核磁矩在外磁场中的进动。
2. 熟悉:磁共振现象及核自旋弛豫。
3. 了解:磁共振现象的医学应用。
4. 能够运用所学知识对磁共振成像设备相关问题进行分析的能力。
5. 具有为病人解释磁共振设备成像原理的科学文化素质。

案例导学

磁共振成像技术(MRI)是继 CT 后医学影像学的又一重大进步。它是将人体置于特殊的磁场中,用无线电射频脉冲激发人体内氢原子核,引起氢原子核共振,并吸收能量。在停止射频脉冲后,氢原子核按特定频率发出射电信号,并将吸收的能量释放出来,被体外的接受器收录,经电子计算机处理获得图像。

磁共振(MR)是一种物理现象,作为一种分析手段广泛应用于物理、化学生物等领域,到 1973 年才将它用于医学临床检测。MRI 是一种生物磁自旋成像技术,它是利用原子核自旋运动的特点,在外加磁场内,经射频脉冲激发后产生信号,用探测器检测并输入计算机,经过处理转换在屏幕上显示图像。MRI 提供的信息量不但大于医学影像学中的其他许多成像术,而且不同于已有的成像术,因此,它对疾病的诊断具有很大的潜在优越性。它可以直接作出横断面、矢状面、冠状面和各种斜面的体层图像,不会产生 CT 检测中的伪影;不需注射造影剂;无电离辐射,对机体没有不良影响。MRI 对检测脑内血肿、脑外血肿、脑肿瘤、颅内动脉瘤、动静脉血管畸形、脑缺血、椎管内肿瘤、脊髓空洞症和脊髓积水等颅脑常见疾病非常有效,同时对腰椎椎间盘后突、原发性肝癌等疾病的诊断也很有效。

MRI 也存在不足之处。它的空间分辨率不及 CT,带有心脏起搏器的病人或有某些金属异物的部位不能作 MRI 的检查,另外价格比较昂贵。

问题:

1. 磁共振成像的基本原理是什么?
2. 磁共振成像技术在医学中有哪些应用?

磁共振(magnetic resonance,MR),物理学上又称核磁共振,其基本原理是物质原子核磁矩在外磁场的作用下,能级发生分裂、并在外加射频场的条件下产生跃迁的现象。1946 年,美国哈佛大学科学家伯塞尔(Purcell)用吸收法首次观测到石蜡中质子的磁共振信号,几乎同时,美国斯坦福大学科学家布洛赫(Bloch)用感应法发现液态水的磁共振现象。为此,他们获得了1952年诺贝尔物理学奖。随后磁共振技术很快成为一种探索、研究物质微观结构和性质的高新技术。

磁共振成像(magnetic resonance imaging,MRI)是一种多参数、多核种的成像技术。其基本原理都是利用一定频率的电磁波,照射处于磁场中的人体,使人体中各种不同组织的氢核发生磁共振,氢核共振吸收电磁波的能量,随后又发射出电磁波。MRI系统探测到这些来自人体内部的氢核发射出来的电磁波信号,经计算机处理和图像重建,得到人体的断层影像。一般医学成像只能反映解剖学结构,而氢核吸收和发射电磁波时,受周围化学环境的影响,因此由磁共振信号得到的人体断层图像,不仅能反映形态学的信息,还能得到与生化、病理等有关的信息。

第一节 原子核自旋与核磁矩

一、原子核的自旋

人体和其他物体一样也是由分子、原子组成,包括C、H、O、Ca、P以及其他微量元素。原子核自旋情况由核的自旋量子数(spin quantum number)I来表征,由于I是原子核的固有特性,因而不同的核具有不同的I值。根据量子力学计算,I只能取整数或半整数,即它只能取$0,\frac{1}{2},1,\frac{3}{2}\cdots,I$的取值与构成原子核的中子数和质子数有关。下面分三种情况讨论。

(1)质子数是偶数,中子数也是偶数的核。其自旋量子数$I=0$,这种核没有自旋,例如$^{12}_{6}C$、$^{16}_{8}O$和$^{32}_{16}S$等核。

(2)质子数和中子数一个是奇数、另一个是偶数的核。其自旋量子数$I=\frac{1}{2},\frac{3}{2},\frac{5}{2}$等半整数,这种核有自旋,例如$I=\frac{1}{2}$的$^{1}_{1}H$、$^{13}_{6}C$、$^{31}_{15}P$,$I=\frac{3}{2}$的$^{11}_{5}B$、$^{33}_{16}S$、$^{35}_{17}Cl$,和$I=\frac{5}{2}$的$^{17}_{8}O$等核。

(3)质子数是奇数,中子数也是奇数的核。其自旋量子数$I=1,2,3$等整数,这种核有自旋,例如$I=1$的$^{2}_{1}H$、$^{14}_{7}N$以及$I=3$的$^{12}_{5}B$等核。

理论和实验都已证明,原子核具有固有的角动量,通常称之为原子核的"自旋角动量",原子核的自旋运动常用自旋角动量L_I来描述。原子核具有角动量是原子核最重要的特性之一。由于原子核由质子和中子组成,质子和中子都是具有自旋量子数为$\frac{1}{2}$的粒子,它们的角动量的矢量和就是原子核的自旋角动量。它是原子核内部的复杂运动所具有的,与核的外部条件无关。根据量子力学的计算,

$$L_I=\sqrt{I(I+1)}\,h/2\pi \tag{1-10-1}$$

原子核角动量在空间某一选定方向(例如z轴方向)上的投影也是量子化的,即

$$L_{Iz}=mh/2\pi \tag{1-10-2}$$

式中m为核自旋磁量子数(magnetic quantum number),其可取的数值为$I,I-1,\cdots-I+1,-I$,共有$2I+1$个值。

二、原子核的磁矩

原子核是带正电的粒子,原子核的电荷均匀地分布在它的表面上。由于$I\neq0$的核有自旋运动,上述电荷也随之围绕自旋轴旋转,其效应相当于环形电流,结果使它周围出现磁场,这时的核很像一个小磁体,图1-10-1所示。

自旋核必然伴有核磁矩(nuclear magnetic moment),核磁矩矢量与核角动量矢量成正比,即

$$\boldsymbol{\mu}=g\frac{e}{2m_p}\boldsymbol{L}_I \tag{1-10-3}$$

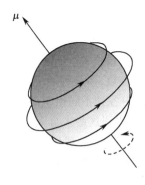

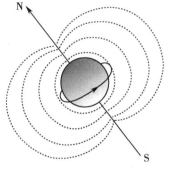

(a) 自旋的原子核　　　　　(b) 自旋核的磁效应

图 1-10-1　核的自旋及磁效应

式中 m_p 为质子质量，g 为朗德因子（Landé g-factor），或称为原子核的 g 因子（g-factor），不同的核有不同的 g 因子。

式（1-10-3）可写成

$$\boldsymbol{\mu} = \gamma \boldsymbol{L}_I \tag{1-10-4}$$

其中

$$\gamma = g\frac{e}{2m_p} \tag{1-10-5}$$

式中，γ 称为磁旋比，磁旋比是一个特征量，取决于原子核的内部结构和特性。

核磁矩在 z 轴方向（外磁场方向）的投影为

$$\mu_z = \gamma L_z = \gamma mh/2\pi \tag{1-10-6}$$

由于核自旋是量子化的，因此 μ_z 也是量子化的，共有 $2I+1$ 个可能的取值。

第二节　磁共振成像的基本原理

一、核磁矩在静磁场中的进动

自旋核有一定的自旋角动量和核磁矩，在静磁场的作用下，核磁矩将如旋转陀螺在地球引力场中进动一样运动，称为自旋核的进动（precession）或称旋进。图 1-10-2（a）为自旋核的进动示意图。

将磁矩为 $\boldsymbol{\mu}$ 的原子核置于恒定磁场 $\boldsymbol{B}_0$ 中，则其所受到的磁力矩为

$$\boldsymbol{M} = \boldsymbol{\mu} \times \boldsymbol{B}_0 \tag{1-10-7}$$

$\boldsymbol{M}$ 是矢量，其方向用右手螺旋来决定，伸开右手，拇指与其余四指垂直，四指由 $\boldsymbol{\mu}$ 经小于 π 的角度绕向 $\boldsymbol{B}_0$，拇指所指的方向就是磁力矩 $\boldsymbol{M}$ 的方向，显然 $\boldsymbol{M}$ 垂直于 $\boldsymbol{\mu}$ 与 $\boldsymbol{B}_0$ 决定的平面。由于 $\boldsymbol{M}$ 的作用，引起原子核角动量 $\boldsymbol{L}_I$ 的改变，如图 1-10-2（b）所示。由于 $\boldsymbol{M}$ 总是垂直于 $\boldsymbol{L}_I$ 与 $\boldsymbol{B}_0$ 决定的平面，$\boldsymbol{L}_I$ 只改变方向不改变大小，所以 $\boldsymbol{L}_I$ 沿图 1-10-1（b）所示方向旋进，核角动量（或磁矩矢量）的末端形成圆周运动，这种运动称为拉莫尔旋进。

设核角动量旋进的增量为 $\Delta \boldsymbol{L}_I$，由图 1-10-2（b）可见

$$\Delta \boldsymbol{L}_I = L_I \sin\theta \cdot \Delta\varphi$$

方程两边同时除以所用的时间 Δt，得

$$\frac{\Delta \boldsymbol{L}_I}{\Delta t} = L_I \sin\theta \frac{\Delta\varphi}{\Delta t}$$

根据角动量定理有：

$$\frac{\Delta \boldsymbol{L}_I}{\Delta t} = M = \mu \boldsymbol{B}_0 \sin\theta$$

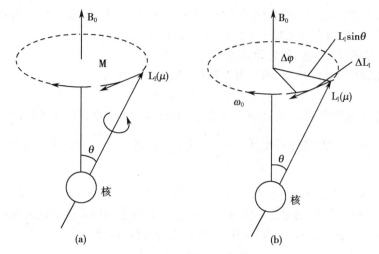

图 1-10-2　自旋核在磁场中的旋进

令 $\dfrac{\Delta\varphi}{\Delta t}=\omega$，$\omega$ 为旋进的角频率，称为拉莫尔频率（Larmor frequency）。

因此，有 $\boldsymbol{L}_I\sin\theta\omega=\mu\boldsymbol{B}_0\sin\theta$

进而可得

$$\omega=\frac{\mu B_0}{L_I}=\gamma B_0 \qquad (1\text{-}10\text{-}8)$$

上式被称为拉莫尔方程（Larmor equation）。

通过以上讨论可知，核磁矩在恒定磁场中将绕磁场方向进动，进动的角频率 ω 取决于核的磁旋比与磁场的磁感应强度 $\boldsymbol{B}_0$ 的大小。

二、磁共振现象

将 $I\neq0$ 的原子核置于静磁场 $\boldsymbol{B}_0$ 中，磁场对核磁矩的作用力将使核磁矩具有一定的附加能量。

设 $\boldsymbol{B}_0$ 与 z 轴同向，并设 $\boldsymbol{B}_0$ 与核磁矩 μ 的夹角为 θ，如图 1-10-3 所示，这时 μ 与 $\boldsymbol{B}_0$ 相互作用的能量为：

$$E=-\boldsymbol{\mu}\cdot\boldsymbol{B}_0=-\mu B_0\cos\theta=-\mu_z B_0 \qquad (1\text{-}10\text{-}9)$$

根据式（1-10-6），得出核磁矩在各能级上的能量表达式

$$E_m=-\gamma(h/2\pi)mB_0 \qquad (1\text{-}10\text{-}10)$$

上式表示核磁矩在静磁场中的能量也是量子化的，我们把这些不连续的能量值称为原子核的能级，按能量值大小画出的图称为能级图，图 1-10-4 所示。

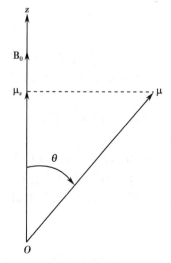

图 1-10-3　静磁场 B_0 中的核磁矩 μ

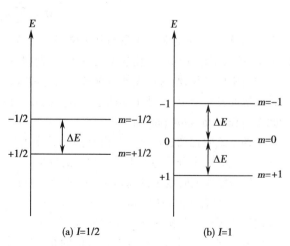

图 1-10-4　核磁矩在磁场中的能级图

磁场中核的能级数目决定于核自旋量子数 I，能级总数为 $2I+1$。磁量子数 m 为正值的那些状态，核磁矩 $\boldsymbol{\mu}$ 与静磁场方向相同，其能量为负值，称之为低能态；磁量子数 m 负值的那些状态，核磁矩 $\boldsymbol{\mu}$ 与静磁场方向相反，其能量为正值，称之为高能态。

由于 m 的可能取值依次相差 1，因而两相邻能级的能量差为

$$\Delta E = \gamma(h/2\pi)B_0 \tag{1-10-11}$$

根据量子力学的选择定则，只有磁量子数之差（Δm）为 ± 1 时，相邻两能级间的跃迁才是允许的。例如，对于 $I=\dfrac{1}{2}$ 的核，它吸收能量后将从 $m=\dfrac{1}{2}$ 低能态跃迁到 $m=-\dfrac{1}{2}$ 的高能态，这时体系吸收的能量应为 $\gamma(h/2\pi)B_0$。

设共振激发所采用的电磁波频率为 ν，并在外磁场垂直方向设置射频线圈。那么当激励电磁波的频率 ν 所决定的能量与两相邻能级之间能量差 ΔE 相等时，原子核两个能级之间的跃迁就会发生，这就是磁共振（nuclear magnetic resonance，NMR）现象。上述条件可表示为

$$h\nu = \Delta E = \gamma(h/2\pi)B_0$$

式中 $h\nu$ 为电磁辐射的能量，则

$$\nu = \frac{\gamma B_0}{2\pi} 即$$

$$\omega = \gamma B_0 \tag{1-10-12}$$

从上式可以看出，原子核发生共振吸收时的射频场的角频率 ω 等于自旋核在磁场中旋进的角频率，这就是磁共振条件。

【例 1-10-1】 试计算 ^{1}H、^{23}Na 和 ^{31}P 在 1.0T 的磁场中发生核磁共振的频率。已知 $\gamma_H = 2.6753 \times 10^8 \text{s}^{-1} \cdot \text{T}^{-1}$，$\gamma_{Na} = 0.7031 \times 10^8 \text{s}^{-1} \cdot \text{T}^{-1}$，$\gamma_P = 1.0840 \times 10^8 \text{s}^{-1} \cdot \text{T}^{-1}$。

解：当 $\boldsymbol{B} = 1.0$T 时，^{1}H、^{23}Na 和 ^{31}P 发生磁共振的频率分别为

$$\nu_H = \frac{\gamma_H B}{2\pi} = \frac{2.6753 \times 10^8 \times 1.0}{2 \times 3.1415} = 42.58(\text{MHz})$$

$$\nu_{Na} = \frac{\gamma_{Na} B}{2\pi} = \frac{0.7031 \times 10^8 \times 1.0}{2 \times 3.1415} = 11.19(\text{MHz})$$

$$\nu_P = \frac{\gamma_P B}{2\pi} = \frac{1.0840 \times 10^8 \times 1.0}{2 \times 3.1415} = 17.25(\text{MHz})$$

三、核自旋弛豫

核磁矩的存在，使得原子核成为一个小磁体。组成物体的大量的原子核磁矩的矢量总和称为磁化强度矢量（magnetization vector）$\boldsymbol{M}$

$$\boldsymbol{M} = \sum_{i=1}^{n} \boldsymbol{\mu}_i \tag{1-10-13}$$

在平衡状态下，磁化强度矢量与外加磁场 $\boldsymbol{B_0}$ 方向一致，磁化强度矢量的 z 分量 $M_z = M_0$，M_z 被称为纵向分量，此时不存在横向磁化强度矢量 M_{xy}。此时在垂直于 $\boldsymbol{B_0}$ 的方向施加射频电磁波，如果足够多的能量被自旋核吸收，则有可能使自旋核达到饱和状态，即 $M_z = 0$。

射频脉冲发射结束后，处于非热平衡状态的原子核系统将逐渐恢复为热平衡状态，这一恢复过程称为弛豫过程（relaxation process）。

原子核系统的弛豫过程是一个由高能态转变为低能态的释放能量的过程。在这过程中，系统的磁化强度矢量的两个分量将发生相对独立的变化。z 分量即纵向分量 M_z 将逐渐增大，恢复到平衡状态的 M_0，此过程称为纵向弛豫（longitudinal relaxation）；xy（平面）分量即横向分量 M_{xy} 将逐渐减少，直至 $M_{xy} = 0$，此过程称为横向弛豫（transverse relaxation）。

纵向磁化强度矢量随时间变化的曲线如图 1-10-5（a）所示。

纵向磁化强度矢量从零回复至最大值的 63% 时所需的时间为 T_1，称之为纵向弛豫时间，简称 T_1 弛豫时间。

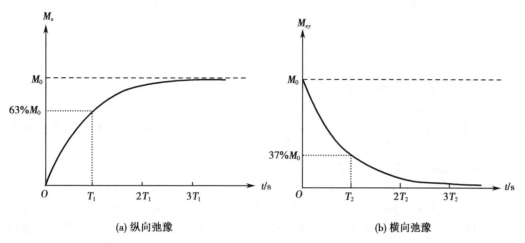

图片：90°脉冲和 180°脉冲对 M 的作用

图片：自旋回波序列

(a) 纵向弛豫　　(b) 横向弛豫

图 1-10-5　弛豫曲线

T_1 弛豫曲线遵循指数规律，公式为

$$M_z = M_0(1 - e^{-\frac{t}{T_1}}) \tag{1-10-14}$$

横向磁化强度矢量随时间变化的曲线如图 1-10-5(b) 所示。横向磁化强度矢量从最大值减小至最大值的 37% 处时所需的时间为 T_2，称之为横向弛豫时间，简称为 T_2 弛豫时间。

T_2 弛豫也遵循指数规律：

$$M_{xy} = M_0 e^{-\frac{t}{T_2}} \tag{1-10-15}$$

第三节　磁共振现象的医学应用

一、磁共振波谱分析技术

磁共振波谱(magnetic resonance spectroscopy, MRS)分析技术是利用磁共振现象及其化学位移来测定分子组成及空间构型的一种检测方法。

对于氢核，当外磁场 $B = 1.0T$ 时，由共振条件式(1-10-12)可以算出，其共振频率为 42.58MHz。但实际上发现，在同样的磁场中，位于不同分子中的氢核，或虽在同一分子中但位于不同化学基团的氢核，其共振频率都与上述频率值有程度不同的微小偏移。很显然这种偏移和氢核所处的化学环境的不同有关。由于核所处的化学环境不同而引起共振频率不同的现象称作化学位移(chemical shift)。对于某原子核来说，它的化学环境是指该核的核外电子的运动情况，以及与该核相邻的其他原子核的核外电子的运动情况。

当有外磁场 $\boldsymbol{B}$ 作用时，这些核外电子会被诱导产生一个方向与 $\boldsymbol{B}$ 相反，而大小正比于 $\boldsymbol{B}$ 的感应磁场，从而部分地屏蔽了所加的外磁场。这样原子核实际感受到的磁场为

$$\boldsymbol{B}_N = (1 - \sigma)\boldsymbol{B} \tag{1-10-16}$$

σ 称为屏蔽系数，它和核所处的化学环境有关。例如乙基苯分子($C_6H_5—CH_2—CH_3$)是由三个化学基团组成的，每个基团中虽都有 H 核，但不同基团中的 H 核所处的化学环境不同，其 σ 不同。在同一外磁场 $\boldsymbol{B}$ 的作用下，乙基苯中各不同基团中的氢核所实际感受到的磁场不同，因而其共振频率就不同，此即化学位移。

为精确测定化学位移必须先测出孤立原子核的谱线位置，然后与化合物中原子核的谱线位置进行比较，但实际上孤立的原子核是无法得到的。为了描述这种微小变化，通常选择一特定化学环境下的核作为标准样品，并以其共振频率 ν_s 为基准来表达化学位移的大小，即

$$\Delta\nu = \nu_R - \nu_S \tag{1-10-17}$$

笔记

ν_R 为测试样品自旋核的共振频率，ν_S 为标准样品自旋核的共振频率。

化学位移常采用一个无量纲的 δ 值来表示，其定义是

$$\delta = \frac{\nu_R - \nu_S}{\nu_R} \times 10^6 (\text{ppm}) \tag{1-10-18}$$

δ 的单位是 ppm（parts per million），即百万分之一。

磁共振波谱图是吸收率为纵坐标对化学位移 δ 为横坐标的曲线图。标准物质一般选取四甲基硅 [$(CH_3)_4Si, TMS$]，这是因为 TMS 吸收峰单一，强度大、化学上惰性强不会与样品发生化学作用等优点。

图 1-10-6 是乙基苯氢核的磁共振波谱图，由图可见位于乙基苯中的不同的化学基团——CH_3（甲基），—CH_2—（次甲基），C_6H_5—（苯基）中的氢核，因其化学环境不同而有不同的化学位移，δ 依次为 1.22ppm，2.63ppm 和 7.18ppm，而标准物质 TMS 的 δ 为 0。图中—CH_2—，—CH_3 处不只一个峰，这是由不同化学基团间核的自旋耦合引起的能级分裂造成的。谱线还有一定的宽度，吸收峰的面积正比于相应化学基团中氢核的数目。因此如对吸收曲线所包含的面积进行积分，便可得到各化学基团中所包含的氢原子的数目。磁共振波谱仪中配有电子积分器，可把谱线强度画成阶梯式的线，以阶梯的高度代表峰面积的相对值。由图可见，乙基苯中三个化学基团中氢核的数目比为 5:2:3。

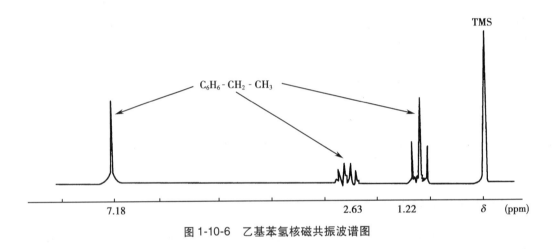

图 1-10-6　乙基苯氢核磁共振波谱图

由此可见，对磁共振波谱进行分析可得到以下信息（以氢核为例）：由吸收峰的位置，即化学位移，可得知该物质中含有什么化学基团；由吸收峰的大小或峰下面积，可得知有关化学基团中含氢核的数目；由峰的形状可知基团间核的耦合程度。可见磁共振波谱是物质结构分析的重要手段。

MRS 技术是获得活体内生化参数定量信息的唯一非侵入技术。对疾病的早期诊断、性质鉴别、不同病理期区分及治疗将会产生深刻影响。特别有助于对脑梗死病人的早期诊断，在脑梗死临床症状出现之前，首先出现局部生化异常（如脑组织出血、缺氧、细胞代谢紊乱），胆碱（Cho）、肌酸（Cr）、N-乙酰门冬氨酸（NAA）水平降低，NAA/Cr 比值下降等。这些局部环境的改变在结构图像中表现不出来，而在 MRS 中则有比较明显的改变。

二、磁共振成像技术

磁共振成像（magnetic resonance imaging，MRI）主要是利用人体不同组织之间、正常组织与病变组织之间的氢核密度 ρ、纵向弛豫时间 T_1、横向弛豫时间 T_2、液体流速、液体的扩散和灌注、质子在不同分子环境中的化学位移、局域氧合、局域含铁以及膜的通透性等参数进行成像。

其基本原理是利用一定频率的电磁波，向处于磁场中的人体照射，人体中各种不同组织的氢核，在电磁波作用下会发生磁共振，吸收电磁波的能量，随后又发射电磁波。MRI 系统探测到这些来自人体中的氢核发射出来的电磁波信号之后，经计算机图像处理后，得到人体的断层图像，图 1-10-7 所示。

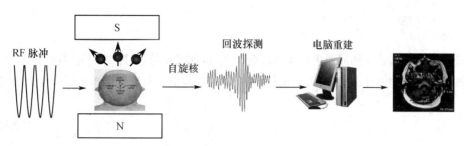

图 1-10-7　磁共振成像原理

图片:头部线圈

图片:脑功能成像

在磁共振成像过程中,探测线圈在某一时刻接受到的磁共振信号是受检体某一部分或一个体层中多个体素在同一时刻产生的混合信号,这就需要对采集到的这个混合信号进行处理,把每个体素的磁共振信号与其他体素的磁共振信号分离出来,才能转换成相应像素的灰度值。为了达到这一目的,一般要通过梯度磁场(层面选择梯度、相位编码和频率编码)建立起体素的空间坐标,利用特定的图像重建算法(傅立叶变换)处理数据,获取图像矩阵后,才能在荧光屏上显示图像。

MRI 图像不仅反映人体形态学信息,还能进行功能性成像,可以从图像中得到生化、病理有关信息,因此 MRI 被认为是一种研究活体组织、诊断早期病变的医学影像技术。

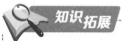 知识拓展

功能性磁共振成像

磁共振功能成像是一种新的研究人脑功能的方法,具有无创、时间和空间分辨率高的特点,逐渐应用于神经科学的多个领域,在阐明高级神经生理和神经心理活动方式和皮层间的功能联系及术中导航以最大限度切除功能皮层病变并减少手术并发症,了解脑肿瘤的分化程度和预后判断,揭示神经和精神疾病皮层功能异常的病理生理改变等方面,均显示了较高的应用价值。

功能性磁共振成像(function magnetic resonance imaging, fMRI)技术可以显示大脑各个区域内静脉毛细血管中血液氧合状态所起的磁共振信号的微小变化。fMRI 作为无损和动态的探测技术,已日益成为观察大脑活动,进而揭示脑和思维关系的一种重要方法。fMRI 的基本原理:fMRI 的方法很多,主要包括注射照影剂、灌注加权、弥散加权及血氧水平依赖(blood oxygenation level dependent, BOLD)法,目前应用最广泛的方法为 BOLD 法:血红蛋白包括含氧血红蛋白和去氧血红蛋白,两种血红蛋白对磁场有完全不同的影响,氧合血红蛋白是抗磁性物质,对质子弛豫没有影响,去氧血红蛋白是顺磁性物质,其铁离子有 4 个不成对电子,可产生横向磁化磁豫缩短效应(preferential T_2 pro-ton relaxation effect, PT_2PRE)。因此,当去氧血红蛋白含量增加时,T_2 加权像信号减低。当神经元活动增强时,脑功能区皮质的血流显著增加,去氧血红蛋白的含量降低,削弱了 PT_2PRE,导致 T_2 加权像信号增强,即 T_2 加权像信号能反映局部神经元活动,这就是所谓血氧水平依赖 BOLD 效应,它是 fMRI 基础。

本章小结

磁共振成像技术是利用物质原子核磁矩在外磁场的作用下,能级发生分裂、并在外加射频场的条件下产生跃迁的现象。磁共振成像是一种多参数、多核种的成像技术。其基本原理都是利用一定频率的电磁波,照射处于磁场中的人体,使人体中各种不同组织的氢核发生核磁共振,氢核共振吸收电磁波的能量,随后又发射出电磁波。磁共振成像系统探测到这些来自人体内部的氢核发射出的电磁波信号,经计算机处理和图像重建,得到人体的断层影像。磁共振现象的应用主要包括磁共振波谱分析技术与医学磁共振成像。

 笔记

案例讨论

在磁共振自旋回波序列成像中如果回波时间 T_E 取比较小的值,序列重复时间 T_R 取中等大小的时候图像灰度主要由什么确定,对密度相同的组织,图像信号灰度的强弱主要由什么决定。

（王晓艳）

扫一扫,测一测

第二篇　医用物理学习指导

第一章　人体力学基础学习指导

【内容要点】

（一）肌肉和骨骼的力学性质

1. 肌肉的张力与其长度的关系　肌节长度与张力的关系；肌纤维收缩时长度变化与主动张力变化的关系；肌纤维被动承载时的长度变化与被动张力变化的关系。

2. 肌肉的三单元模型　由收缩元、串联弹性元、并联弹性元组成。对于多模型串联而成的肌肉，由于长度的增加，对其收缩速度有影响，但不影响肌肉的收缩力；对于多模型并联的肌肉，由于横截面积的增加，会导致肌肉收缩力的增加，但不会影响肌肉的收缩速度。

3. 骨骼的力学性质　人体的人体骨骼的受力形式可根据外力或外力矩的方向，分为拉伸、压缩、弯曲、切变、扭转等形式。

（二）人体静力学

1. 物体平衡条件

$$F_1+F_2+\cdots+F_k=0 \text{ 和 } M_1+M_2+\cdots+M_k=0$$

2. 杠杆作用

（1）第一类杠杆：支点位于作用力与阻力之间，可以很小的力克服较大的阻力。例如，头部杠杆的支点是第一颈椎，支点两侧各有一肌群，其作用力分别是 F_1 和 F_2，头颅的重量是 W，属于第一类杠杆。

（2）第二类杠杆：阻力点位于力点和支点之间，力臂恒大于阻力臂，故省力。例如，人用脚尖站立时的足部杠杆，脚尖是支点，脚跟的肌肉群收缩提供力 F，体重 W 则落在两者之间的距骨上，属于第二类杠杆。

（3）第三类杠杆：力点在阻力点和支点之间，力臂恒小于阻力臂，故不省力。例如，肘关节为支点的臂部杠杆，其后为三头肌，前为二头肌，作用力分别是 F_1 和 F_2，臂重为 W。在只考虑支点 F_2 和 W 的情况下，属于第三类杠杆。

人体内最常见的是第三类杠杆，第二类杠杆次之，最少见的是第一类杠杆。

3. 作用于肘关节、膝关节和足部的力　手托重物时，要托起重量是前臂 $\dfrac{1}{5}$ 的物体，需要的肌肉收缩力约为该物体重量的 30 倍，而且与前臂在竖直方向的倾角无关。前臂的这种力学结构可以在肌肉发生小范围的长度变化时，使物体获得较大幅度与较快速度的移动。膝关节的负荷随人体的运动和步态方式有很大变化，膝关节站立位（双足着地）时静态受力约为体重的 0.43 倍，而步行时约为体重的 3 倍，上楼梯时则可达体重的 4 倍。足部受力分析结果表明，跟腱的张力是体重的 1.8 倍，而胫骨作用于距骨的力是体重的 2.8 倍，这是跟腱易撕裂和距骨易骨折的原因之一。

4. 作用于髋关节和脊柱上的力　人体站立时，髋外展肌的肌力维持髋关节处的平衡。当髋外展肌受损或麻痹时把脚放在人体重心之下，是不可能获得平衡的；当人们弯腰或从地面提起重物时，把背部拉起的主要肌肉是骶棘肌，作用在可视为刚体的脊柱上，骶骨顶部对腰-骶椎间盘基底部的作用力大致沿脊柱轴线,大小是体重的 2.74 倍。人体重量为 W,在手提重物 $0.2W$ 的情况下,腰—骶椎间盘的力增加了 $1.33W$,巨大的压力可能引发腰椎间盘突出症。

(三)人体动力学

1. 人体的动力学特征　惯性特征;力的特征;能量特征。

2. 人体的运动

(1)走路:走路是人体连续失去平衡和恢复平衡的过程。走路近似匀速运动,它具有人体动力学的惯性特征。

(2)跑步:在竞赛中,不管是短跑或中长跑,由起跑到起跑后加速到途中跑到终点冲刺,整个过程是变速运动。跑可分为腾空阶段和支承阶段。跑的速度取决于步长和步频,而速度的变化又取决于对这两个因素的控制情况。就跑步的整个过程而言,它包含了人体动力学力的特征和能量特征。

(3)跳跃:跳跃是以腾空方式克服距离。如跳远、三级跳远要求达到最大跳程;而跳高、撑竿跳高则要求达到最大高度。人体质心在腾空中的轨迹为

$$s = \frac{v^2 \sin 2\alpha}{g} \quad h = \frac{v^2 \sin^2 \alpha}{2g}$$

(4)转动:人体的各部分或整体都经常进行转动,角动量守恒定律是分析人体转动的力学基础。

在定轴转动中,如果刚体所受外力对转轴的合力矩为零,则刚体对该轴的角动量 L 不随时间变化。这一结论称为角动量守恒定律,可表示为

$$L = J\omega = 恒量$$

(四)临床力学器械

在骨科、临床护理和康复治疗工作中,常用各种不同的力学器械和人体本身的重量作为阻力来恢复和锻炼肌体的功能及治疗疾病。临床上常用的力学器械主要是力学牵引器,一般都是为了固定、复位,如颈部牵引器、牵引床、贝乐架和托马斯架等。

【习题】

(一)选择题

1. 当把肌肉看作是由多个单元模型串联时,以下说法正确的是

 A. 各个收缩元产生的收缩力不相同

 B. 每个单元模型所受外力不相等

 C. 肌肉的总伸长量等于每个单元模型伸长量之和

 D. 肌肉长度增加,其收缩力也增加

2. 骨骼属于

 A. 线性弹性体　　　　B. 非线性弹性体　　　　C. 刚体　　　　　　D. 流体

3. 骨断裂时的应力称为

 A. 负荷应力　　　　　B. 剪切应力　　　　　　C. 扭曲应力　　　　D. 极限应力

4. 骨骼压缩和拉伸的极限应力关系

 A. 压缩极限应力等于拉伸极限应力　　　　　　B. 压缩极限应力大于拉伸极限应力

 C. 压缩极限应力小于拉伸极限应力　　　　　　D. 以上都不对

5. 物体处于静力平衡的充分必要条件是

 A. 所有外力的矢量和为零

 B. 所有外力矩的代数和为零

 C. 所有外力的矢量和为零,所有外力矩的代数和为零

 D. 所有外力的代数和为零,所有外力矩的代数和为零

6. 牛顿第一定律所阐述的是物体的

 A. 惯性特征　　　　　　　　　　　　　　　　B. 加速度

 C. 能量特征　　　　　　　　　　　　　　　　D. 作用力和反作用力

7. 人体在走步的过程中动力学特征表现为

A. 失去平衡过程   B. 恢复平衡过程

C. 连续失去平衡和恢复平衡的过程   D. 腾空和支撑过程

8. 当人体在旋转过程中,将两臂靠拢身体则转动惯量

A. 不变   B. 增加   C. 减小   D. 不确定

（二）思考题

1. 在日常生活中,哪些形变属于弹性形变?哪些属于塑性形变?

2. 简述人体的动力学特征。

3. 角动量守恒定律的内容是什么?举例说明其在运动中的应用。

（三）计算题

1. 如果某人的一条腿骨长 0.5m,平均横截面积为 $3cm^2$。站立时,两腿支持的整个人体重力为 600N,问此人每条腿骨要缩短多少?已知骨的杨氏模量为 $10^{10}N \cdot m^{-2}$。

2. 低碳钢螺栓的受力部分长 120mm,拧紧后伸长 0.04mm,求线应变和正应变。已知低碳钢的杨氏模量为 $196 \times 10^9 N \cdot m^{-2}$。

3. 如图 2-1-1,质量 70kg 的人作俯卧撑,求作用在手和脚上的力 F 与 T。

4. 如图 2-1-2 所示,一人坐在转台上,两手平伸,各握一个 $m = 5kg$ 的哑铃,哑铃距转轴 $r_1 = 60cm$。设人体的重力线与转台的轴线重合,在转动过程中人体的转动惯量 $J_1 = 5kg \cdot m^2$ 保持不变,当转台以 $\omega_0 = 10rad \cdot s^{-1}$ 的角速度转动时,人突然把手臂收回,使哑铃拉近到距转轴 $r_2 = 20cm$ 处,求此时系统的角速度 ω。

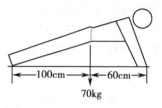

图 2-1-1 计算题 3 图示

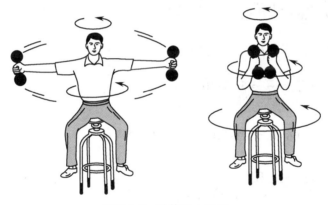

图 2-1-2 计算题 4 图示

【参考答案】

（一）选择题

1. C;2. B;3. D;4. B;5. C;6. A;7. C;8. C

（二）思考题

1. 答:如果外力撤除后形变完全消失,这种形变称为弹性形变,如正常使用的弹簧;如果外力撤除后形变不能完全消失,则称这种形变为塑性形变,如橡皮泥等。

2. 答:人体动力学特征包括三个方面,即惯性特征、力的特征和能量特征。

（1）惯性特征:在动力学的研究范畴,物体在没有受到外力之前,将保持自己原来的运动速度,这种性质我们称其为惯性。

（2）力的特征:力不是运动的原因,而是改变运动状态的原因。力是一个物体对另一个物体机械作用的量度,在数值上等于物体的质量 m 和该力 F 所引起的加速度 a 的乘积,可表述为 $F = ma$。必须有两个物体才能相互作用,即第一个物体对第二个物体的作用力和第二个物体对第一个物体的反作用力。这两个力大小相等,方向相反,作用在两个不同的物体上。

人体受到的各种力可分为外力和内力。外力是指人体以外的物体所施加的作用力,它可以改变人体质心的运动状态(轨迹和速度);内力是指人体内各部分间的相互作用而产生的力,它不能改变人体质心的运动状态。

(3) 能量特征:当人体运动时,作用于人体的力使身体或身体的某些部位通过一定的位移,这些力便做了功。改变人体的位置和速度,其结果是改变了人体的能量。功表征了系统能量变化的过程,能量则表征系统由于做功而改变了的状态。例如,肌肉中的化学能转变为机械能(肌肉的弹性势能),由此而产生的肌张力做功,转化为身体和外部物体的动能和势能。反之,当外部物体施力于人体时,可把动能传递给人体的相应部位,使对抗肌伸长,转化成这些对抗肌的势能,并有一部分变成热能而消耗扩散。

3. 答:当定轴转动的刚体所受外力对转轴的合力矩为零时,刚体对该轴的角动量不随时间变化,即 $L=J\omega=$ 恒量。这一结论称为角动量守恒定律。

人体的各部分或整体都经常进行转动,角动量守恒定律是分析人体转动的力学基础。例如,舞蹈演员、花样滑冰运动员在旋转的时候,往往先把两臂张开,然后迅速把两臂靠拢身体,使自己的转动惯量迅速减小,因而旋转的速度加快。跳水运动员,在空中翻转时,先将两臂伸直,并以某一角速度离开跳板,在空中时尽量把臂和腿卷曲,以减小转动惯量,增大角速度,在空中迅速翻转,当快接近水面时,再伸直臂和腿,以增大转动惯量,减小角速度,以便竖直地进入水中。

(三) 计算题

1. 解:由 $\sigma=\dfrac{F}{S}$ 得:$\sigma=\dfrac{F}{S}=\dfrac{600}{2\times 3\times 10^{-4}}=10^{6}(\mathrm{Pa})$

由 $\sigma=E\varepsilon$ 得:$\varepsilon=\dfrac{\sigma}{E}=\dfrac{10^{6}}{10^{10}}=10^{-4}$

由 $\varepsilon=\dfrac{\Delta l}{l_0}$ 得:$\Delta l=\varepsilon l_0=10^{-4}\times 0.5=5\times 10^{-5}(\mathrm{m})$

2. 解:由 $\varepsilon=\dfrac{\Delta l}{l_0}$ 得:$\varepsilon=\dfrac{\Delta l}{l_0}=\dfrac{0.04}{120}=3.33\times 10^{-4}$

即线应变为 3.33×10^{-4}

由 $\sigma=E\varepsilon$ 得:$\sigma=E\varepsilon=196\times 10^{9}\times 3.33\times 10^{-4}=6.53\times 10^{7}(\mathrm{N\cdot m}^{-2})$

即正应力为 $6.53\times 10^{7}\mathrm{N\cdot m}^{-2}$。

3. 解:脚尖为支点,列平衡方程组如下

$$T+F=70\times 9.8$$
$$70\times 9.8\times 100=F\times (100+60)$$

解上述方程组得

$$F=429(\mathrm{N})$$
$$T=257(\mathrm{N})$$

4. 解:将人和哑铃看成一个系统,系统所受重力、地面的支持力都与转轴平行,即合力矩为零,所以该系统的守角动量守恒。则下式成立

$$(J_1+2mr_1^2)\omega_0=(J_1+2mr_2^2)\omega$$
$$\omega=\dfrac{J_1+2mr_1^2}{J_1+2mr_2^2}\omega_0=15.9(\mathrm{rad\cdot s}^{-1})$$

(张海涛)

【内容要点】

（一）振动与波

1. 简谐振动　弹簧振子在平衡位置附近往复的周期性运动,其运动方程为

$$x = A\cos(\omega t + \varphi)$$

2. 机械波　指振动在弹性媒质中的传播。产生机械波需要满足两个条件,一是波源;其次是弹性媒质。可分为横波和纵波,纵波在弹性媒质中传播时,媒质会产生疏密不均的现象部。横波只产生于固体中,而在液体和气体中则不能传播横波,只能传播纵波。

3. 简谐波　简谐振动的传播形成简谐波,简谐波是一种最简单最基本的波动形式。简谐波的波动方程为

$$y = A\cos\left[\omega\left(t - \frac{x}{u}\right) + \varphi\right]$$

4. 惠更斯原理　在媒质中波前上的各点都可以看作新的波源向各个方向发射子波,在其后任一时刻,这些新波源发出子波的包迹就是新的波前。

（二）声波

1. 声速　声波在媒质中的传播速度称为声速,用 u 表示,它通常与媒质的性质(弹性和惯性)有关。同时受温度的影响。

2. 声压　在某时刻产生的压强瞬时值与静压强 p_0 之差称为声压。

3. 声阻抗　指媒质的密度与波速的乘积。

4. 声强　单位时间垂直通过声波传播方向单位面积的声波能量,称为声强,用 I 表示。

$$I = \frac{1}{2}\rho c\omega^2 A^2$$

当遇到两种声阻抗不同的介质界面时,会发生反射和折射。当两种介质声阻抗相差较大时,反射较强,透射较弱;声阻抗相近时,透射较强,反射较弱。

5. 听觉区域　频率在 20~20 000Hz 之间,由听阈曲线和痛阈曲线所围成的范围。

6. 声强级　采用声波强度的对数表示人耳听到的声音的强度等级,我们称之为声强级。用 L 表示。

$$L = \lg\frac{I}{I_0}$$

7. 响度级　大小以 1000Hz 时的声强级为标准,1000Hz 声音的声强级是多少分贝,就规定其响度级是多少方。等响曲线就是在听觉区域内按照响度标准,所画出的声强与频率的关系曲线。

8. 多普勒效应　由于波源和观察者相对于媒质运动造成的,所以接收到的频率与发出的频率是不同的,这种现象称为多普勒效应。

$$\nu = \frac{u \pm v\cos\theta}{u \mp v_s\cos\theta}\nu_0$$

（三）超声波

1. 超声波的产生与接收　利用逆压电效应,压电晶体就能在媒质中产生超声波。利用压电效应接收超声波,利用压电晶体两端的电压的大小和频率反映超声波的信息。

2. 超声波的特质　方向性好、强度大、穿透能力强和容易受到障碍物的反射。

3. 超声波的生物效应　热效应、机械效应、空化作用和声流效应。

（四）超声诊断

1. 超声诊断的优点和缺点　具有无损伤和灵敏度高两大优点。超声诊断的不足是对含气组织及骨骼系统的探查困难。

2. 超声脉冲回波成像原理　通过检测来自人体内各组织器官分界面的回波脉冲就可以获得有关界面的深度信息和方位信息。

3. 超声波探测的分辨本领　包括空间分辨率、细微分辨率、对比分辨率和时间分辨率等。空间分辨率可分为纵向分辨率和横向分辨率。

4. A型超声诊断仪　以回波幅度调制显示为基础。获得的是一维信息即沿超声束行进方向上的体内信息。

5. B型超声诊断仪　在 A 超的基础上发展起来的一种辉度调制显示的成像仪器,在显示器上显示的是组织或器官的二维纵断面影像。能显示形成被检查部位的活动影像。

6. M型超声诊断仪　回波形成的光点,随着人体组织的上下运动而作上下运动的同时,还沿水平方向缓慢向右匀速运动,形成了深度随时间变化的曲线。表示各层组织的位置随时间变化的规律。

7. 超声多普勒血流仪　用多普勒效应测量血液流动速度的装置。

8. 彩色多普勒诊断仪　属于实时二维血流成像技术,能实时显示出任一剖面上的解剖结构及血液的流动状态。

【习题】

（一）选择题

1. 关于振动和波的关系下列说法不正确的是
   A. 如果没有机械振动,一定没有机械波　　B. 有物体做机械振动,一定有机械波
   C. 波的频率一定等于其波源振动的频率　　D. 有物体做机械振动,不一定有机械波

2. 横波定义指的是
   A. 振动方向和波的传播方向相互平行　　B. 振动方向和波的传播方向相互垂直
   C. 振源做横向振动的波　　D. 振源做纵向振动的波

3. 根据机械波的振动方向和传播方向不同,可分为
   A. 横波和纵波　　　　　　　　　　　　B. 机械波和电磁波
   C. 超声波、声波和次声波　　　　　　　D. 简谐波与物质波

4. 机械波中频率和周期的关系为
   A. 反比　　　　　　B. 正比　　　　　　C. 相等　　　　　　D. 无关

5. 超声波的频率范围在
   A. 小于20Hz　　　　　　　　　　　　B. 20~20 000Hz 之间
   C. 大于 20 000Hz　　　　　　　　　　D. 小于20Hz、大于 20 000Hz

6. 在物体的三态中声速的关系
   A. 固体最大,液体最小　　　　　　　　B. 固体最大,气体最小
   C. 液体最大,固体最小　　　　　　　　D. 液体最大,气体最小

7. 已知简谐振动方程为 $x=a\cos(bt+c)$,该振动的角频率为
   A. a　　　　　　　B. b　　　　　　　C. c　　　　　　　D. x

8. 用来表征媒质传播声波能力的物理量为
   A. 折射率　　　　　B. 吸收系数　　　　C. 密度　　　　　　D. 声阻抗

9. 声强是指

　　A. 通过单位面积的能量

　　B. 垂直通过单位面积的能量

　　C. 单位时间通过垂直声波传播方向上的单位面积的能量

　　D. 单位时间内通过某截面积的能量

10. 声压指

　　A. 某一点的压强

　　B. 某一时刻产生的压强的瞬时值

　　C. 静压强

　　D. 某一时刻产生的压强的瞬时值与静压强之差

11. 当两种介质的声阻抗相差较大的时候

　　A. 反射较强,投射较弱　　　　　　　　B. 反射较弱,投射较强

　　C. 反射和投射相同　　　　　　　　　　D. 以上都不对

12. 声强级在计算过程中量度标准为

　　A. 1000Hz 的听阈值　　　　　　　　　B. 1000Hz 的痛阈值

　　C. 20Hz 的听阈值　　　　　　　　　　 D. 20 000Hz 的听阈值

13. 下列物理量的单位是分贝的是

　　A. 声强级　　　　　B. 响度级　　　　　C. 频率　　　　　D. 听阈值

14. 在超声波的产生与接收过程中,压电晶体

　　A. 只能产生超声波　　　　　　　　　　B. 只能接受超声波

　　C. 既可以产生超声波也可以接受超声波　D. 没有作用

15. 观察者静止,波源运动过程中通过改变从而使接收频率和发出频率不同的量是

　　A. 声速　　　　　　B. 波长　　　　　　C. 两者都变化　　　D. 两者都不变

16. 超声诊断的接收到的信息是

　　A. 透射超声波　　　B. 反射超声波　　　C. 衍射超声波　　　D. 干涉超声波

17. A 型超声诊断仪获得的一维信息指的是

　　A. 探头移动方向　　　　　　　　　　　B. 质点振动方向

　　C. 超声波行进方向　　　　　　　　　　D. 血液流动方向

18. B 型超声诊断仪显象方式是

　　A. 幅度形式　　　　B. 辉度调制　　　　C. 荧光效应　　　　D. 胶片记录

19. M 型超声诊断仪检测心脏功能的图像称为

　　A. 超声心电图　　　B. 超声心音图　　　C. 超声心动图　　　D. 超声心跳图

(二) 思考题

1. 机械波在通过不同介质时,它的波长、频率和速度中哪些会发生变化? 哪些不会变化?

2. 振动和波动有何区别和联系?

3. 超声波的产生与接收分别应用什么效应? 使用什么材料?

4. 简述超声波的生物效应。

5. 超声波成像的横向分辨率、纵向分辨率、细微分辨率主要由哪些因素决定? 要使超声波诊断图像清晰,如何选择超声波的频率?

6. 超声脉冲回波成像的基本原理是什么?

7. A 型超声与 B 型超声显示主要异同之处是什么?

8. 彩色超声多普勒显像能表示血流的情况,请描述血流的颜色定义?

(三) 计算题

1. 平面余弦波沿 x 轴正方向传播,$t = \dfrac{1}{3}$s 时的波形如图 2-2-1 所示,且周期 $T = 2$s,试求:

(1) 该波的波动方程。

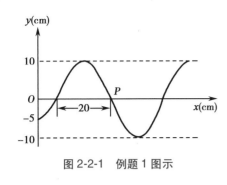

图 2-2-1　例题 1 图示

（2）P 点到 O 点的距离。

2. 20℃空气的声阻抗 $Z = 4.16×10^2 \text{kg·m}^{-2}·\text{s}^{-1}$，求声强级为 120dB 的声波的声压幅值是多少？它施于面积为 $0.55×10^{-4}\text{m}^2$ 的耳鼓膜上的力又是多少？

3. 0℃时空气的声阻抗 $Z = 427 \text{kg·s}^{-1}·\text{m}^{-2}$，某声源振动频率为 $\nu = 10 \text{kHz}$，周围媒质中某处声强为 $I = 1.59×10^5 \text{W·m}^{-2}$，求该处质点的振幅。

4. 某声音的声强为 $7.0×10^{-8} \text{W·m}^{-2}$，另一声音比它的声强级高 10dB，求另一声音的声强。若两个声音的声强级相差 20dB，它们声强的比是多少？

5. 一台机器工作时产生噪音的声强级为 70dB，若再开动一台同样的机器，则噪音的声强级是多少？

6. 一列火车以 20m·s^{-1} 的速度驶向车站，鸣笛的频率为 1.8kHz，当时的气温是 15℃，问站内旅客听到的鸣笛频率是多大？

7. 应用超声多普勒探测心脏的运动，用频率为 5MHz 的超声波垂直入射心脏（即超声波的入射角为 0°），此时测得的多普勒频移为 500Hz，已知超声波在软组织中的传播速度为 1500m·s^{-1}，求心壁的运动速度。

8. 已知空气、人体肌肉、蓖麻油的声阻抗分别为 $4.07×10^2 \text{kg·m}^{-2}·\text{s}^{-1}$、$1.68×10^6 \text{kg·m}^{-2}·\text{s}^{-1}$、$1.36×10^6 \text{kg·m}^{-2}·\text{s}^{-1}$，分别计算超声波由空气或经蓖麻油垂直进入人体时的反射系数和透射系数。

9. 超声波在水中的传播速率为 1500m·s^{-1}，求频率为 0.5MHz 和 10MHz 的超声在水中的波长分别是多少？

10. 超声波在人体软组织中的传播速度是 1500m·s^{-1}，临床超声波的频率为 5MHz，问此超声波的细微分辨率是多少？

【参考答案】

（一）选择题

1. B；2. B；3. A；4. A；5. C；6. B；7. B；8. D；9. C；10. D；11. A；12. A；13. A；14. C；15. B；16. B；17. C；18. B；19. C

（二）思考题

1. 答：机械波的频率只与波源的性质有关，而与传播的介质无关。所以，机械波通过不同介质时，它的频率不会改变。

机械波在介质中传播的速度与介质的性质有关。所以，在不同介质中波速是变化的。

根据波长 $\lambda = u/v$，因在不同介质中频率不变，而波速是变化的，故对同一频率的波来说，在不同介质中波长也会发生变化，在波速大的介质中波长比在波速小的介质中波长要长。

2. 答：振动是产生波动的必要条件，波动时振动的传播，它们是密切联系着的。但又是两种不同的运动形式。

3. 答：利用逆压电效应产生超声波；利用压电效应可以接收超声波。所使用的材料都是压电晶体。逆压电效应是将高频脉冲发生器产生的周期性变化的电场加到压电晶体的两端，在电场作用下，压电晶体就能在媒质中产生超声波。而压电效应是指超声波周期性地施加变化的作用力于压电晶体之上，使其产生同频率变化的电压，电压的幅值与超声波的声压大小成正比。

4. 答：超声波的生物效应主要有：

热效应超声波作用于媒质，会使媒质分子发生剧烈振动，通过分子间的相互作用，超声波的机械能转化为媒质的内能，引起媒质的温度的升高，这种现象称为超声波的热效应。超声的热效应早已应用于临床理疗中，而作为加温治疗癌症的热源亦受到重视。

机械效应是指高频超声波通过媒质时，使媒质分子发生超声振动，其加速度可达重力加速度的几十万倍至几百万倍，同时声压也很大，这种巨大的作用能够破坏物质的结构。例如，细胞内的亚显微结构的变化和细胞膜渗透性的破坏等都被认为与机械作用有关。

空化作用是指高频大功率的超声波通过液体时,液体分子会按照超声波的频率而呈疏密变化。在稀疏区,液体由于承受不住强大的拉力而断裂,形成空腔。经半个周期后,又被稠密区强大的压力压缩而闭合,产生局部高温、高压和放电现象。空化作用是超声波对物质的重要作用,可用于促进化学反应、杀灭细菌、乳胶制造等方面。生物组织在超声波的作用下,只要强度达到一定的量值时,也能出现空化现象而对细胞造成损伤。

声流效应超声波作用于溶液时,溶液中的一些悬浮粒子在超声波的作用下,会发生转动或平动,这种现象称为声流效应。发生声流效应时,会导致细胞的损伤,可以引起细胞膜的拉伸,扭曲断裂,甚至使红细胞发生溶血现象。

5. 答:横向分辨率常用两点的距离来衡量。超声束的直径越细,能分辨的横向尺寸越小,横向分辨率越高。理论分析证明,能分辨的横向尺寸与超声波的波长成正比,超声波的频率越高,则波长越短,横向分辨率越高。

因为纵向分辨率 $\Delta x = \dfrac{1}{2}u\tau$,超声波在人体软组织中的声速 c 约为 $1500\mathrm{ms}^{-1}$。所有,纵向分辨率与脉冲宽度 τ 有关,脉冲宽度 τ 越小(即脉冲持续时间越短),则纵向分辨率越高(纵向可分辨距离 Δx 越小)。脉冲宽度与超声频率有关,一般超声频率越高,则超声脉冲宽度可以做得越小,纵向分辨率就越高。

细微分辨率:只有当病灶比超声的波长大数倍时,作为大界面才能发生明显的反射。一般能分清的最小病灶的线径规定为超声波长的 5 倍。

从上述分析中可看出,超声频率越高,分辨率越高,图像质量越好,但探测深度越小。所以在探查浅部组织时用高频探头,在探查深部组织时改用频率较低的探头。

6. 答:利用了超声波的性质。由超声仪探头向人体发射超声波,再由探头接受从人体内不同组织器官及异物的交界面反射的回波(超声波),并经超声仪进行相应处理,最后在荧光屏上显示相应的波形。供临床医生进行诊断。超声仪分为 A 型超声、B 型超声、M 型超声及超声多普勒等。

7. 答:A 超所获得的是一维信息,所显示的是一维图像,即沿超声束行进方向上的体内信息。A 超实际上是利用超声波测量距离、确定位置。

B 型超声诊断仪,在显示器上显示的是组织或器官的二维断面影像。它与 A 型超声诊断仪相比,主要有两点不同:其一是辉度调制型,即回波转换成的电信号加于示波管的(控制)栅极上,荧光屏上不是显示波形,而是显示光点,光点的辉度随回波的强度而变化。组织中某一部位的回波越强,则图像上对应部位的光点亮度越高。其二是显示组织器官断层的两维图像,在 B 型超声诊断仪中,将深度扫描的时基信号加于垂直偏转板,在深度方向上显示一列明暗不同的光点。其探头不是固定于体表,而是垂直接触体表沿某一方向移动,对被检查部位进行扫查。随着探头的移动,荧光屏上出现一行行、一列列的光点,组成二维的图像,即被检查部位的断面影像。

8. 答:血流的彩色显示,其中红色表示正向血流,即朝探头的流动。蓝色表示反向血流及背向探头的流动。颜色的亮度代表了不同的速度。绿色代表了速度紊乱是复杂多变的湍流。

(三) 计算题

1. 解:(1) 由图可知,$A = 0.10\mathrm{m}$,$\lambda = 0.40\mathrm{m}$,$T = 2\mathrm{s}$ 可得

$$\omega = \frac{2\pi}{T} = \pi,\ u = \frac{\lambda}{T} = 0.2(\mathrm{m\cdot s^{-1}})$$

$t = \dfrac{1}{3}\mathrm{s}$ 时 O 处质点位移

$$y = -5\mathrm{cm} = -0.05\mathrm{m},\ 且\ v < 0,$$

根据矢量图示法判断其相位

$$(\omega t + \varphi) = \left(\frac{1}{3}\pi + \varphi\right) = \frac{2}{3}\pi$$

故 $\varphi = \dfrac{1}{3}\pi$

161

该波的波动方程为

$$y = 0.10\cos\left[\pi\left(t - \frac{x}{0.20}\right) + \frac{\pi}{3}\right] \text{（m）}$$

（2）$t = \frac{1}{3}$s 时 P 处质点位移 $y = 0$,且 $v > 0$,

根据矢量图示法判断其相位为

$$\pi\left(\frac{1}{3} - \frac{x}{0.20}\right) + \frac{\pi}{3} = -\frac{\pi}{2}$$

由此得出 P 点到 O 点的距离

$$x = 0.233\text{（m）}$$

2. 解:由题意可知

$$L = 10\lg \frac{I}{I_0} = 10\lg \frac{I}{10^{-12}} = 120\text{（dB）}$$

所以 $I = 1\text{（W} \cdot \text{m}^{-2}\text{）}$

$$I = \frac{1}{2}\rho c\omega^2 A^2 = \frac{1}{2}Zv_m^2 = \frac{p_m^2}{2Z}$$

声压幅值为

$$p_m = \sqrt{2 \times Z \times I} = \sqrt{2 \times 4.16 \times 10^2 \times 1} = 28.8\text{（Pa）}$$

施于耳鼓膜上的力是

$$F = p_m S = 28.8 \times 0.55 \times 10^{-4} = 1.58 \times 10^{-3}\text{（N）}$$

3. 解:$I = \frac{1}{2}Z\omega^2 A^2$, $\omega = 2\pi\nu$

$$A = \sqrt{\frac{2I}{Z(2\pi\nu)^2}} = \sqrt{\frac{2 \times 1.59 \times 10^5}{427 \times (2 \times 3.14 \times 10^3)^2}} = 4.35 \times 10^{-4}\text{（m）}$$

4. 解:由题意可知 $L_2 - L_1 = 10\lg \frac{I_2}{I_0} - 10\lg \frac{I_1}{I_0} = 10\lg \frac{I_2}{I_1} = 10\text{（dB）}$,即

$$\lg \frac{I_2}{I_1} = 1, \frac{I_2}{I_1} = 10$$

上式中 $I_1 = 7.0 \times 10^{-8}\text{W} \cdot \text{m}^{-2}$,将其代入并解得

$$I_2 = 7.0 \times 10^{-7}\text{（W} \cdot \text{m}^{-2}\text{）}$$

若 $L_2 - L_1 = 10\lg \frac{I_2}{I_1} = 20\text{（dB）}$,即 $\lg \frac{I_2}{I_1} = 2$,则 $\frac{I_2}{I_1} = 100$

5. 解:设一台机器工作时产生噪音的声强为 I,按题意 $10\lg \frac{I}{I_0} = 70\text{（dB）}$,则再开动一台同样的机器时声强级为

$$L = 10\lg \frac{2I}{I_0} = 10\lg 2 + 10\lg \frac{I}{I_0} = 3 + 70 = 73\text{（dB）}$$

6. 解:已知火车设的运动速度为 $v_s = 20\text{m} \cdot \text{s}^{-1}$,发出声波的频率为 $\nu_0 = 1.8\text{kHz}$,气温是 15℃时的声速 $u = 331 + 0.6t = 331 + 0.6 \times 15 = 340\text{（ms}^{-1}\text{）}$,站内旅客静止 $v = 0$。按多普勒效应,接收器静止声源运动,则有

$$\nu = \frac{u}{u - v_s}\nu_0 = \frac{340}{340 - 20} \times 1.8 \times 10^3 = 1.9 \times 10^3\text{（Hz）}$$

7. 解:$v = \frac{u}{2\nu_0\cos\theta}\Delta\nu = \frac{1500}{2 \times 5 \times 10^6 \times 1} \times 500 = 7.5 \times 10^{-2}\text{（m} \cdot \text{s}^{-1}\text{）}$

8. 解:经由空气垂直进入人体时

$$\alpha_{ir} = \frac{I_r}{I_i} = \left(\frac{Z_2 - Z_1}{Z_2 + Z_1}\right)^2 = \left(\frac{1.68 \times 10^6 - 4.07 \times 10^2}{1.68 \times 10^6 + 4.07 \times 10^2}\right)^2 = 0.999 = 99.9\%$$

$$\alpha_{it} = \frac{I_t}{I_i} = \frac{4Z_1 Z_2}{(Z_2 + Z_1)^2} = \frac{4 \times 1.68 \times 10^6 \times 4.07 \times 10^2}{(1.68 \times 10^6 + 4.07 \times 10^2)^2} = 0.001 = 0.1\%$$

计算透射系数也可用：$\alpha_{it} = 1 - \alpha_{ir} = 1 - 0.999 = 0.001 = 0.1\%$

经蓖麻油垂直进入人体时

$$\alpha_{ir} = \frac{I_r}{I_i} = \left(\frac{Z_2 - Z_1}{Z_2 + Z_1}\right)^2 = \left(\frac{1.68 \times 10^6 - 1.36 \times 10^6}{1.68 \times 10^6 + 1.36 \times 10^6}\right)^2 = 0.008 = 0.8\%$$

$$\alpha_{it} = \frac{I_t}{I_i} = \frac{4Z_1 Z_2}{(Z_2 + Z_1)^2} = \frac{4 \times 1.68 \times 10^6 \times 1.36 \times 10^6}{(1.68 \times 10^6 + 1.36 \times 10^6)^2} = 0.992 = 99.2\%$$

上面的计算表明利用超声波对人体进行检查或治疗时,必须在探头和体表之间涂抹蓖麻油类物质或耦合剂,这样可使 99% 的超声波进入人体,便于检查或治疗。若经空气,则有 99% 以上的超声波被人体反射,而使检查或治疗无法正常进行。

9. 解：$\lambda = \dfrac{u}{\nu}$

$$频率为 0.5MHz 时,\lambda = \frac{u}{\nu} = \frac{1500}{0.5 \times 10^6} = 3.0 \times 10^{-3} (m) = 3.0 (mm)$$

$$频率为 10MHz 时,\lambda = \frac{u}{\nu} = \frac{1500}{10 \times 10^6} = 0.15 \times 10^{-3} (m) = 0.15 (mm)$$

10. 解：因为超声波长

$$\lambda = \frac{u}{\nu} = \frac{1500}{5 \times 10^6} = 0.3 \times 10^{-3} (m) = 0.3 (mm)$$

细微分辨率的定义为能分清的最小病灶的线径,规定为超声波长的 5 倍。所以分清的最小病灶的线径为

$$r = 0.3 \times 5 = 1.5 (mm)$$

（丰新胜）

第三章 血液流变学基础学习指导

【内容要点】

（一）理想液体的稳定流动

1. 理想液体　绝对不可压缩,完全没有黏性的液体,是液体的理想模型。

2. 稳定流动　流场中任一固定点的流速不随时间变化的流动。

3. 流线　为了形象地描述液体的流动情况而引入的一系列假想曲线,曲线上任一点的切线方向与液体粒子流经该点的速度方向相同。由流线围成的管状体称为流管。

（二）连续性方程

不可压缩流体做稳定流动时,同一流管中任一截面处的流速与截面积的乘积为一恒量。即

$$Sv = 恒量 或 \frac{v_1}{v_2} = \frac{S_2}{S_1}$$

不可压缩流体做稳定流动时,同一流管中任一截面处的流速与截面积成反比。

（三）理想液体的伯努利方程

理想液体做稳定流动时,同一流管任一截面处的压强与该处单位体积中的动能、重力势能之和为一恒量。即

$$p + \rho g h + \frac{1}{2}\rho v^2 = 恒量$$

当理想液体在水平流管中做稳定流动时,同一流管截面积大处,流速小,压强大;截面积小处,流速大,压强小。

当理想液体在粗细均匀的非水平流管中流动时,同一流管高处压强小,低处压强大。

（四）实际液体的流动

1. 牛顿黏滞定律　实际液体做层流时,相邻两液层间的黏性力 F 与两液层的接触面积 S 成正比,与两液层接触面处的速度梯度 $\frac{\mathrm{d}v}{\mathrm{d}x}$ 成正比

$$F = \eta S \frac{\mathrm{d}v}{\mathrm{d}x}$$

η 为液体的黏滞系数,简称黏度,是反映液体黏性大小的物理量,其值取决于液体本身的性质,并和温度有关。

研究液体形变时,牛顿黏滞定律,可写为另一种表达形式

$$\tau = \eta \dot{\gamma}$$

τ 为切应力,是作用在单位面积液层上的切向内力;$\dot{\gamma}$ 为切变率,是切应变对时间的变化率,即液体作层流时的速度梯度 $\frac{\mathrm{d}v}{\mathrm{d}x}$。

2. 泊肃叶定律　黏性液体在半径为 r、长度为 L 的水平均匀圆管中作层流时,液体的体积流量与管两端的压强差 Δp 及管道半径的四次方成正比,与管道的长度及液体的黏度成反比

$$Q = \frac{\pi r^4 \Delta p}{8\eta L}$$

泊肃叶定律还可以写成如下形式

$$Q = \frac{\Delta p}{R}$$

式中 $R = \dfrac{8\eta L}{\pi r^4}$ 称为流阻,其大小由管道形状和液体性质决定。

3. 雷诺数　判定层流向湍流转变的依据

$$Re = \frac{\rho v r}{\eta}$$

$Re < 1000$ 时,液体作层流;$Re > 1500$ 时,液体作湍流;$1000 < Re < 1500$ 时,流动不稳定,液体可作层流也可作湍流。

（五）循环系统中的血液流动

1. 血液的组成及特性　血液的比重为 $1.050 \sim 1.060$,血浆的比重约为 $1.025 \sim 1.030$。血液具有黏性,体外测定血液的黏度约为生理盐水黏度的 $4 \sim 5$,血浆黏度为生理盐水黏度的 $1.6 \sim 2.4$。

2. 血流速度的分布　循环过程中血液的流速可用连续方程来解释。毛细血管的总截面积最大,血流流速最小;主动脉截面积最小,血流速度最大。血细胞有轴向集中的现象。

3. 血压的分布　血压是血管内流动着的血液对血管壁的侧压强。主动脉中的血压随着心脏的收缩和舒张周期变化。当左心室收缩而向主动脉射血时,主动脉中的血压会达到最高值,此血压称为收缩压;在左心室舒张期,主动脉回缩,主动脉中的血压随之下降并达到最低值,此血压称为舒张压。

4. 心脏做功　心脏射出单位体积血液所做功为

$$W = W_L + W_R = \frac{7}{6} p_L + \rho v_L^2$$

（六）血液的流变

1. 表观黏度　在一定温度下,对于非牛顿液体的流动,黏度不为常数,可用表观黏度 η_a 表示,对应不同的切变率 $\dot{\gamma}$ 有不同的表观黏度。η_a 的变化规律随液体的性质不同而不同,血液的 η_a 随 $\dot{\gamma}$ 的增大而减小。

2. 影响血液黏度的因素　血细胞比容、红细胞的聚集性和变形性、切变率、血浆因素、血管因素。

3. 血液流变学的应用　血液流变学指标在诊断、预防和探讨发病机制中的应用。

【习题】

（一）选择题

1. 理想液体作稳定流动时

　A. 同一时刻,流经空间各点的液体粒子速度均相同

　B. 流线的形状不随时间改变

　C. 各液体粒子均做匀速运动

　D. 流线的形状为一组平行线

2. 连续性方程适用于

　A. 理想流体做稳定流动　　　　　　　　B. 不可压缩流体

　C. 不可压缩流体作稳定流动　　　　　　D. 无黏性流体

3. 伯努利方程适用于

　A. 理想流体　　　　　　　　　　　　　B. 不可压缩流体作稳定流动

　C. 无黏性流体　　　　　　　　　　　　D. 理想流体作稳定流动

4. 理想液体从水平流管的细部流向粗部时,流速与压强将

　A. $v\downarrow, p\downarrow$　　　　　B. $v\downarrow, p\uparrow$　　　　　C. $v\uparrow, p\downarrow$　　　　　D. $v\uparrow, p\uparrow$

5. 以下为不是牛顿液体的是

A. 血液　　　　　　　B. 血浆　　　　　　　C. 血清　　　　　　　D. 酒精

6. 牛顿液体黏滞系数的大小取决于液体的

　　A. 性质和温度　　　　　　　　　　　B. 流速和温度

　　C. 性质和流速　　　　　　　　　　　D. 性质、流速和温度

7. 牛顿黏滞定律适用于

　　A. 实际液体作层流　　　　　　　　　B. 牛顿液体作层流

　　C. 理想液体作稳定流动　　　　　　　D. 非牛顿液体作层流

8. 由泊肃叶定律可知,心输出量一定时,血管半径变小,则

　　A. 流阻增大,血压增大　　　　　　　B. 流阻增大,血压减小

　　C. 流阻减小,血压增大　　　　　　　D. 流阻减小,血压减小

9. 血管因受神经影响而收缩,流阻变为原来的 16 倍;则血管口径为原来的

　　A. 1/2　　　　　　B. 1/4　　　　　　C. 1/8　　　　　　D. 1/16

10. 下列因素可导致血液黏度降低的是

　　A. 红细胞的变形性降低　　　　　　　B. 红细胞的聚集性增强

　　C. 血细胞比积增加　　　　　　　　　D. 血浆黏度降低

（二）思考题

1. 什么叫稳定流动? 稳定流动中液体速度是否处处相等?

2. 两轮船并排前进可能发生什么危险?

3. 血液从动脉到毛细血管流速逐渐变慢的主要原因是什么?

4. 冠心病的一个病理表现为血流量变小,造成心肌缺血,从而危及病人生命安全,泊肃叶定律对冠心病的治疗有什么指导意义?

5. 影响血液黏度变化的主要因素有哪些?

（三）计算题

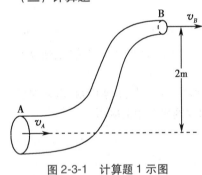

图 2-3-1　计算题 1 示图

1. 设流量为 $0.12m^3 \cdot s^{-1}$ 的水流过如图 2-3-1 所示的管子,A 点的压强为 $2.0 \times 10^5 Pa$,截面积为 $100cm^2$,B 点的截面积为 $60cm^2$,B 点比 A 点高 2m。水近似看成理想液体,求 A、B 两点的流速和 B 点的压强。

2. 将直径为 2cm 的软管连接到有 20 个小孔的莲蓬头上,每个小孔的直径约为 5mm,如果水在软管中的流速为 $1m \cdot s^{-1}$,则莲蓬头小孔喷出水的速度为多大?

3. 注射器针管的截面积为 $12.5cm^2$,以 1N 的力水平推动活塞,求药液从针头射出的速度,设针孔的截面面积为 $0.125mm^2$,药液密度为 $1 \times 10^3 kg \cdot m^{-3}$,40ml 药液注射完需要多长时间?

4. 水通过管道以 $1.4 \times 10^{-4} m^3 \cdot s^{-1}$ 的流量注入顶部开口的容器内,其底部有截面积 $1.0 \times 10^{-4} m^2$ 的小孔,水从小孔中流出,计算容器内水面能够上升的高度是多少?

5. 水在不均匀的水平管道中稳定流动,出口处截面积为管道最细处截面积的 3 倍,流出的速度为 $2m \cdot s^{-1}$,求管道最细处的压强。若在最细处开一小孔,水会不会由小孔流出? 为什么?

6. 由图 1-3-7 表示血压与体位关系中的数据,估算人倒立时头部动脉血压的数值。

7. 桶底部连通水平的均匀细管,桶中液体自细管流出,桶内液面高出细管 h,细管长 L,内半径 r,液体密度为 ρ,ts 内液体流出的体积为 V,试写出液体黏度的计算式。

8. 某人心输出量为 $0.83 \times 10^{-4} m^3 \cdot s^{-1}$,体循环的总压强差为 12kPa,计算此人体循环的总流阻;若心输出量一定,血管收缩,将引起血压如何变化?

9. 一条小动脉半径为 0.3cm,血流速度为 $0.2m \cdot s^{-1}$,血液密度为 $1.1 \times 10^3 kg \cdot m^{-3}$,血液黏度为 $3.0 \times 10^{-3} Pa \cdot s$,若某处发生病变截面积变小,有效半径减小为 0.2cm,血液流过该处是否会产生湍流?

10. 为维持血液循环,心脏需要不停地做功。已知主动脉中的平均血压为 13kPa,平均血流速度为 $0.4m \cdot s^{-1}$,若心脏输出的血量为 5000ml/min,求心脏每分钟所做的功?

【参考答案】

（一）选择题

1. B ; 2. C ; 3. D ; 4. B ; 5. A ; 6. A ; 7. B ; 8. A ; 9. A ; 10. D

（二）思考题

1. 稳定流动是液体微粒流经空间任一固定点的速度不随时间变化的流动。稳定流动中液体速度不是处处相等的,在截面积小的地方流速大,截面积大的地方流速小。

2. 两轮船并排前进时,两船中间的水流速度大,压强比船身外侧的压强小,两船在并排行进的过程中会越靠越近而可能发生碰撞。

3. 血液从动脉到毛细血管流速逐渐变慢的主要原因是血液在血管中的流动可近似为不可压缩液体在管中作稳定流动,因血管的总截面积从主动脉到毛细血管逐渐增大,根据连续性方程可知,血流速度从主动脉到毛细血管逐渐减小。

4. 根据泊肃叶定律 $Q=\dfrac{\pi r^4 \Delta p}{8\eta L}$ 可知,半径增加可以使血流量有显著的增加,所以临床上可以用扩张血管的药来增大血管半径从而增加血流量,避免心肌缺血。

5. 影响血液黏度变化的主要因素有:血细胞比积、红细胞的变形和聚集、血浆黏度、切变率、血管半径及管壁情况等。

（三）计算题

1. 解:由连续性方程 $Q=Sv_A=Sv_B$,得

$$v_A=\frac{Q}{S_A}=\frac{0.12}{100\times10^{-4}}=12\,(\mathrm{m\cdot s^{-1}})$$

$$v_B=\frac{Q}{S_B}=\frac{0.12}{60\times10^{-4}}=20\,(\mathrm{m\cdot s^{-1}})$$

选 A 处高度为 0,由伯努利方程可得

$$p_A+\frac{1}{2}\rho v_A^2=p_B+\frac{1}{2}\rho v_B^2+\rho gh_B$$

$$p_B=p_A+\frac{1}{2}\rho(v_A^2-v_B^2)-\rho gh_B$$

$$=2.0\times10^5+\frac{1}{2}\times1\times10^3\times(12^2-20^2)-1\times10^3\times9.8\times2=5.24\times10^4\,(\mathrm{Pa})$$

2. 由连续性方程可得:$S_1v_1=20S_2v_2$

$$v_2=\frac{s_1v_1}{20s_2}=\frac{\pi r_1^2}{20\pi r_2^2}v_1=\frac{(1\times10^{-2})^2}{20\times(2.5\times10^{-3})^2}\times1=0.8\,(\mathrm{m\cdot s^{-1}})$$

3. 解:由伯努利方程可得:$p_1+\dfrac{1}{2}\rho v_1^2=p_2+\dfrac{1}{2}\rho v_2^2$

$$p_1-p_2=\frac{F}{S_1}=\frac{1}{2}\rho(v_2^2-v_1^2)=\frac{1}{2}\rho\left[v_2^2-\left(\frac{S_2}{S_1}v_2\right)^2\right]$$

上式中,由于 $S_1\gg S_2$,$\dfrac{1}{2}\rho\left[v_2^2-\left(\dfrac{S_2}{S_1}v_2\right)^2\right]\approx\dfrac{1}{2}\rho v_2^2$,则

$$v_2=\sqrt{\frac{2F}{S_1\rho}}=\sqrt{\frac{2\times1}{12.5\times10^{-4}\times1\times10^3}}=1.26\,(\mathrm{m\cdot s^{-1}})$$

$$t=\frac{V}{Q}=\frac{V}{S_2v_2}=\frac{40\times10^{-6}}{0.125\times10^{-6}\times1.26}=254\,(\mathrm{s})$$

4. 解:设水面高度为 h_1,容器截面积为 S_1,小孔截面积为 S_2。

根据伯努利方程:$\dfrac{1}{2}\rho v_1^2+\rho gh_1=\dfrac{1}{2}\rho v_2^2+\rho gh_2$

因 $S_1 \gg S_2$，则 $v_1 \approx 0$。选取小孔处所在水平面为参考平面，上式为

$$\rho g h_1 = \frac{1}{2}\rho v_2^2$$

由连续性方程得：$v_2 = \dfrac{Q}{S_2}$

$$h_1 = \frac{v_2^2}{2g} = \frac{1}{2g}\left(\frac{Q}{S_2}\right)^2 = \frac{1}{2\times9.8}\left(\frac{1.4\times10^{-4}}{1\times10^{-4}}\right)^2 = 0.1(\text{m})$$

5. 解：设管道细处的截面积为 S_1，出口处的截面积为 S_2，$S_2 = 3S_1$
根据连续性方程：$S_1 v_1 = S_2 v_2$ 得

$$v_1 = \frac{S_2}{S_1}v_2 = 3\times2 = 6(\text{m}\cdot\text{s}^{-1})$$

根据伯努利方程：$p_1 + \dfrac{1}{2}\rho v_1^2 = p_2 + \dfrac{1}{2}\rho v_2^2$

出口处的压强 p_2 为大气压强 p_0

$$p_1 = p_0 + \frac{1}{2}\rho(v_2^2 - v_1^2) = 1.01\times10^5 + \frac{1}{2}\times10^3\times(2^2 - 6^2) = 0.85\times10^5(\text{Pa})$$

因 $p_1 < p_0$，所以在最细处开一小孔，水不会从小孔流处。

6. 解：人直立时头部的动脉压为 6.8kPa，心脏的动脉压为 13.3kPa。设头部与心脏的距离为 h，由伯努利方程得 $\rho g h = p_{心} - p_{头} = 13.3 - 6.8 = 6.5(\text{Pa})$

当人倒立时，根据伯努利方程有 $p'_{头} = p_{心} + \rho g h = 13.3 + 6.5 = 19.8(\text{Pa})$

7. 解：根据泊肃叶定律 $Q = \dfrac{\pi r^4 \Delta p}{8\eta L}$ 得

$$\eta = \frac{\pi r^4 \Delta p}{8LQ} = \frac{\pi r^4 \Delta p t}{8VL} = \frac{\pi r^4 t}{8VL}\rho g h$$

8. 解：根据泊肃叶定律 $Q = \dfrac{\Delta p}{R}$，得体循环的总流阻为

$$R = \frac{\Delta p}{Q} = \frac{12\times10^3}{0.83\times10^{-4}} = 1.45\times10^8(\text{Pa}\cdot\text{s}\cdot\text{m}^{-3})$$

若心输出量一定，血管收缩，流阻增加，血压增大。

9. 解：设小动脉未病变处的半径为 r_1，流速为 v_1，病变处的半径为 r_2，速度为 v_2，由连续性方程得病变处的血流速度为

$$v_2 = \frac{S_1}{S_2}v_1 = \frac{\pi r_1^2}{\pi r_2^2}v_1 = \frac{(0.3\times10^{-2})^2}{(0.2\times10^{-2})^2}\times0.2 = 0.45(\text{m}\cdot\text{s}^{-1})$$

雷诺数 $Re = \dfrac{\rho v_2 r_2}{\eta} = \dfrac{1.1\times10^3\times0.45\times0.2\times10^{-2}}{3\times10^{-3}} = 330$

因 $Re < 1000$，所以血液流过该处不会产生湍流。

10. 解：心脏对单位体积血液所做的功

$$W = \frac{7}{6}\bar{p} + \rho v^2 = \frac{7}{6}\times13\times10^3 + 1.1\times10^3\times(0.4)^2 = 1.53\times10^4(\text{J}\cdot\text{m}^{-3})$$

心脏每分钟做的功

$$W' = WQt = 1.53\times10^4\times5000\times10^{-6}\times1 = 76.5(\text{J})$$

（薛素霞）

第四章 液体的表面现象学习指导

【内容要点】

(一) 液体的表面张力

1. **表面张力** 液体的表面有收缩成面积最小的趋势,从而使液体表面处处存在着张力。表面张力 F 的大小与设想的分界线长度 L 成正比。

$$F = \alpha L$$

2. **表面张力系数** 液体的表面张力系数 α 与液体的种类有关。同种液体的表面张力系数 α 与温度有关,随着温度的升高而减小,随温度的降低而增大。与两种相邻物质的化学性质有关。还与掺入液体的杂质及杂质数量有关。

3. **表面能** 把分子从液体内部移到表面层所增加的势能表面能在数值上等于表面张力系数和表面积的乘积。

$$\Delta E = \alpha \cdot \Delta S$$

4. **表面活性物质** 凡是可以降低液体表面张力系数的物质。

(二) 弯曲液面的附加压强

1. **附加压强** 因弯曲液面表面张力而产生的压强,其值等于弯曲液面的内外压强差。球形液面的附加压强与液体的表面张力系数 α 成正比,与液面的曲率半径 R 成反比,方向指向球心。

$$p_S = \frac{F}{\pi r^2} = \frac{2\alpha}{R}$$

2. **球形液膜的内外压强差** 由于液膜有两个表面,液膜内外的压强差

$$p_A - p_C = \frac{4\alpha}{R}$$

(三) 毛细现象和气体栓塞

1. **润湿现象** 液体与固体的接触面有扩大的趋势称为润湿现象,接触角为锐角,产生原因是附着力大于内聚力。

2. **不润湿现象** 液体与固体的接触面有收缩的趋势称为不润湿现象,接触角为钝角,产生原因是附着力小于内聚力。

3. **毛细现象** 把毛细管插入液体时,管子内外液面会出现高度差,这种现象称为毛细现象,如果液体润湿管壁,管内液面呈凹弯月面,液体在管内上升。如果液体不润湿管壁,管内液面呈凸弯月面,液体在管内下降。毛细管内液面上升的高度为

$$h = \frac{2\alpha \cos\theta}{\rho g r}$$

4. **气体栓塞** 液体在细管中流动时,如果管中有气泡,液体的流动将受到阻碍,气泡多时可发生阻塞,这种现象称为气体栓塞。气泡两端曲率改变产生的压强差阻碍液体流动。

(四) 肺的表面活性物质

肺的表面活性物质的作用,使肺泡内壁黏性组织液的表面张力系数降低,保证了肺泡可以进行正

常的气体交换,维持肺泡的稳定性。

【习题】

(一)选择题

1. 关于表面张力,下列叙述正确的是

  A. 表面张力只有大小没有方向   B. 同一种液体,温度升高,表面张力增大

  C. 表面张力的大小与液体的纯度无关   D. 表面张力的大小与分界线的长度成正比

2. 关于表面张力系数大小下列叙述正确的是

  A. 仅与液体的种类有关   B. 随温度的升高而增大

  C. 决定于液体种类、温度和纯度   D. 掺入杂质后液体表面张力系数增大

3. 在玻璃管两端吹起大小不等的肥皂泡,打开阀门会出现

  A. 大的变小,小的变大   B. 大的变大,小的变小

  C. 大小不变   D. 变化不确定

4. 当接触角为30°时,表示液体对固体

  A. 润湿   B. 不润湿   C. 不确定   D. 以上都不对

5. 当液体润湿毛细管时,液面将

  A. 上升   B. 下降   C. 不变   D. 不确定

6. 表面活性物质能够使液体表面张力系数

  A. 降低   B. 升高   C. 不变   D. 不能确定

7. 液体的表面能应该与下列量成正比的是

  A. 体积   B. 密度   C. 质量   D. 表面积

8. 在毛细现象中,液面上升的高度与下列物理量有关的是

  A. 表面张力系数、半径和接触角   B. 流阻、压强差

  C. 黏度、速度和高度   D. 以上都不对

9. 气体栓塞产生的原因是

  A. 流阻   B. 流量   C. 红细胞聚集性   D. 附加压强

10. 肥皂泡直径为5cm,表面张力系数为$25×10^{-3}N·m^{-1}$,泡内压强比大气压p

  A. 大2Pa   B. 小2Pa   C. 大4Pa   D. 小4Pa

11. a、b两液泡半径之比为1:2,表面张力系数之比为1:3,连通后

  A. a泡越来越大,b泡越来越小,直至b泡剩余部分球面膜的曲率半径为a泡的曲率半径的3倍为止

  B. a泡越来越小,b泡越来越大,直至a泡剩余部分球面膜的曲率半径与b泡的曲率半径相等为止

  C. a泡越来越大,b泡越来越小,直至两泡大小相等

  D. a泡越来越小,b泡越来越大,直至两泡大小相等

12. 两毛细管半径之比为1:3,都插入水中,设水完全润湿管壁,水在两管中上升高度之比为

  A. 3:1   B. 1:3   C. 1:1   D. 3:2

(二)思考题

1. 一个水银滴掉在地上会变成许多小水银滴,许多小水银滴滚在一起又会变成大水银滴。试分析在这两个过程中是否有能量变化?怎么变化?

2. 将玻璃毛细管插入水中,在下述几种情况下,水在毛细管中上升的高度有什么不同?①减小毛细管的直径;②使水温升高;③在水中加入少许肥皂液(提示:在水中加入少许肥皂液,就可以减小表面张力系数)。

3. 在人体血液循环系统中会发生哪些常见气体栓塞?如何预防?

4. 论述肺泡内壁液层中的表面活性物质在呼吸过程中的作用。

（三）计算题

1. 吹一个直径为 10cm 的肥皂泡需做多少功？（设过程是等温的,肥皂液的表面张力系数 25×10^{-3}N·m^{-1}）

2. 水面下 1m 处有一个直径为 0.02mm 的气泡,水的表面张力系数是 73×10^{-3}N·m^{-1},求气泡内的压强。

3. 在一个两端开口的毛细管中注入少量的水,则在管内形成一段液柱,管的下端形成半径 R = 3mm 的水滴,如图 2-4-1 所示,已知毛细管的内半径为 r = 1mm,表面张力系数为 73×10^{-3}N·m^{-1},求毛细管中水柱的高度。

4. 如图 2-4-2 所示,一毛细管竖直插入水中,下端在水面下 h_1 = 10cm 处,管内液面比管外液面高 h_2 = 2cm,若从管口向内吹气,使毛细管的下端形成半球状气泡,问管中气体的压强 p 比大气压 p_0 大多少（设水与管壁完全润湿）？

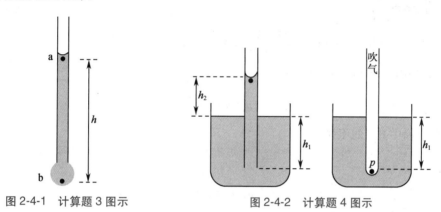

图 2-4-1　计算题 3 图示　　　　图 2-4-2　计算题 4 图示

5. 两个内径不同的毛细管,竖直插入水中时两液面高度差为 4cm;若插入酒精中,则两液面高度差为 2cm。设水的表面张力系数为 73×10^{-3}N·m^{-1},酒精密度为 0.8×10^3kg·m^{-3},接触角均为 0°,求酒精的表面张力系数。

【参考答案】

（一）选择题

1. D;2. C;3. B;4. A;5. A;6. A;7. D;8. A;9. D;10. C;11. A;12. A

（二）思考题

1. 答:许多小水银滴的表面积大于一个大水银滴的表面积。一个水银滴掉在地上变成许多小水银滴的过程中,重力势能转化为表面能;对于一个系统来说,势能有减小到最小的趋势,所以许多小水银滴滚在一起又会变成大水银滴,表面能减小,内能增加。

2. 答:水在毛细管中上升的高度与管的内径成反比,与表面张力系数成正比。所以:①减小毛细管的直径,水在毛细管中上升的高度增加;②使水温升高,表面张力系数减小,水在毛细管中上升的高度减小;③在水中加入少许肥皂液（表面活性物质）,表面张力系数减小,水在毛细管中上升的高度减小。

3. 答:人体血管中出现气泡的几种可能是:①静脉注射和输液时,空气可能随药液一起进入血管。所以,注射、输液前一定要将注射器中的少量空气和输液管中的气泡排除干净;②颈静脉处的血压低于大气压,一旦受伤,外界空气可自动进入静脉。发现这种情况,立即结扎静脉血管;③潜水员从深水处上来或病人从高压氧舱出来,都要有适当的减压过程,否则在高压状态时溶于血液中的过量二氧化碳,在正常压强状态会迅速释放出来,导致微血管中血液析出的气泡过多,出现气体栓塞现象。

4. 答:肺的主要功能是与外界进行气体交换,吸入氧气,排出二氧化碳。肺泡内壁附着一层黏性组织液,与肺泡内气体形成液–气分界面。构成肺泡膜的上皮细胞中,Ⅱ型细胞能分泌表面活性物质,它由卵磷脂、磷脂酰乙醇胺、磷脂酰甘油等多种磷脂以及胆固醇和蛋白质组成,主要成分是二棕榈酰卵磷脂。正是由于这种表面活性物质的作用,使肺泡内壁黏性组织液的表面张力系数降低。保证肺泡可以进行正常的气体交换,这是肺泡的表面活性物质的作用之一。

肺泡的表面活性物质还有另一个重要的作用,即维持肺泡的稳定性。由于肺泡内壁黏性组织液中的表面活性物质的量是不变的,当肺泡扩张时,表面积增大,表面活性物质的浓度相对减小,使表面张力系数增大,虽然肺泡的半径变大了,但附加压强却不会降低,对肺泡的扩张起抑制作用,使其不致过分扩张;当肺泡回缩时,表面积减小,表面活性物质的浓度相对增大,使表面张力系数减小,虽然肺泡的半径变小,但附加压强却不会升高,对肺泡的收缩起抑制作用,使肺泡不致萎缩。另外,肺泡壁的张力会随其半径的增大而增大。正是由于肺泡所分泌的表面活性物质和肺泡壁张力的共同作用,使得大小肺泡的容量是相对稳定的。从而维持正常的呼吸过程。

（三）计算题

1. 解：$A = S\alpha = 8\pi R^2 \alpha = 8 \times 3.14 \times 0.05^2 \times 25 \times 10^{-3} = 1.57 \times 10^{-3}(\text{J})$

2. 解：$p = p_0 + \rho g h + \dfrac{4\alpha}{d}$

$$= 1.013 \times 10^5 + 10^3 \times 9.8 \times 1 + \frac{4 \times 73 \times 10^{-3}}{0.02 \times 10^{-3}} = 1.257 \times 10^5(\text{Pa})$$

3. 解：毛细管中上部弯曲液面处的水中 a 点的压强为：

$$p_a = p_0 - \frac{2\alpha}{r}$$

在管的下端的水滴中 b 点的压强为：

$$p_b = p_0 + \frac{2\alpha}{R}$$

又

$$p_b - p_a = \rho g h$$

解上面三式可得：

$$h = \frac{2\alpha}{\rho g}\left(\frac{1}{r} + \frac{1}{R}\right)$$

$$= \frac{2 \times 73 \times 10^{-3}}{10^3 \times 9.8}\left(\frac{1}{1 \times 10^{-3}} + \frac{1}{3 \times 10^{-3}}\right) = 19.86(\text{mm})$$

4. 解：设毛细管的内半径为 r,插入水中上升的高度

$$h_2 = \frac{2\alpha}{\rho g r}$$

从管口向内吹气后

$$p = (p_0 + \rho g h_1) + \frac{2\alpha}{r}$$

解上面两式可得

$$p - p_0 = \rho g(h_1 + h_2) = 1 \times 10^3 \times 9.8 \times (10 \times 10^{-2} + 2 \times 10^{-2}) = 1.2 \times 10^3(\text{Pa})$$

5. 解：设两毛细管的半径分别为 r_1、r_2,则

$$\Delta h_{水} = \frac{2\alpha_{水}}{\rho_{水} g}\left(\frac{1}{r_2} - \frac{1}{r_1}\right)$$

$$\Delta h_{酒精} = \frac{2\alpha_{酒精}}{\rho_{酒精} g}\left(\frac{1}{r_2} - \frac{1}{r_1}\right)$$

根据上面两式可得：

$$\alpha_{酒精} = \alpha_{水}\frac{\rho_{酒精}\Delta h_{酒精}}{\rho_{水}\Delta h_{水}}$$

$$= 73 \times 10^{-3} \times \frac{0.8 \times 10^3 \times 2 \times 10^{-2}}{1 \times 10^3 \times 4 \times 10^{-2}} = 29.2 \times 10^{-3}(\text{N} \cdot \text{m}^{-1})$$

（朱世忠）

【内容要点】

（一）静电场的基本概念

1. 库仑定律　在真空中两个点电荷 Q_1、Q_2 之相互作用力 F,跟他们的电荷量的乘积成正比,跟它们的距离 r 的二次方成反比,作用力的方向在它们的连线上。

$$F = k \frac{Q_1 \cdot Q_2}{r^2}$$

2. 电场　是存在于带电体周围空间的特殊物质。任何电荷都在它周围空间产生电场。电荷之间的相互作用力正是通过电场实现的。

3. 电场强度　在电场中某位置试探电荷所受的电场力跟电荷量的比值称为该点的电场强度,简称场强,用 E 表示,即

$$E = \frac{F}{q}$$

在真空中点电荷 Q 为产生的电场,再其 r 远处的电场强度为:

$$E = \frac{F}{q} = k \frac{Qq}{qr^2} = k \frac{Q}{r^2}$$

4. 电场线　线上每一点的切线方向都与定点的电场强度方向相同。电场线的特点是:①起始于正电荷终止于负电荷;②电场线的疏密可以表示场强的大小,电场线上任一点的切线方向可表示该点的场强方向;③任意两条电场线都不会相交。

5. 电势能　电荷在电场中具有的势能称为电势能。用 W 表示,电势能的改变是通过电场力对电荷所做的功来度量的。

6. 电势　电场中某点的电荷所具有的电势能 W 跟它的电荷量 q 的比值,称为该点的电势,用 U 表示:

$$U = \frac{W}{q}$$

电场中两点间的电势的差值,称为电势差(或电压)。电场中电势相同的点构成的面叫做等势面。

7. 带点粒子在匀强电场中的运动　带电粒子在电场中的加速和带点粒子在电场中的偏转。

（二）电偶极子及电偶层的电场

1. 电偶极子　两个等量异号点电荷 $+q$ 和 $-q$ 相距很近时组成的电荷系统。

从电偶极子的负电荷到正电荷所作的矢线 L 称为电偶极子的轴线。

2. 电偶极矩　极矩的大小等于电荷所带电量与轴线长度的乘积;其方向由负电荷指向正电荷。数学表示式为

$$p = qL$$

3. 电偶极子的电势　电偶极子电场中某一点的电势

$$U_a = \frac{q}{4\pi\varepsilon_0} \cdot \frac{L\cos\theta}{r^2} = \frac{1}{4\pi\varepsilon_0} \cdot \frac{p\cos\theta}{r^2}$$

分布:以电偶极子中垂面为分界,包含正电荷的中垂面一侧电势为正,在包含负电荷的中垂面一侧电势为负。中垂面上各点的电势为零。

4. 电偶层　由两个相距很近,互相平行且具有等值异号面电荷密度的带电体系所构成。

5. 层距　大小等于电荷面密度与两平行带电层之间距离的乘积,即 $p_s = \sigma\delta$。

电偶层的电势:

$$U = \frac{1}{4\pi\varepsilon_0} p_s \Omega$$

(三) 膜电位

1. 能斯特方程式　能斯特电位,也称膜电位,是由于细胞膜内、外液体中离子浓度不同以及细胞膜对不同种类的离子通透性不一样引起的。其计算公式为

$$\varepsilon = \pm 2.3 \frac{kT}{Ze} \lg \frac{c_1}{c_2}$$

上式中,正离子通透的情况下,取负号;若负离子通透,则取正号。

2. 静息电位　当细胞处于静息状态时,细胞膜上形成膜电位。

3. 动作电位　细胞处于静息状态时,膜外带正电,膜内带负电的状态,称其为极化;当细胞受到外来刺激时,细胞膜的极化发生倒转,使细胞膜内带正电,细胞膜外带负电的过程称其为除极;细胞恢复到静息状态的过程称为极化复极。

动作电位是指细胞受刺激所经历的除极和复极过程中电位的波动过程。

(四) 心电知识

1. 心电偶　当心肌细胞除极和复极时,整个心脏也将出现除极和复极过程,因此在研究心脏电性质时,可将其等效为一个电偶极矩不断变化的电偶极子,称为心电偶。它在某一时刻的电偶极矩就是所有心肌细胞在该时刻的电偶极矩的矢量和,称为瞬时心电向量。

2. 心电图　人体表面两点间的电压描绘出一条曲线,这种曲线就成为心电图。

3. 心电图机与心电导联　心电图机是由导联选择器、放大器、描记器和稳压电源组成,导入体表电位差或体表电位的线路连接方式称为心电导联。常用的心电导联有:标准导联、加压导联、胸导联。

(五) 人体的生物磁场

1. 磁场和磁感应强度　实验证明,磁铁与磁铁之间、磁铁与电流之间以及电流与电流之间,可以隔着一定的空间距离相互作用,这些相互作用都是通过被称为磁场的一种特殊物质来传递的。

在一般情况下,如果正电荷所受洛伦兹力为 $\boldsymbol{F}$,其速度 $\boldsymbol{v}$ 与 $\boldsymbol{B}$ 之间的夹角为 θ,则磁场中某点磁感应强度 $\boldsymbol{B}$ 的大小可表示为

$$B = \frac{F}{q_0 v \sin\theta}$$

2. 人体中的生物磁信号　由生物电荷运动产生的磁信号;由生物磁性材料产生的感应场;侵入人体的磁性物质所产生的剩余磁场;在外界的刺激下所产生的诱发磁场。

3. 生物磁场的测量　超导量子干涉仪(SQUID 磁强计);磁通门式磁强计。

4. 磁诊断技术　心磁图、脑磁图、肺磁图。

【习题】

(一) 选择题

1. 关于真空中两个点电荷之相互作用力下列说法正确的是

    A. 与电荷量的和成正比,距离成反比

    B. 与电荷量的乘积成正比,距离成反比

    C. 与电荷量的乘积成正比,距离的二次方成反比

    D. 与电荷量的乘积成反比,距离的二次方成正比

2. 电场强度表示

    A. 电场力跟电荷量的比值　　　　　　　　B. 电荷量跟距离的比值

C. 电势跟电荷量的比值 　　　　　　　　　D. 电压和电流的比值

3. 关于电场线的特点下列描述错误的是

　　A. 起始于正电荷终止于负电荷

　　B. 电场线的疏密可以表示场强的大小

　　C. 电场线上任一点的切线方向可表示该点的场强方向

　　D. 两条电场线都够相交

4. 设在 XY 平面内的原点 O 处有一电偶极子,其电偶极矩 p 的方向指向 x 轴正方向,大小不变。问在 y 轴上距原点较远处任意一点的电势与它离开原点的距离的关系是

　　A. 正比 　　　　　　　　　　　　　　　B. 反比

　　C. 平方反比 　　　　　　　　　　　　　D. 无关系

5. 由电偶极子所形成的电场,电势的变化规律为沿偶极矩方向

　　A. 大小不变 　　　　　　　　　　　　　B. 始终为零

　　C. 由负变正 　　　　　　　　　　　　　D. 由正变负

6. 电偶极子电场中的某点电势与

　　A. 电偶极子电矩成正比 　　　　　　　　B. 电偶极子电矩成反比

　　C. 电偶极子电矩平方成正比 　　　　　　D. 电偶极子电矩平方反比

7. 当电偶层面积与电荷面密度确定后,它在空间某点所形成的电势

　　A. 只与相对应的立体角有关 　　　　　　B. 只与电偶层的形状有关

　　C. 与相对应的立体角无关 　　　　　　　D. 无法判断

8. 细胞在极化状态时,细胞膜两侧的带电性质是

　　A. 膜外带正电,膜内带负电 　　　　　　B. 膜外,膜内均带正电

　　C. 膜外带负电,膜内带正电 　　　　　　D. 膜外,膜内均带负电

9. 动作电位是由

　　A. 除极过程形成的 　　　　　　　　　　B. 复极过程形成的

　　C. 除极和复极过程共同形成的 　　　　　D. 极化状态下形成的

10. 当磁场确定后,磁场中某一点的磁感应强度

　　A. 只与磁场本身的性质有关 　　　　　　B. 与运动电荷在该点所受力成正比

　　C. 与运动电荷的电量成反比 　　　　　　D. 与运动电荷的运动速度成反比

11. 当一电子以一定的速度通过某一区域时,电子不发生偏转,则该区域

　　A. 一定没有磁场存在 　　　　　　　　　B. 一定有磁场存在

　　C. 一定有电场存在 　　　　　　　　　　D. 条件不足无法判断

12. 在 SQUID 磁强计中,将检测线圈改为梯度仪的主要目的是

　　A. 使磁强计使用更方便 　　　　　　　　B. 提高抗干扰能力

　　C. 降低磁强计价格 　　　　　　　　　　D. 提高磁强计的灵敏度

（二）思考题

1. 什么是电场线? 它具有哪些特点?

2. 什么叫动作电位? 它是如何形成的? 以神经细胞为例说明动作电位的传播。

3. 标准导联的 Ⅰ、Ⅱ、Ⅲ 及右上肢加压单极肢体导联、左上肢加压单极肢体导联、左下肢加压单极肢体导联是如何与肢体连接的?

4. 标准导联、加压导联、胸导联所记录的电位变化有什么不同?

5. 人体内的生物磁信号来自哪几个方面?

6. 简述 SQUID 磁强计主要组成部分的作用及工作原理。

7. 心磁图、脑磁图、肺磁图是如何形成的? 简述它们在临床上的应用及优点。

（三）计算题

1. 在电场中有 A、B 两点,已知 $U_A = 50V$, $U_B = -30V$,把一个带电量为 $-1.0 \times 10^{-8}C$ 负电荷由 A 点到 B 点的过程中,是电场力做功还是外力克服电场力做功? 做了多少功?

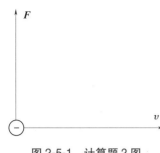

图 2-5-1 计算题 2 图

2. 一电子以 $v=1.5\times10^{7}\mathrm{m\cdot s^{-1}}$ 的速度射入磁场中的某点,已知速度 v 与磁场方向垂直,测得电子所受洛伦兹力为 $F=9.6\times10^{-11}\mathrm{N}$,并且 v 与 F 的方向如图 2-5-1 所示,求该点的磁感应强度 B 的大小和方向。

3. 一电子在 $B=70\mathrm{G}$,垂直纸面向外的匀强磁场中作圆周运动。已知圆的半径为 $r=3.0\mathrm{cm}$,电子的电量 $e=-1.60\times10^{-19}\mathrm{C}$,质量 $m=9.1\times10^{-31}\mathrm{kg}$,求电子作圆周运动的速度。

4. 一带电粒子的电荷为 $3.20\times10^{-19}\mathrm{C}$,质量为 $6.7\times10^{-27}\mathrm{kg}$,速率 $5\times10^{4}\mathrm{m\cdot s^{-1}}$,在磁场中回旋半径为 $4\mathrm{cm}$,求磁感应强度。

【参考答案】

(一)选择题

1. C;2. A;3. D;4. D;5. C;6. A;7. A;8. A;9. C;10. A;11. D;12. B

(二)思考题

1. 答:在电场中绘出一系列的曲线,使这些曲线上每一点的切线方向都与该点的电场强度方向相同,那么这些曲线称为电场线。电场线的特点是:①起始于正电荷终止于负电荷。②电场线的疏密可以表示场强的大小,电场线上任一点的切线方向可表示该点的场强方向。③任意两条电场线都不会相交。

2. 答:当细胞受刺激时要经历除极和复极的过程,在此过程中细胞膜上的电位要发生变化,我们把这一过程中的电位变化称为动作电位。

动作电位沿神经纤维的扩布也就是神经冲动的传播。神经冲动的传导过程可概括为:①刺激引起神经纤维膜通透性发生变化,Na^{+}大量从膜外流入,从而引起膜电位的逆转,从原来的外正内负变为外负内正,这就是动作电位,动作电位的顺序传播即是神经冲动的传导;②纤维内的 K^{+} 向外渗出,从而使膜恢复了极化状态;③$Na^{+}-K^{+}$泵的主动运输使膜内的 Na^{+} 流出,使膜外的 K^{+} 流入,由于 $Na^{+}:K^{+}$ 的主动运输量是 $3:2$,即流出的 Na^{+} 多,流入的 K^{+} 少,也由于膜内存在着不能渗出的有机物负离子,使膜的外正内负的静息电位和 Na^{+}、K^{+} 的正常分布得到恢复。神经冲动就是以这种方式把来自感受器官的信息传至大脑,把大脑的指令传至运动器官。传播的速度与神经纤维的结构和大小有关,慢的约 $0.5\mathrm{m\cdot s^{-1}}$,快的可达到 $130\mathrm{m\cdot s^{-1}}$。

3. 答:标准导联Ⅰ:心电图机的正极端接左上肢,负极端接右上肢。

标准导联Ⅱ:心电图机的正极端接左下肢,负极端接右上肢。

标准导联Ⅲ:心电图机的正极端接左下肢,负极端接左上肢。

右上肢加压单极肢体导联:探查电极接右手和心电图机正极,T 接左手、左脚和心电图机负极。用 aVR 表示。

左上肢加压单极肢体导联:探查电极接左手和心电图机正极,T 接右手、左脚和心电图机负极。用 aVL 表示。

左下肢加压单极肢体导联:探查电极接左脚和心电图机正极,T 接右手、左手和心电图机负极。用 aVF 表示。

4. 答:标准导联所测量的是体表两点之间的电位变化;加压导联可认为是各肢体电位随时间的变化;胸导联所测量的是体表一点的电位变化。

5. 答:人体内的生物磁信号来自以下几个方面:

(1)由生物电荷运动产生的磁信号。

(2)由生物磁性材料产生的感应场。

(3)侵入人体的磁性物质所产生的剩余磁场。

(4)在外界的刺激下所产生的诱发磁场。

6. 答:SQUID 磁强计主要组成部分有:

(1)密封在一个超导屏蔽小盒内的约瑟夫森器件构成的超导环,其作用是根据约瑟夫森效应将一微小磁场进行放大便于检测。

(2)检测线圈(梯度仪),其作用是检测磁场。

（3）杜瓦瓶，其作用是在其中装入液氮，以保证约瑟夫森结和检测线圈所需要的超导温度。

SQUID 磁强计是一个磁电变换器，可以把磁通量的变化转变为电量的变化，其灵敏度可达 10^{-15}T，所以可用于测量记录人体磁场。在实际应用中通常将检测线圈改为梯度仪。梯度仪是由两个相隔很近的同样的线圈沿同轴反相串接而成。当两线圈所处的磁场不均匀时，磁通的变化引起超导环内磁通的变化，而均匀磁场中超导环内磁通不变。人体磁场在梯度仪小范围内是不均匀的。当 SQUID 磁强计靠近人体时，检测线圈处的磁场变化产生的信号必然大于另一线圈处的磁场变化产生的信号，梯度仪将这两个信号差输出给 SQUID，得出精确的测量结果。

7. 答：心磁图由于心肌细胞在除极和复极过程中产生动作电位而形成电流，进而在心脏的周围产生磁场，通过仪器将此磁场的分布测量出来得到的磁场分布图，称为心磁图。主要应用于药物、支架或搭桥手术治疗冠心病的疗效观察和预后评估，心律失常的定位诊断及胎儿心律失常和心肌肥厚的检查诊断方面。此外，通过心磁图检查，对心电图正常而临床高度怀疑冠心病者，可明显提高其冠心病检出率；对胸痛病人，能早期发现心肌缺血和急性冠脉综合征；对冠心病高危人群，还可进行有效筛查。

由于脑电（自发性的 α 波）的变化在其周围产生磁场，通过仪器将此磁场的分布测量出来得到的磁场分布图，称为脑磁图。主要应用于癫痫诊断和致痫灶手术前定位、神经外科手术前大脑功能区定位、缺血性脑血管病预测和诊断、精神病和心理障碍疾病的诊断、外伤后大脑功能的评估和鉴定、司法鉴定和测谎应用及语言、视觉、听觉、体感诱发等多方面的研究。

肺磁图吸入肺内的粉尘被磁化后，在肺部周围产生磁场，通过仪器将此磁场的分布测量出来得到的磁场分布图，称为肺磁图。主要应用于分析、推算出人肺内各部位沉积的铁磁性物质的含量和与之混合的其他粉尘含量，是对粉尘环境下作业工人的劳动防护监测的精确和方便的技术，同时也可了解吸烟者或其他肺部疾病病人的肺泡清除功能。

在临床应用中通常将心磁图、脑磁图、肺磁图、眼磁图、肌（肉）磁图和腹磁图等同称为生物磁图，与生物电图（心电图、脑电图、肌电图）相比，生物磁图有如下显著优点：①磁探测器不与人体直接接触，可避免电极与体表接触产生的干扰；②磁测量可得到人体恒定的和交变的磁场成分，而生物电只能得到交流成分；③磁场探测器可在空间改变探测部位，能得到三维的磁场分布图，并能对源电流产生部位进行较准确定位。

（三）计算题

1. 解：$W_{AB} = q(U_A - U_B) = -1.0 \times 10^{-8} \times [50 - (-30)] = -8.0 \times 10^{-7}$（J）

2. 解：由磁感应强度公式 $B = \dfrac{F_m}{q_0 v}$，得

$$B = \frac{F_m}{q_0 v} = \frac{9.6 \times 10^{-11}}{1.60 \times 10^{-19} \times 1.5 \times 10^7}$$
$$= 40（T）$$

由右手螺旋定则判断，磁感应强度方向为垂直纸面向里。

3. 解：由 $F_{向} = evB = m\dfrac{v^2}{r}$ 求得

$$v = \frac{eBr}{m} = \frac{1.6 \times 10^{-19} \times 70 \times 10^{-4} \times 3.0 \times 10^{-2}}{9.1 \times 10^{-31}} = 3.7 \times 10^7（\text{m} \cdot \text{s}^{-1}）$$

4. 解：由 $qvB = m\dfrac{v^2}{R}$ 求得

$$B = \frac{mv}{qR} = \frac{6.7 \times 10^{-27} \times 5.4 \times 10^4}{3.2 \times 10^{-19} \times 4 \times 10^{-2}} = 2.82 \times 10^{-2}（T）$$

（王 川）

【内容摘要】

(一) 几何光学

1. 单球面折射　单球面折射成像公式可表示为

$$\frac{n_1}{u}+\frac{n_2}{v}=\frac{n_2-n_1}{r}$$

在应用上式时要注意符号的规定：实物、实像时 u 和 v 取正号；虚物、虚像时 u 和 v 取负号。凸球面迎着入射光线时 r 为正；凹球面迎着入射光线时 r 为负。

第一焦点 F_1，第一焦距 f_1

$$f_1=\frac{n_1}{n_2-n_1}r$$

第二焦点 F_2，第二焦距 f_2

$$f_2=\frac{n_2}{n_2-n_1}r$$

焦距 f_1、f_2 可正可负。若 f_1、f_2 为正时，F_1、F_2 为实焦点，折射面对光线起会聚作用；若 f_1、f_2 为负时，F_1、F_2 为虚焦点，折射面对光线起发散作用。

光焦度 Φ

$$\Phi=\frac{n_2-n_1}{r}$$

当 r 以米（m）为单位时，Φ 的单位称为屈光度（D）。

2. 薄透镜　具有两个折射球面的共轴系统（其中一个折射面也可为平面，因为平面可看成半径无穷大的球面）。若透镜中央部分的厚度与两个球面的半径相比可忽略不计时，这种透镜称为薄透镜。薄透镜成像公式是

$$\frac{1}{u}+\frac{1}{v}=\frac{n-n_0}{n_0}\left(\frac{1}{r_1}-\frac{1}{r_2}\right)$$

薄透镜也有两个焦点，其定义与单球面的焦点相同。同一个透镜的两个焦距是相等的。

$$f=f_1=f_2=\left[\frac{n-n_0}{n_0}\left(\frac{1}{r_1}-\frac{1}{r_2}\right)\right]^{-1}$$

空气中透镜焦距公式为

$$f=\left[(n-1)\left(\frac{1}{r_1}-\frac{1}{r_2}\right)\right]^{-1}$$

薄透镜公式的高斯形式

$$\frac{1}{u}+\frac{1}{v}=\frac{1}{f}$$

薄透镜的焦度 Φ

$$\Phi=\frac{1}{f}$$

上式中,焦度的单位是屈光度(D)。

在眼镜业中也常用"度数"来表示焦度的单位。它们的关系为 1 屈光度 = 100 度,会聚透镜的焦度为正;发散透镜的焦度为负。

3. 薄透镜组　由两个或两个以上薄透镜组成的共轴系统称为薄透镜组。薄透镜组的成像也采用光线追迹法求物体的像。即先求物体经第一个透镜折射后所成的像,然后将这个像作为第二个透镜的物,求出经过第二个透镜折射后所成的像,依此类推。

密接透镜组公式

$$\frac{1}{u}+\frac{1}{v}=\frac{1}{f}$$

上式中,f 称为透镜组的等效焦距。

若以焦度表示,则

$$\Phi=\Phi_1+\Phi_2$$

4. 柱面透镜　如果其折射面不是球面的一部分,而是圆柱的一部分,称其为柱面透镜(简称柱镜)。柱面透镜可以两面都是圆柱面;也可以一面是圆柱面,另一面是平面。与薄透镜相类似也有凸凹两种。它在水平截面上和球面透镜相似,因此水平光束入射后将被会聚或发散;但在垂直方向的截面却与一平板玻璃相似,即垂直入射的光束通过它时不改变进行方向。平行光源经凸面柱镜折射后,所成的像不是一个亮点,而是一条亮线(焦线)。

(二)波动光学

1. 相干光源　光的干涉频率相同、振动方向相同、有固定的相位差的两个光源叫相干光源。相干光源发出的光称为相干光,相干光波才能产生稳定的、肉眼能看到的干涉现象。产生干涉现象的最长光程差称为相干长度,它等于一个波列的长度。激光光源具有很高的单色性,其相干长度比普通单色光源的相干长度大得多,所以激光光源是目前最好的相干光源。

从同一普通光源获得相干光源一般有两种方法:一种是分割波阵面法:由同一波阵面上分割出两列子波;另一种是分割振幅法:由同一波列分出两列振幅不同的子波。

杨氏双缝干涉利用分割波阵面的方法来获得相干光。

当光程差 $\delta=d\sin\theta=\pm 2k\dfrac{\lambda}{2}$ 或 $x=\pm k\dfrac{L}{d}\lambda$,$k=0,1,2,\cdots$

相干加强,光强为极大,出现明条纹。式中,$k=0$ 时为中央明条纹;$k=\pm 1$,$k=\pm 2$,$\cdots$ 时为分居在中央明条纹两侧的第一级、第二级、$\cdots$ 明条纹。

当 $\delta=d\sin\theta=\pm(2k-1)\dfrac{\lambda}{2}$,或 $x=\pm(2k-1)\dfrac{L}{d}\dfrac{\lambda}{2}$,$k=1,2,3,\cdots$

相干削弱,光强为极小,出现暗条纹。式中 $k=\pm 1$,$k=\pm 2\cdots$ 为第一级、第二级、$\cdots$ 暗条纹。

相邻明(暗)条纹中心间的距离,即条纹间距为

$$\Delta x=\frac{\lambda}{d}L$$

此结果表明 Δx 与 k 无关,因此干涉条纹是等间距分布的。如果用白光作实验,只有中央明条纹是白色的,其他各级都是由紫到红的彩色条纹,并且紫色条纹靠近中心。

2. 光的衍射光　在传播的过程中,若遇到大小与光的波长相当的障碍物时,光就不再遵循直线传播的规律,而是绕过障碍物的边缘传播,并在阴影区内形成明暗相间的条纹,这种现象称为光的衍射。

通常把衍射现象分为两类,一类称为菲涅耳衍射,就是小光源发出的光波经衍射孔(或缝),在不远的光屏上形成衍射图样,这种衍射也称为近场衍射。另一类称为夫朗和费衍射,它是平行光束经衍射孔(或缝),在无限远处形成衍射图样,这种衍射又称为远场衍射。

单缝衍射:单缝衍射图样的分布规律

光程差　　　　　　　　　　　　　$\delta=d\sin\theta$

暗纹条件　　　　　　　　　$d\sin\theta=\dfrac{2k\lambda}{2}=\pm k\lambda$,$k=1,2,3,\cdots$

明纹条件 $\qquad d\sin\theta=\pm\dfrac{2k+1}{2}\lambda,k=1,2,3,\cdots$

中央明纹 $\qquad\qquad\qquad\qquad \theta=0$

其中,d 为单缝宽度,λ 为入射光的波长,k 为衍射级数。θ 是衍射光线与入射光线的夹角,称为衍射角。

圆孔衍射:圆孔衍射图样的中央是一明亮的圆斑,周围是一组明暗相间的同心圆环,由第一暗环所包围的中央亮斑称为爱里斑。其光强约占整个入射光强84%。

半角宽度为

$$\theta\approx\sin\theta=1.22\frac{\lambda}{D}$$

圆孔衍射现象是许多光学仪器中不可避免的现象,它会影响到成像的质量。

光栅衍射光栅由大量等宽度、等间距的平行狭缝构成的光学元件,称为光栅。如果光栅的每一条狭缝的宽度为 a,两狭缝间的距离(刻痕的宽度)为 b,则 $d=a+b$ 称为光栅常数。

光栅方程

$$d\sin\theta=\pm k\lambda,k=0,1,2,\cdots 明纹条件$$

光栅衍射图样的特点:①只有满足光栅方程中衍射角 θ 方向的衍射光线,才能彼此叠加加强,因此,光栅衍射各级明条纹细窄而明亮。明条纹是由所有狭缝上的对应点射出光线的叠加而成,所以光栅的狭缝数目越多,明条纹越亮。②用波长一定的单色光作光源,光栅常数越小,相邻两明纹分得越开。比较光的双缝干涉、单缝衍射和光栅衍射,可以发现光栅衍射条纹细窄、明亮、间距大,便于准确测量各级明纹位置,是测定波长最好的方法。③光栅常数一定时,衍射角 θ 的大小与入射光的波长 λ 有关。如果用白色平行光照射光栅,除中央零级明纹仍为白色外,其他各级明条纹都按波长不同顺序排开,形成光栅光谱。通过光栅光谱的分析,可以了解原子、分子的内部结构,了解组成物质元素所占的百分比,因此光栅已成为光谱分析仪器的核心部件。

3. 光的偏振

(1) 自然光:在垂直于光的传播方向的平面内,光矢量沿各个方向上都有振动,在所有可能的方向上光矢量的振幅都相等,这样的光称为自然光。

(2) 偏振光:光矢量的方向始终沿一个固定的方向振动,这种光称为线偏振光或平面偏振光,简称为偏振光。

(3) 部分偏振光:如果光波中,光矢量在某一确定方向上的振动最强,这样的光称为部分偏振光。

(4) 振动面:光的振动方向和传播方向构成的平面。

(5) 偏振面:与振动面垂直且包含传播方向的平面。

(6) 起偏器:能把自然光转变成偏振光的光学元件。

(7) 检偏器:用来检验一束光是否是偏振光及测定偏振光振动方向的光学元件。

(8) 马吕斯定理

$$I=I_0\cos^2\theta$$

它表示偏振光通过偏振片后光强度的变化规律。式中,I_0 为入射偏振光的强度,I 为通过偏振片后的光强度,θ 为入射偏振光的振动方向与偏振片的透射轴方向的夹角。

注意:若强度为 I_0 的自然光,通过偏振片后的光强度为:$I=\dfrac{1}{2}I_0$

(三) 眼屈光

1. 眼的光学结构　眼睛由角膜、前房和房水、虹膜和瞳孔、晶状体、玻璃体和视网膜组成。

2. 眼的屈光系统　眼的屈光指眼将外界物体成像于视网膜上的功能,物体在视网膜上的像是倒立、缩小的实像,与一般凸透镜成像相似。

3. 眼的调节　对于正常的眼睛,无论看远还是看近都能看得很清楚,是因为眼对不同距离的物体可以通过改变晶状体的形状,来改变眼的焦度,使物体成像在视网膜上,眼的这种功能称为眼的调节。

眼在无调节时,平行光经眼的屈光系统后,焦点恰好落在视网膜上,这样的眼称为正视眼。

4. 眼的分辨本领和视力

$$视力 = \frac{1}{能分辨的最小视角\ \alpha}$$

5. 眼的屈光不正及其矫正

（1）近视眼：眼无调节时，平行光经眼的光学系统后，焦点落在视网膜前。

近视眼的矫正方法是配戴一副凹透镜制成的眼镜，让光线经凹透镜适当发散后，再经眼睛折光使之恰好会聚在视网膜上。

（2）远视眼：眼无调节时，平行光经眼的光学系统后，焦点落在视网膜后。

远视眼的矫正方法是配戴一副凸透镜制成的眼镜，让光线经凸透镜适当会聚后，再经眼睛折射使之恰好会聚在视网膜上。

（3）散光眼：眼无调节时，平行光经眼的屈光系统后，不能形成焦点。

散光眼按其焦线与视网膜之间的位置可分为三大类：

第一类为单性散光，当平行光线通过这种散光眼时，有一条焦线恰好落在视网膜上。矫正方法是配戴一个适当的圆柱面透镜，使另一条焦线也落在视网膜上而成为焦点。

第二类为复性散光，当平行光线通过这种散光眼时，两条焦线都落在视网膜的前面或后面。矫正方法是配戴一个适当圆柱面与球面组合的透镜，使之成为一个落在视网膜上的焦点。

第三类为混合散光，当平行光线通过这种散光眼时，一条焦线落在视网膜前面，另一条焦线落在视网膜后面。矫正方法也是配戴一个适当的圆柱面与球面组合的透镜，使之成为一个落在视网膜上的焦点。

（四）医用光学仪器

1. 放大镜　放大镜的角放大率，也称放大率可表示为

$$\alpha = \frac{\tan\gamma}{\tan\beta} = \frac{AB/f}{AB/d} = \frac{d}{f}$$

式中，d 为明视距离，f 是放大镜的焦距。通常用的放大镜，焦距约从 $10 \sim 1 cm$，相当于 $2.5 \sim 25$ 倍的放大率。

2. 光学显微镜　显微镜的光学原理：把被观察物体 y 置于物镜焦点以外靠近焦距处，物镜所成像为一倒立放大的实像。调节目镜与物镜间的距离，使 y' 位于目镜焦点以内靠近焦点处，则出射光线几乎是平行光线，且经目镜再次放大成正立的虚像 y''。

显微镜的放大率为物镜的线放大率 m 与目镜的角放大率 α 的乘积，即

$$M = m\alpha = \frac{s}{f_1} \times \frac{0.25}{f_2} = \frac{0.25s}{f_1 f_2}$$

式中，镜筒长度 s 为恒量，f_1、f_2 为物镜与目镜的焦距。

显微镜能分辨两点的最小距离为

$$Z = \frac{0.61\lambda}{n\sin\beta}$$

$N \cdot A = n\sin\beta$ 称为物镜的孔径数，则

$$Z = \frac{0.61\lambda}{N \cdot A}$$

由上式可知，要想提高显微镜的分辨本领，可采取两种途径。一是选用波长短的光作光源；二是增大物镜的孔径数，即增大 n 与 β 的值。

3. 电子显微镜　就是用波长很短的电子射线作为入射光制成的显微镜，简称电镜。

4. 玻璃纤维内镜

（1）全反射：产生全反射现象必须满足两个条件：第一，入射光线必须由光密介质射向光疏介质，即 $n > n'$；第二，入射角必须大于临界角，即 $I > I_m$。

（2）光纤：保证发生全反射的条件是：$\sin I_0 = \sqrt{n_1^2 - n_2^2}$

（3）医用内镜。

5. 糖量计

（1）旋光现象：偏振光通过物质时振动面发生旋转的现象称为旋光现象。能使偏振光的振动面旋转的性质，称为旋光性。具有旋光性的物质称为旋光物质。

1）右旋物质：偏振光通过旋光物质后，迎着光线看，使偏振光振动面按顺时针旋转的物质称为右旋物质。

2）左旋物质：偏振光通过旋光物质后，迎着光线看，使偏振光振动面按逆时针旋转的物质称为右旋物质。

（2）旋光规律

1）固体和液态化合物的旋光性：单色偏振光通过旋光物质时，振动面旋转的角度即旋光角 φ 与旋光物质的厚度 L 成正比，即

$$\varphi = \alpha L$$

式中的比例系数 α 称为旋光率，它与旋光物质的性质、光波波长和温度有关。

2）溶液的旋光性：如果旋光物质为溶液，振动面旋转的角度还与溶液的浓度 c 成正比，即

$$\Phi = \alpha c L$$

式中，浓度 c 的单位为 g/cm^3，物质厚度 L 单位为 dm，旋光角 φ 的单位为度，旋光率 α 的单位为度 cm^3/g·dm。

（3）糖量计原理：如果旋光物质为糖的溶解液，就可以根据公式 $\varphi = \alpha c L$，测出该糖溶液的浓度，糖量计就是根据这个原理制成的。

6. 光电比色计

（1）朗伯-比尔定律：光在物质中传播时，光的一部分能量被吸收转变为物质的内能，从而使光的强度随穿越物质的深度增加而降低的现象，称为光的吸收。

1）朗伯定律：一束单色光入射物质前的强度为 I_0，物体的厚度为 x，出射光强度为 I，它们之间满足以下规律

$$I = I_0 e^{-\mu x}$$

式中 μ 称为吸收系数，它与物质的性质和入射光的波长有关。

2）朗伯-比尔定律：当单色光入射溶液时，溶液的吸收系数 α 与溶液的浓度成正比 $\mu = \beta c$，出射光强与入射光强满足如下关系

$$I = I_0 e^{-\beta c x}$$

式中 β 由溶质的性质决定，与溶液浓度无关。

3）透光度（或相对透射率）T：单色光通过溶液的光强 I' 与通过相同厚度溶剂（该种溶液的溶剂）光强 I 的比值，

$$T = \frac{I'}{I} = e^{-\beta c x}$$

（2）光电比色计原理：利用同一容器以相同强度的单色光通过标准溶液和待测溶液，由于浓度不同，对光的吸收不同，透射光的强度也不同。让透射光照到光电池上，光电池上的光电流的大小与照射光的强度成正比，这样就可以测出待测溶液的浓度，待测溶液的浓度为

$$c = \frac{D c_s}{D_s}$$

式中，D_s 为待测溶液的消光度、D 为溶液的消光度。$D = -\ln T$，它表示溶液对光的吸收程度，消光度越大，溶液吸收光的程度越强，反之消光度较小时，溶液对光的吸收程度也较弱。

【习题】

（一）选择题

1. 光程的数值取决于

 A. 媒质对光波的吸收情况　　　　　　B. 光的传播距离

 C. 光的强度　　　　　　　　　　　　D. 光的亮度

2. 在杨氏双缝实验中,若两狭缝间距离 d 变小,其他条件不变,则相邻明纹(或暗纹)的间距将

    A. 变大   B. 变小   C. 不变   D. 与 d 无关

3. 两束相干光在空间某点相遇时,干涉加强的条件是

    A. 几何路径相同   B. 光强度相同

    C. 相位差恒定   D. 光程差是波长的整数倍

4. 光线经过一定厚度的溶液,测得透射率为 $\frac{1}{2}$,若改变溶液的浓度,测得的透射率为 $\frac{1}{8}$,则溶液的浓度之比是

    A. 1:3   B. 3:1   C. 2:1   D. 4:1

5. 光栅常量变小时,下列正确的说法是

    A. 衍射条纹间距变小,条纹宽度变小

    B. 衍射条纹间距变小,条纹宽度变大

    C. 衍射条纹间距变大,条纹宽度变大

    D. 衍射条纹间距变大,条纹宽度变小

6. 两偏振片紧贴着放在一盏灯的前面,此时没有光透过,当其中一片转过 180° 时,将观察到

    A. 光强增强、减弱,又再次增强、减弱

    B. 光强在整个过程中都逐渐增强

    C. 光强增强,然后减弱,最后又增强

    D. 透过的光强增强,然后又减少到零

7. 利用光电比色计可测

    A. 溶液的成分   B. 溶液的浓度

    C. 溶液的颜色   D. 溶液的分子大小

8. 能产生干涉的光源

    A. 相干光源   B. 相交光源   C. 可逆光源   D. 会聚光源

9. 单球面折射成像公式适用的条件是

    A. 近轴光线   B. 所有光线   C. 平行光线   D. 发散光线

10. 按单球面折射公式的符号规定,以下说法正确的是

    A. 如果凹面迎着入射光线,则物距为正

    B. 物体在物方空间,则物距为正

    C. 如果物体所成的像在物方空间,则物距为负

    D. 如果凸面迎对着入射光线,则物距为负

11. 关于薄透镜下列说法正确的是

    A. 焦距越短,透镜的折光能力越弱

    B. 焦距越短,透镜的折光能力越强

    C. +100D 的凸透镜比 +200D 的凸透镜会聚能力强

    D. -100D 的凹透镜比 -200D 的凹透镜发散能力强

12. 显微镜的分辨本领的影响因素有

    A. 光波的波长越长,分辨本领越强

    B. 媒质的折射率越大,分辨本领越弱

    C. 被观察物体边缘的光线与物镜主轴的夹角越大,分辨本领越强

    D. 目镜焦距越长,分辨本领越强

13. 视力与最小视角的关系是

    A. 最小视角越小,视力越差   B. 最小视角越大,视力越好

    C. 最小视角越小,视力越好   D. 与最小视角无关

14. 显微镜观察微小物体时

    A. 物镜成放大实像,目镜成放大虚像   B. 物镜与目镜都成放大实像

C. 物镜与目镜都成放大虚像　　　　　　　　D. 物镜成放大虚像,目镜成放大实像

15. 玻璃纤维内镜是利用了光的
　　A. 散射原理　　　　　　B. 折射原理　　　　　　C. 直线传播原理　　　　D. 全反射原理

16. 近视眼的特点是
　　A. 眼球的前后径过长　　　　　　　　　　B. 眼球的前后径过短
　　C. 视网膜光敏细胞不足　　　　　　　　　D. 角膜凹凸不平

17. 放大镜是
　　A. 凸面镜　　　　　　B. 凹面镜　　　　　　　C. 凸透镜　　　　　　D. 凹透镜

18. 显微镜的分辨本领由下列选项决定的是
　　A. 目镜　　　　　　　B. 物镜　　　　　　　　C. 人眼　　　　　　　D. 被观察物体

19. 观察远近不同的物体时,能调节眼睛焦度的是
　　A. 角膜　　　　　　　B. 瞳孔　　　　　　　　C. 晶状体　　　　　　D. 玻璃体

20. 下列现象能说明光是横波的是
　　A. 干涉现象　　　　　B. 衍射现象　　　　　　C. 偏振现象　　　　　D. 旋光现象

(二) 思考题

1. 为什么只有相干光源才能产生干涉现象?

2. 光的干涉和光的衍射有何区别,又有何联系?

3. 眼睛是如何调节的? 什么是近点、远点和明视距离?

4. 近视眼、远视眼和散光眼的形成原因是什么? 如何运用物理方法进行矫正?

5. 怎样提高显微镜的分辨本领? 显微镜的放大倍数越大,是否其分辨本领越高?

6. 医用内镜在临床上有何应用和进展?

7. 什么是旋光现象? 旋光率的大小与哪些因素有关?

8. 老花眼配戴什么样的镜片来矫正视力?

(三) 计算题

1. 杨氏干涉实验中,两缝相距 0.2mm,屏与缝相距 1m,第三明条纹距中央明纹 7.5mm,求所用光的波长?

2. 起偏器和检偏器的透射轴方向一致,当起偏器旋转 $30°$、$45°$、$60°$ 时,从检偏器出射的光强分别是入射光强度的几分之几?

3. 一束单色光照射到每毫米 600 条缝的光栅上,每一级明条纹的偏转角度是 $20.7°$,求单色光的波长?

4. 糖溶液的旋光率为 $\alpha = 525° L/(kg \cdot m)$,用钠光作光源,在 20cm 的玻璃管中装满糖溶液,它使偏振光的的振动面旋转了 $30°$,求糖溶液的浓度?

5. 用比色法测定溶液的浓度时,测得未知溶液的光密度为 50%,浓度为 1mol/L 的标准溶液的光密度为 30%,求待测溶液的浓度为多少?

6. 一个玻璃球半径为 R,位于空气中。若以平行光入射,当玻璃的折射率为何值时,经第一折射面后,会聚点恰好落在球的后表面上?

7. 一个折射面 $r = 15mm$,$n = 1$,$n' = 1.50$,一束平等光入射到此玻璃球上,其会聚点(即最后像点)应在何处?

8. 设人眼可分辨的最小距离为 0.1mm,欲观察 $0.25\mu m$ 的细节,应选用放大倍数多少、孔径数多大的显微镜。(设光源的波长为 600nm)

9. 一薄透镜系统由焦距为 10cm 的凸透镜和焦距为 4cm 的凹透镜组成,两透镜间隔为 12cm,求在凸透镜前 20cm 的点光源所成像的位置,并绘光路图。若两镜片紧贴使用,情况又怎样?

10. 在电子显微镜中,电子受到 10V 电压的加速。如要观察在小为 10nm 的物体,其孔径数是多大?

11. 眼科医生对甲配+2.0D 的眼镜,对乙配-4.0D 的眼镜。问谁是近视,谁是远视? 近视眼的远点和远视眼的近点距离各是多少?

12. 一远视眼的近点在眼前 0.5m 处,欲使其能看清 0.25m 处的物体,问应配多少度的什么眼镜?

13. 显微镜的油浸镜头的孔径数为 1.5,用波长 250 nm 的紫外光源时,可分辨的最小距离为多少? 若改用波长为 546 nm 的光源呢?

【参考答案】

(一) 选择题

1. B;2. A;3. D;4. A;5. C;6. D;7. B;8. A;9. A;10. B;11. B;12. C;13. C;14. A;15. D;16. A;17. C; 18. B;19. C;20. C

(二) 思考题

1. 答:相干光源频率相同、振动方向相同、有固定的相位差。

2. 答:区别:干涉现象:频率相同、振动方向相同、有固定的相位差的两个相干光源光源相遇时,产生稳定的、肉眼能看到明暗相间的条纹;光的衍射现象:光在传播的过程中,若遇到大小与光的波长相当的障碍物时,光就不再遵循直线传播的规律,而是绕过障碍物的边缘传播,并在阴影区内形成明暗相间的条纹。联系:干涉和衍射都能出现明暗相间的条纹,衍射是相干光相互干涉的结果。

3. 答:眼睛能看清远处、近处、明处、暗处物体的过程叫做眼的调节。近点:晶状体最凸时,眼睛所看清最近物点到眼睛的距离;远点:晶状体最扁时,眼睛节所看清最远物点到眼睛的距离;在光线适宜的情况下,正常眼观察眼睛前 25cm 处的物体最轻松,观察时间长也不感觉到疲劳,这个距离叫明视距离。

4. 答:

(1) 形成原因近视眼:眼球前后径过长或晶状体、角膜折光本领过强;远视眼:眼球前后径过短或晶状体、角膜折光本领过弱;散光眼:角膜的曲率不对称而形成的。

(2) 矫正近视眼需要配戴凹透镜做的眼镜;远视眼需要配戴凸透镜做的眼镜;散光眼需要配戴柱状镜做的眼镜。

5. 答:由显微镜能分辨两点的最小距离公式 $Z = \dfrac{0.61\lambda}{n\sin\beta}$ 可以看出,提高显微镜的分辨本领,第一选择波长 λ 较短的光波照射物体;第二增大物镜与被观察物体间的媒质的折射率 n 及增大被观察物体射到物镜边缘光线与物镜主光轴间夹角 β。显微镜的放大倍数与分辨本领是衡量显微镜性能的两个不同指标。所以不存在显微镜的放大倍数越大,其分辨本领越高的说法。

6. 答:内镜已广泛地应用于消化道、呼吸道、泌尿生殖道、胸腔、腹腔、耳鼻咽喉腔、关节腔甚至脑室等部位疾病的诊断。内镜诊断技术有了新的飞跃:电子内镜不仅使图像质量有了进一步的提高,而且通过采用多媒体技术,可使内镜图像在显示器上冻结而保持质量不变;超声内镜则充分发挥了内镜技术和超声技术各自的优势,使以往内镜看不见的部位也能显现,从而拓展了内镜的诊断功能。

目前,内镜的功能已从单一的诊断功能发展成集诊断、治疗、功能检查等多种功能为一身的能力。而调频电、激光、微波等技术的引入以及材料科学的配合,使内镜治疗在临床上得到了广泛的开展,并显示出很大的优越性。在微创外科领域中内镜不仅可以用于腹腔或盆腔手术,而且在心胸外科、妇产科、小儿科、泌尿外科等领域均得到了广泛的应用。

7. 答:当偏振光通过某些物质时,其振动面发生旋转的现象,叫旋光现象。影响旋光率的因素有:旋光物质的光学性质、旋光物质的厚度、旋光物质的浓度、旋光物质的温度以及照射光的波长等有关。

8. 答:老花眼即老视,随着年龄增长,眼球晶状体逐渐硬化、增厚,而且眼部肌肉的调节能力也随之减退,导致变焦能力降低。因此,看近物时,像在视网膜时无法完全聚焦,变得模糊不清,需要配戴合适的凸透镜来矫正视力。

(三) 计算题

1. 解:由明纹满足的公式 $x = \pm k \dfrac{L}{d}\lambda$,得

$$\lambda = \frac{dx}{kL} = \frac{0.2\times10^{-3}\times7.5\times10^{-3}}{3\times1} = 5.00\times10^{-7}(\text{m}) = 500(\text{nm})$$

2. 解:将 $\theta_1 = 30°$,$\theta_2 = 45°$,$\theta_3 = 60°$,分别代入马吕斯定理 $I = I_0\cos^2\theta$

得 $\dfrac{I_1}{I_0}=\cos^2 30°=\dfrac{3}{4}$, $\dfrac{I_2}{I_0}=\cos^2 45°=\dfrac{1}{2}$, $\dfrac{I_3}{I_0}=\cos^2 60°=\dfrac{1}{4}$

3. 解:由题意可知光栅常数 $d=10^{-3}\mathrm{m}/600$,根据光栅方程 $d\sin\theta=k\lambda$,则

$$\lambda=\frac{d\sin\theta}{k}=\frac{1\times 10^{-3}\times\sin 20.7°}{600}=0.589\times 10^{-6}(\mathrm{m})=589(\mathrm{nm})$$

4. 解:已知溶液的旋光率为 α、厚度为 L、旋光角为 φ,由公式 $\varphi=\alpha cL$ 得

$$c=\frac{\varphi}{\alpha L}=\frac{30}{525\times 20}\times 10^2=0.29(\mathrm{kg/L})$$

5. 解:已知未知溶液 $T=50\%$,待测溶液 $T_s=30\%$,$C_s=1\mathrm{mol/L}$,根据光密度 $D=-\ln T$ 有

$$c=\frac{C_sD}{D_s}=\frac{c_s\ln T}{\ln T_s}=0.58(\mathrm{mol/L})$$

6. 解:这是一个单球面折射系统,如图所示,根据题意,$n_1=1$,$u=\infty$,$\nu=2R$,$r=R$,所求玻璃的折射率即为 n_2,将上述数据代入单球面折射公式

$$\frac{n_1}{u}+\frac{n_2}{\nu}=\frac{n_2-n_1}{r}\text{中}$$

得 $\dfrac{1}{\infty}+\dfrac{n_2}{2R}=\dfrac{n_2-1}{R}$ 解得 $n_2=2$ 时,会聚点恰好落在球的后表面上。

7. 解:如图所示,对第一折射面 $n_1=n=1$,$n_2=n'=1.5$,$u_1=\infty$,$r=15\mathrm{cm}$,代入透镜成像公式 $\dfrac{1}{u}+\dfrac{1}{v}=\dfrac{1}{f}$,有

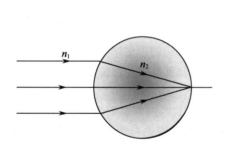

图 2-6-1 计算题 6 题示意图

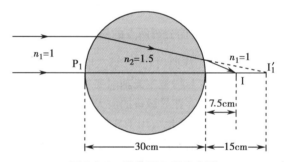

图 2-6-2 计算题 7 题示意图

$$\frac{1}{\infty}+\frac{1.5}{v_1}=\frac{1.5-1}{15}$$

解得 $v_1=45(\mathrm{cm})$

如果没有第二折射面,I_1 应在 P_1 后 45cm 处,但由于 I_1 是在第二折射面的后面,因此对第二折射面来说是一虚物,物距为 $u_2=-(45-30)=-15\mathrm{cm}$,$n_1=1.5$,$n_2=1$,$r=-10\mathrm{cm}$,代入 $\dfrac{1}{u}+\dfrac{1}{v}=\dfrac{1}{f}$,有

$$\frac{1.5}{-15}+\frac{1}{v_2}=\frac{1-1.5}{-15}$$

解得 $v_2=7.5\mathrm{cm}$ 即最后所成的像在玻璃球右侧 7.5cm 处 I 点。

8. 解:(1) 显微镜的放大倍数:已知 $\lambda=600\mathrm{nm}$,$Z=0.25\mu\mathrm{m}$,$AB=0.1\mathrm{mm}$ 大小为 $0.25\mu\mathrm{m}$ 的细节要为肉眼分辨,至少应被放大到 0.1mm,故显微镜的放大率应为

$$M=\frac{0.1\times 10^{-3}}{0.25\times 10^{-6}}=400$$

(2) 显微镜的孔径数:由 $Z=\dfrac{0.61\lambda}{N\cdot A}$ 得出,

笔记

$$N \cdot A = \frac{0.61\lambda}{Z} = \frac{0.61 \times 600 \times 10^{-9}}{0.25 \times 10^{-6}} = 1.46$$

应选用放大倍数为400,孔径数为1.46的显微镜。

9. 解:如图所示。先求第一个凸透镜所成的像。根据题意 $u_1 = u = 20\text{cm}$, $f_1 = 10\text{cm}$, 由式 $\frac{1}{u} + \frac{1}{v} = \frac{1}{f}$ 得

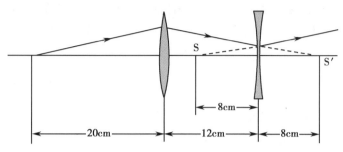

图 2-6-3　计算题9题示意图示

$$\frac{1}{20} + \frac{1}{v_1} = \frac{1}{10}$$

解得 $v_1 = 20\text{cm}$

v_1 是正值,表示所成的是实像,在第一透镜的像方空间。这个像落在第二个透镜的像方空间,所以是第二个透镜的虚物。

对于第二个透镜,$u_2 = -(v_1 - d) = -(20 - 12) = -8\text{cm}$, $f_2 = -4\text{cm}$, 由薄透镜成像公式得

$$-\frac{1}{8} + \frac{1}{v_2} = -\frac{1}{4}$$

解得 $v_2 = -8\text{cm}$ v_2 是负值,表示是虚像。

若将两个透镜贴合在一起,由等效焦距 f 为

$$\frac{1}{f} = \frac{1}{f_1} + \frac{1}{f_2} = \frac{1}{10} - \frac{1}{4} = -\frac{3}{20}$$

解得 $f = -6.7\text{cm}$

整个透镜组的 $u = 20\text{cm}$, $f = -6.7\text{cm}$, 则

$$\frac{1}{20} + \frac{1}{v} = \frac{1}{-6.7}$$

解得 $v = -5\text{cm}$ v 是负值,表示是虚像,在透镜组前5cm处。

10. 解:由 $\lambda = \frac{1.225}{\sqrt{U}}$ (nm)得出 $\lambda = 0.387\text{nm}$

显微镜的孔径数为 $N \cdot A = \frac{0.61\lambda}{Z} = \frac{0.61 \times 0.387}{10} = 2.36 \times 10^{-2}$

11. 解:(1)凸透镜的焦度为正,凹透镜的焦度为负,对甲配凸透镜,所以甲是远视眼;对乙配凹透镜,所以乙是近视眼。

(2)对甲来说,配镜合适的话,就使明视距离处,即0.25m处的物成像于它的近点,将 $\Phi = +2.0\text{D}$, $\Phi = \frac{1}{f}$, $u = 0.25\text{m}$ 代入薄透镜的成像公式

$$\frac{1}{u} + \frac{1}{v} = \frac{1}{f}$$

解出 $v = 0.5\text{m}$ 即为甲的近点;

(3)对乙来说,配镜合适的话,就使无穷远处的物成像于它的远点,将 $\Phi = -4.0\text{D}$, $\Phi = \frac{1}{f}$, $u = \infty$ 代入薄透镜的成像公式

$$\frac{1}{u}+\frac{1}{v}=\frac{1}{f}$$

解得 $v=0.25\text{m}$ 即为乙的远点。

甲是远视眼,其近点距离为 0.5m;乙是近视眼,其远点距离为 0.25m。

12. 解:如果 0.25m 处的物体通过所配戴的眼镜后在该病人的近点处成一虚像,该病人便可看清 0.25m 处的物体。设眼镜的焦距为 f,由题意知物距为 $u=0.25\text{m}$,像距为 $v=-0.5\text{m}$,代入薄透镜公式 $\frac{1}{u}+\frac{1}{v}=\frac{1}{f}$,$\varPhi=\frac{1}{f}$

可得 $\dfrac{1}{0.25}+\dfrac{1}{0.5}=\dfrac{1}{f}$

解得 $\varPhi=\dfrac{1}{f}=2\text{D}=200$ 度该病人应配戴 200 度的凸透镜。

13. 解:显微镜的最小分辨距离公式是

$$Z=\frac{0.61\lambda}{n\sin\beta}=\frac{0.61\lambda}{N\cdot A}$$

(1) 将 $\lambda=250\text{nm}$,$N\cdot A=1.5$ 代入公式可求得:

$$Z_1=\frac{0.61\times250}{1.5}=101.7(\text{nm})$$

(2) 将 $\lambda=546\text{nm}$,$N\cdot A=1.5$ 代入公式可求得:

$$Z_2=\frac{0.61\times546}{1.5}=222(\text{nm})$$

用波长 250nm 的紫外光源时,显微镜可分辨的最小距离为 101.7nm;用波长 546nm 的光源时,显微镜可分辨的最小距离为 222nm。

(晨　阳)

第七章

激光医学基础学习指导

【内容要点】

（一）原子能级

1. 激光　受激辐射光放大的简称。

2. 基态和激发态　粒子（原子、分子、离子等）总是处于一系列不连续的能量状态或能级,其中最低能级时称其为基态,其余称为激发态。

3. 正态分布　在达到热平衡时,单位体积中的同类原子在各个能级上是按照一定的统计规律分布的,这个规律是:处于低能级上的原子数总是比处于高能级上的原子数多,能级越高,分布在这个能级上的原子数就越少。

（二）光辐射及其三种基本形式

1. 光辐射　原子与外界的能量交换是以光能的形式吸收或释放的过程,也就是说吸收光子或放出光子而发生跃的过程。

2. 自发辐射　处于高能级的原子在不受外界影响的情况下,完全自发地向低能级跃迁的同时释放光子的过程。

特点:原子的跃迁是彼此独立的、互不相干地进行,发出的光属于非相干光。

3. 受激吸收　原子吸收一个光子而实现从低能级到高能级跃迁的过程称为受激吸收。

特点:必须有外来光子的"激励"才会发生,并且外来光子的能量要严格等于原子跃迁前后两个能级间的能量差,受激吸收都会发生。

4. 受激辐射　处于高能级的粒子受到一个光子的诱发而跃迁到低能级,同时释放出一个与之特征完全相同的光子的过程。

特点:必须有频率满足能量条件的外来光子的"刺激"才能发生,辐射出的光子与诱发光子的特征完全相同,属于相干光。

（三）激光的产生

1. 粒子数反转　处于高能级上的原子比处于低能级上的原子多,与正态分布相反的状态。是产生激光必须具备的条件。

2. 工作物质　能实现粒子数反转产生激光的物质。粒子处于亚稳态,能停留较长时间而不发生自发辐射,是形成粒子数反转的必要条件。

3. 光学谐振腔　使受激辐射能在有限体积的工作物质中持续进行,光可被反复放大并最终形成稳定振荡的装置。

谐振腔的作用有三:一是产生和维持光放大。二是选择输出光的方向。三是选择输出光的波长。

4. 红宝石激光器的工作原理　当激励光源发出的强光照射红宝石时,大量处于基态上的铬离子吸收适当能量的光子被激发到能级 E_2,能级 E_2 上的铬离子中多数原子将以自发无辐射跃迁的方式转到能级 E_1,E_1 是亚稳态,铬粒子停留在此能级的寿命较长,约为 $10^{-3}\,\mathrm{s}$。由于这个时间差,大量的粒子完成了从 E_0 至 E_2 进而转到 E_1 的运输过程,最终导致能级 E_1 上的离子数多于能级 E_0 上的离子数,在这两个能级间就实现了粒子数反转。这时若受到频率为 $\nu = \dfrac{E_1 - E_0}{h}$ 的光子诱发,在 E_0 和 E_1 能级间就会产生以受激辐射为主的辐射,即产生激光。

（四）激光的特性

1. 方向性好 方向性是指光能量在空间分布上的集中性,衡量方向性好坏的指标是光束的发散角。激光束的发散角一般在 $10^{-2} \sim 10^{-4}$ rad,普通光束是激光的 $10 \sim 10^4$ 倍,这一特性使激光具有很好的方向性。

2. 亮度高、强度大 亮度是衡量光源发光强弱程度的标志,表明光源发射的光能量对时间与空间方向的分布特征。激光由于其输出端发光面积小,光束发散角小,输出功率大,方向性好,使能量在空间高度集中,因而具有很高的强度。激光是目前世界上最亮的光源。

3. 单色性好 单色性表明光能量在频谱分布上的集中性。衡量单色性好坏的标志是谱线宽度,谱线宽度越窄,颜色越纯,则单色性越好。激光则由于受激辐射的光子频率相同,加之谐振腔的限制(选频作用),使得只有确定波长的光才能形成振荡而被输出,所以激光具有很好的单色性。

4. 相干性好 受激辐射的光子在相位、频率、偏振方向上都相同,加之谐振腔的选模作用,特性使激光具有良好的相干性。

5. 偏振性好 受激辐射的特点表明激光束中各个光子的偏振状态相同。

（五）激光的生物效应

1. 热效应 当激光照射生物组织时,被生物组织吸收后转化为内能,使组织的温度升高的现象,称为激光的热效应。

2. 机械效应 激光照射生物组织,可直接或间接产生对组织的压强称为激光的机械效应,也称为激光的压强效应。

3. 光化学效应 生物组织受到激光照射后产生受激原子、分子和自由基,并引起组织内一系列的化学反应的现象,称为激光的光化学效应。

4. 电磁场效应 激光是电磁波,激光对生物组织的作用能导致生物组织电系统的重新分布,即可使无序的生物分子发生电离、极化,趋于有序。

5. 弱激光的生物刺激效应 弱激光是指其辐照量($J \cdot cm^{-2}$)不引起生物组织产生最小可检测的急性损伤而又有刺激或抑制作用的激光。

（六）激光的医学应用

1. 激光治疗 用激光治疗疾病的方法。基本方法有四大类:

激光手术是以激光束代替金属的常规手术器械对组织进行分离、切割、切除、凝固、焊接、打孔、截骨等以祛除病灶以及吻合组织、血管、淋巴神经等。激光手术有多功能、止血效果好、感染少、质量高、可选择性破坏特定组织等优点,还可用于进行各种精细的显微手术。

弱激光治疗,弱激光以其特有的生物作用被用于临床治疗疾病,其主要方法有三种:即激光理疗、激光针灸、弱激光血管内照射疗法。

激光光动力学疗法是利用光动力学作用主要治疗恶性肿瘤的方法。有体表、组织间、腔内照射及综合治疗四种方式。

激光介入治疗是通过内镜对内腔疾病进行激光治疗的方法。

2. 激光诊断 一般可有如下方法:激光光谱分析法(荧光光谱、微区光谱、拉曼光谱等)、激光干涉分析法(全息术、干涉条纹视力测定、视觉对比敏感度测量、散斑技术等)、激光散射分析法(多普勒技术、静态和动态散射技术、闪烁细胞计等)、激光衍射分析法(用于测定红细胞的变形能力)、激光透射分析法(用于检查软组织肿物)、激光偏振法(用于鉴别肿瘤细胞)以及其他激光分析法(扫描检眼镜等)。

激光诊断具有简便、快速、准确、无损伤,既可定性,又可定量等优点。

3. 激光生物技术 激光微光束技术;激光光谱分析技术;激光多普勒技术;激光全息显微技术。

4. 激光的其他应用 基础医学研究;激光采血划痕器;激光光钳技术;激光加速对 DNA 的研究;激光挑选癌细胞;细胞快速分析识别;激光美容。

（七）医用激光器

1. 激光器 能产生激光的装置称为激光器。激光器由激励装置、激活介质、光学谐振腔组成。

2. 激光器分类

（1）按激活介质状态可分为：固体（如红宝石、钛玻璃、掺钕钇铝榴石等）激光器、液体（如螯合物、无机液体、有机液体等）激光器、气体（如氦氖、氩、氖、二氧化碳、一氧化碳等）激光器，半导体（如砷化镓等）激光器；按发光粒子可分为原子激光器、分子激光器、离子激光器、准分子激光器等。

（2）按激光的输出方式可分为：连续激光器、脉冲激光器等。

3. 典型的医用激光器

（1）红宝石激光器：红宝石激光器工作物质的主要成分是三氧化二铝（Al_2O_3），发射激光的是内含有约 5% 铬离子，铬离子具有的 E_0、E_1 和 E_2 三个能级，红宝石激光器发出波长为 694.3nm 的脉冲射光。

红宝石激光器的主要优点是：输出可见光波段的激光，可在室温下运转，工作晶体抗激光破坏能力强，器件尺寸可做得比较小，能获得较大功率的脉冲激光输出等。

（2）氦-氖激光器：氦-氖激光器（He-Ne）工作物质是按一定比例混合的氦、氖气体，氦原子只起传递能量的作用，产生粒子数反转和发射激光的是氖原子，发射 632.8nm 的红色激光。

氦-氖激光器的主要优点是：结构简单，使用方便，性能可靠且耗电量小，可长时间稳定运转以及输出单色性较好的可见激光等。

（3）二氧化碳（CO_2）激光器：是以二氧化碳气体为发光材料，是一种分子激光器，发射 10 600nm 的脉冲激光。

二氧化碳激光器的主要优点是：能量转换效率高、输出功率很高，还有容易连续运行，结构简单和造价低的优点。

（4）准分子激光器：工作物质是稀有气体及其卤化物和氧化物，输出波长从紫外到可见光，其特点是波长短、功率高。

准分子激光器的主要优点是：输出激光位于近紫外与真空紫外区，波长短，可获得较高功率和较大能量的脉冲激光，器件的能量转换效率较高。

（八）激光的安全与防护

1. 激光对人体可能造成的危害

（1）直接危害：即超过安全阈值的激光的光辐射对眼睛、皮肤、神经系统以及内脏造成的损伤。

（2）间接危害：即激光汽化产生的含碳汽、组织分解产生的烟雾以及大功率激光引起的组织碎片的迸射、高压电源、噪声、低温制冷剂等因素造成的危害。

2. 激光的安全防护　一方面是对激光系统及工作环境的监控管理，另一方面是个人防护。

【习题】

（一）选择题

1. 激光是

  A. 放射线　　　　　　　　　　B. 自发辐射的光放大

  C. 自然光　　　　　　　　　　D. 受激辐射的光放大

2. 原子发生跃迁时，无论是辐射能量还是吸收能量，其能量应是

  A. 大于这两个能级的能量差　　　B. 小于这两个能级的能量差

  C. 等于这两个能级的能量差　　　D. 与两个能级的能量差无关

3. 下列说法中正确的是

  A. 原子的最低能级叫激发态

  B. 在一般情况下，原子处于最低能级状态

  C. 原子从基态向激发态跃迁是辐射能量过程

  D. 原子从激发态跃迁到基态是吸收能量过程

4. 按照原子的量子理论，原子可通过自发辐射和受激辐射的方式发光，它们所产生的光的特点是

  A. 前者是相干光，后者是非相干光　　　B. 前者是非相干光，后者是相干光

  C. 都是相干光　　　　　　　　　　　　D. 都是非相干光

5. 红宝石激光器的激励方法是

　　A. 放电激励　　　　　B. 光激励　　　　　C. 化学激励　　　　　D. 电流激励

6. 激光器中光学谐振腔的作用是

　　A. 可提高激光束的方向性,不能提高激光束的单色性

　　B. 不能提高激光束的方向性,可提高激光束的单色性

　　C. 能提高激光束的方向性,也能提高激光束的单色性

　　D. 不能提高激光束的方向性,也不能提高激光束的单色性

7. 关于激光的特性下列说法中错误的是

　　A. 单色性好　　　　　B. 方向性好　　　　　C. 能量低　　　　　D. 偏振性好

8. 光束的发散角是衡量

　　A. 激光相干性好坏的标志　　　　　　　　B. 激光方向性好坏的标志

　　C. 激光单色性好坏的标志　　　　　　　　D. 激光偏振性好坏的标志

9. 下列对于激光的医学应用说法不正确的是

　　A. 激光可用于医学诊断　　　　　　　　　B. 激光可用于医学治疗

　　C. 激光可用于基础医学研究　　　　　　　D. 激光只能用于医学治疗

10. 关于激光的危害与防护下列说法正确的是

　　　A. 激光可用于照明

　　　B. 激光诊治时不会对病人或激光从业人员造成伤害

　　　C. 激光从业人员必须经过严格的激光安全教育及培训才能上岗

　　　D. 人体裸露部位经受激光长时间的照射

(二) 思考题

1. 什么叫激光? 激光有哪些特性? 激光和普通光有什么区别?

2. 什么叫受激辐射? 它与自发辐射有什么区别?

3. 什么是粒子数反转?

4. 简述光学谐振腔的结构及其作用。

5. 激光的生物效应有哪些?

6. 激光在医学上的应用主要有哪些?

(三) 计算题

1. 氢原子处于能量 $E = -1.36 \times 10^{-19}$ J 的能级,当它向某一较低能级跃迁时,放出频率为 $\nu = 6.17 \times 10^{14}$ Hz 的光子,$h = 6.6262 \times 10^{-34}$ J·s,求较低能级的能量是多少?

2. 氢原子由能量为 -1.51 eV 的能级跃迁到能量为 -3.4 eV 的能级,产生的光子的能量是多少? 光子的频率是多少? 光的波长是多少?

【参考答案】

(一) 选择题

1. D;2. C;3. B;4. B;5. B;6. C;7. C;8. B;9. D;10. C

(二) 思考题

1. 答:受激辐射所产生的光叫激光。

激光的特性:①方向性好;②强度高;③单色性好;④相干性好;⑤偏振性好。

激光和普通光的区别:主要体现在发光机制不同,普通光一般都是自发辐射而产生的,而激光是由受激辐射产生的。

2. 答:处于高能级 E_2 的粒子受到一个能量为 $h\nu = E_2 - E_1$ 的光子的"诱发"而跃迁到较低能级 E_1,同时释放出一个与诱发光子特征完全相同的光子的过程称为受激辐射。

其特点是:①必须有外界"诱发"光子作用;②"诱发"光子能量必须满足条件 $h\nu = E_2 - E_1$,且该两能级间的跃迁是被选择定则所允许的;③辐射光子与"诱发"光子的特征完全相同,是相干光;④具有光放大的作用。

而自发辐射的特点是：①是与外界无关的自发过程；②辐射光子的能量 $h\nu=E_2-E_1$；③对于不同粒子或同一粒子在不同时刻自发辐射的光子，其特性即频率、相位、行进方向、偏振状态都各不相同，是非相干光；④是一随机过程。普通光源发出的自然光即属这一过程。

3. 答：处于高能级上的原子比处于低能级上的原子多，这种与正常分布相反的状态。

4. 答：光学谐振腔由一对两端安装的互相平行且垂直于工作物质轴线的反射镜构成，其中一端为全反射镜（反射率为100%），另一端为部分透光的部分反射镜（反射率为90%～99%）。

谐振腔的作用有：①产生和维持光放大；②选择输出光的方向；③选择输出光的波长。

5. 答：激光的生物效应有：热效应、机械效应、光化学效应、电磁场效应、弱激光的生物刺激效应等。

6. 答：激光治疗：其基本方法有四大类：激光手术、弱激光治疗、激光光动力学疗法、激光介入治疗。

激光诊断：激光诊断一般可有如下方法：激光光谱分析法、激光干涉分析法、激光散射分析法、激光衍射分析法、激光透射分析法、激光偏振法以及其他激光分析法等。

（三）计算题

1. 解：放射出的光子能量为 $h\nu=6.6262\times10^{-34}\times6.17\times10^{14}=4.088\times10^{-19}(\text{J})$

据 $h\nu=E_H-E_L$，得较低能级的能量为

$$E_L=-1.36\times10^{-19}-4.088\times10^{-19}=-5.45\times10^{-19}(\text{J})$$

2. 解：由 $h\nu=E_H-E_L$　则产生光子的能量为

$$E=(-1.51)-(-3.4)=1.89(\text{eV})$$

由 $\nu=\dfrac{E_H-E_L}{h}$　则光子的频率为

$$\nu=\frac{1.89\times1.6\times10^{-19}}{6.6262\times10^{-34}}=4.56\times10^{14}(\text{Hz})$$

由 $\lambda=\dfrac{c}{\nu}$　由光的波长为

$$\lambda=\frac{3.0\times10^8}{4.56\times10^{14}}=6.58\times10^{-5}(\text{m})$$

（梁金玲）

【内容要点】

（一）X 射线的本质

1. X 射线是一种电磁波,也是一种能量较高的光子流,波长约 0.001~10nm。它在传播过程中表现为波动性,以光速沿直线传播,能发生反射、折射等现象;在与物质相互作用时表现为粒子性,即 X 射线具有波粒二象性。

2. X 射线的波长、频率和波速的关系为

$$\lambda = \frac{c}{\nu}$$

3. X 射线在辐射和吸收时表现为光子,其能量可表示为

$$E = h\nu = \frac{hc}{\lambda}$$

（二）X 射线的基本特性

X 射线除具有电磁波的共性外,还具有如下重要特性:

1. 穿透作用　X 光子能量较大而且不带电,因而穿透能力较强。研究表明,物质对 X 射线的吸收程度与 X 射线的波长有关,也与物质的原子序数或密度有关。X 射线波长越短(或频率越高),物质对它的吸收越小,它的穿透作用越强。

2. 电离作用　X 射线能使物质的原子或分子电离,因而对有机体可诱发各种生物效应。电离作用是 X 射线损伤和治疗的理论基础。在 X 射线的照射下,气体能被电离而导电,我们常根据空气中电离电荷的多少,来间接测定 X 射线的照射量。

3. 荧光效应　某些物质被 X 射线照射时,其原子被激发或电离,在原子跃迁回基态时,发出可见荧光,而这些物质称为荧光物质。透视用的荧光屏,摄影用的增感屏都是利用这一特性制造的。

4. 光化学作用　X 射线可以使照相胶片感光,这一特性被广泛应用于医学上人体的 X 射线摄影检查。

5. 生物效应　X 射线通过生物体而被吸收时,与生物体内的物质发生相互作用,在生物体液和细胞内引起一系列物理变化和化学变化,使生物细胞产生生理和病理方面的改变,如使细胞损伤、生长受到抑制甚至坏死等。X 射线的生物效应是放射治疗的理论基础,也是放射工作者应注意防护的原因。

（三）X 射线产生的条件

第一要有高速运动的电子流,第二要有适当的障碍物(阳极靶)来阻止电子的运动,把电子的动能转变为 X 射线的能量。

（四）X 射线的产生装置

X 射线的产生装置主要包括三个组成部分,即:X 射线管、低压电源和高压电源。其中 X 射线管是装置的核心部件,它是由一个高度真空并封装有阴极和阳极的硬质玻璃管构成。阴阳两极间所加的几十千伏到几百千伏的直流高压称为管电压;阴极发射的热电子在电场作用下高速奔向阳极所形

成的电流称为管电流。

（五）X射线的强度和硬度

1. X射线的强度　有X射线辐射时,单位时间内通过与射线方向垂直的单位面积的辐射能量。增加X射线强度有两种方法:一是增加管电流,使单位时间内轰击阳靶的高速电子数目增多,从而增加所产生的X射线的光子数目;二是增加管电压,使每个光子的能量增大。医学上常用管电流的毫安数(mA)来表示X射线的强度,主要通过调节管电流的方法调节,称为毫安率。

2. X射线的量与质　X射线的量指X射线束的光子数。在一定的管电压下,X射线管灯丝电流越大,灯丝温度越高,单位时间内发射的热电子数就越多(管电流就越大),则高速电子轰击阳极靶产生X射线束的光子数也就越多,X射线的量就越大。通常用X射线管的管电流的毫安数(mA)与照射时间(s)的乘积间接表示X射线的量。X射线的质指X射线单个光子的能量,它可表示X射线的穿透本领。

X射线穿透本领通常称为X射线的硬度,而光子的能量越大越不易被吸收,即硬度越高。医学上常用管电压的千伏数(kV)来表示X射线的硬度,称为千伏率,主要通过调节管电压来调节。

（六）X射线的吸收

1. 单色X射线的吸收规律　一束单色准直的X射线通过物质时,其强度I是随着深入物质的厚度x而按指数规律衰减的,即

$$I = I_0 \mathrm{e}^{-\mu x}$$

式中I_0是入射X射线的强度,I是通过物质厚度为x后的X射线的强度,μ称为该物质的线性吸收系数。如果厚度的单位是cm,则μ的单位为cm^{-1}。

2. 质量吸收系数和质量厚度　线性吸收系数μ与物质密度ρ的比值为物质的质量吸收系数,记作μ_m,即

$$\mu_m = \frac{\mu}{\rho}$$

引入质量吸收系数后,可以比较各种物质对X射线的吸收本领,衰减规律可表述为

$$I = I_0 \mathrm{e}^{-\mu_m x_m}$$

式中$x_m = x\rho$称为物质的质量厚度,它等于厚度为x的单位面积吸收层的质量。x_m的常用单位为$\mathrm{g \cdot cm^{-2}}$,μ_m的相应单位为$\mathrm{cm^2 \cdot g^{-1}}$。

X射线穿过物质强度被衰减一半所对应的厚度(或质量厚度),称为该物质的半价层。半价层与吸收系数之间的关系为

$$x_{1/2} = \frac{\ln 2}{\mu} = \frac{0.693}{\mu}$$

$$x_{m1/2} = \frac{\ln 2}{\mu_m} = \frac{0.693}{\mu_m}$$

物质对X射线的吸收规律也可用半价层来表示:

$$I = I_0 \left(\frac{1}{2}\right)^{\frac{x}{x_{1/2}}}$$

$$I = I_0 \left(\frac{1}{2}\right)^{\frac{x_m}{x_{m1/2}}}$$

3. 吸收系数与波长和原子序数的关系　对于医学上常用的低能X射线,光子能量在几十到几百keV之间,各种元素的质量吸收系数有如下经验公式

$$\mu_m = kZ^\alpha \lambda^3$$

式中k近似为常数,Z是吸收物质的原子序数,λ是X射线的波长,常数α约为3~4,当吸收体为水、空气、人体组织时,对于医学上常用的X射线,α可取3.5。

（七）X射线在医学上的应用

1. X射线诊断　X射线透视的基本原理:当一束强度均匀的X射线穿过人体时,由于体内不同组

织或器官对 X 射线的吸收本领不同,透过人体后的 X 射线就携带了人体内部解剖结构的信息,投射到荧光屏上,就可以显示出肉眼可见的明暗不同的荧光影像。观察和分析这种影像,就能诊断人体组织器官的正常和异常。

X 射线摄影的原理:让透过人体的带有解剖结构信息的 X 射线投射到照相胶片上,使胶片感光,然后经过显影、定影等处理过程,便在 X 射线照片上形成人体组织和脏器的影像。传统的胶片摄影将被 CR、DR 等数字化 X 射线成像技术所取代。

造影检查:如果人体某些脏器或病灶对 X 射线的衰减本领与周围组织相差很小,在荧光屏或照片上就不易显示出来。一种解决办法就是给这些脏器或组织注入吸收系数较大或较小的物质(造影剂),来增加它与周围组织的对比度,这就是造影检查。

数字减影技术:把未注入造影剂时获得的影像(称为原像或本底图像)和在血管内注入造影剂后的影像(称为造影像)相减,去掉没有造影剂部分的图像,这就是数字减影。数字减影技术在临床上常应用于血管造影。

X 射线计算机体层摄影:即 X-CT,是临床上经常使用的一种检查手段。

X-CT 是利用投影数据采用数学方法来重建图像。

$$CT\ 值 = 1000\frac{\mu_物 - \mu_水}{\mu_水}$$

水的 CT 值为 0HU,空气的 CT 值为 -1000HU,骨的 CT 值为 +1000HU。

2. X 射线治疗　X 射线在临床上主要用于治疗癌症,其治疗机制是 X 射线通过人体能产生各种相互作用,由此诱发一系列生物效应而对生物组织细胞产生破坏作用,尤其是对于分裂活动旺盛或正在分裂的细胞,其破坏力更强。用 X 射线照射可以抑制癌细胞的生长或使它坏死。

X-刀是以 X-CT、磁共振和血管造影图像为诊断依据,用计算机进行三维图像重建、立体定位,制定精确的照射方案,然后利用医用电子直线加速器产生的高能 X 射线作放射源,进行大剂量窄束定向集中照射的技术。它不用手术开颅就能对颅内肿瘤或病灶进行准确无误的定向照射治疗,并能最大限度地减少正常组织的损伤,是一种高效、精确、无创无血无痛的非手术治疗方法。

介入性放射治疗是近十多年发展起来的一门新技术,它把 X 射线诊断与治疗相结合,是在 X 射线电视、X-CT 等导向下,将穿刺针或导管插入人体某部位进行 X 射线诊断,同时还能采集病理学、细胞学、细菌学、生物化学等检查诊断资料,也可施行简易治疗。

3. X 射线的防护　X 射线能引起各种生物效应,对生物组织和细胞具有破坏作用,人体组织受过量 X 射线照射后会引起某些疾病。因此,应尽量减少病人不必要的照射。经常从事 X 射线工作的人员,要注意采取防护措施。常用的防护物品有铅板、含铅玻璃、含铅胶皮裙和手套等。同时应尽量减少照射时间和增大与 X 射线源的距离。

【习题】

(一) 选择题

1. X 射线是哪位科学家发现的
　　A. Cormack　　　　　　B. Röntgen　　　　　　C. Hounsfield　　　　　　D. Landé

2. X 射线的本质是
　　A. 波长极短的电磁波　　　　　　　　B. 波长极长的电磁波
　　C. 机械波　　　　　　　　　　　　　D. 物质波

3. 产生 X 射线的必要条件是
　　A. 加热灯丝　　　　　　　　　　　　B. 高速电子流与靶材料
　　C. 高压电源　　　　　　　　　　　　D. 散热装置

4. X 射线的管电压一般为
　　A. 几十伏到几百伏　　　　　　　　　B. 几百伏到几千伏
　　C. 几万伏到几十万伏　　　　　　　　D. 几十万伏到几千万伏

5. X 射线的贯穿本领决定于

A. X射线的强度　　　　　　　　　　B. X射线的硬度

C. 照射物质时间长短　　　　　　　　D. 靶材料面积大小

6. X射线损伤的基础是

A. 感光作用　　　　B. 荧光作用　　　　C. 电离作用　　　　D. 生物效应

7. X射线摄影利用X射线的

A. 感光作用　　　　B. 荧光作用　　　　C. 电离作用　　　　D. 生物效应

8. 按吸收X射线能量的能力从高到低排列,正确的顺序是

A. 肌肉、脂肪、骨、气体　　　　　　　B. 骨、肌肉、脂肪、气体

C. 骨、脂肪、肌肉、气体　　　　　　　D. 气体、脂肪、肌肉、骨

9. 两种物质对某种X射线吸收的半价层之比为$1:\sqrt{2}$,则它们的吸收系数之比为

A. $1:\sqrt{2}$　　　　B. $1:2$　　　　C. $2:1$　　　　D. $\sqrt{2}:1$

10. X-CT是

A. 放射性核素成像　　　　　　　　　B. 质子密度成像

C. 单一吸收系数成像　　　　　　　　D. T_1、T_2加权成像

11. 水的CT值定标为

A. 0HU　　　　B. +1000HU　　　　C. −1000HU　　　　D. 60HU

(二) 思考题

1. 产生X射线的基本条件是什么?

2. X射线发生装置主要由哪几部分组成?

3. 何谓X射线的强度与硬度? 如何调节?

4. 数字减影血管造影技术的基本原理是什么?

5. X-CT图像说明被观察层面上什么物理量的二维分布?

(三) 计算题

1. 一个连续工作的X射线管,工作电压是250kV,电流是40mA,假定产生X射线的效率是0.7%,问靶上每分钟产生的热量是多少?

2. 设密度为$3g \cdot cm^{-3}$的物质对于某种X射线束的质量衰减系数为$0.03cm^2 \cdot g^{-1}$,求X射线穿过厚度分别为1mm,5mm,和1cm的吸收层时,强度为原来的百分之几?

3. X射线被衰减时要经过多少个半价层,强度才能减少到原来的1%?

4. 对波长为0.154nm的X射线,铝的线性衰减系数为$132cm^{-1}$,铅的线性衰减系数为$2610cm^{-1}$。要和1.0mm厚的铅板得到同样的防护效果,铝板的厚度应多大?

5. 已知某种物质的线性吸收系数为$200cm^{-1}$,现有一束单色X射线通过物质后的强度减弱了90%,该物质的厚度应为多少?

【参考答案】

(一) 选择题

1. B;2. A;3. B;4. C;5. B;6. C;7. A;8. B;9. D;10. C;11. A

(二) 思考题

1. 答:要有高速运动的电子流和适当的障碍物。

2. 答:X射线产生装置主要包括:X射线管、低压电源、高压电源。

X射线管的作用:它是X射线产生装置的核心部分,用于产生X射线。

低压电源的作用:把220V的交流电压降到5~10V,供给灯丝使其发热产生电子。并通过调节灯丝的电流,来控制阴极发射电子的数量,从而控制管电流。

高压电源的作用:把220V的交流电压变为几十至几百千伏的直流高压,使阴极发出的电子能高速运动。并通过调节直流高压的大小,从而控制管电压。

3. 答:X射线的强度是指单位时间内通过与X射线方向垂直的单位面积的辐射能量,通常调节管

电流来控制 X 射线的强度。X 射线的硬度是指 X 射线对物质的贯穿本领。贯穿本领弱则硬度小,贯穿本领强则硬度大。通常调节管电压来控制 X 射线的硬度。

4. 答:数字减影血管造影是将造影前、后获得的数字图像进行数字减影,在减影图像中消除骨骼和软组织结构,使浓度很低的对比剂所充盈的血管在减影图像中显示出来,有较高的对比度。

5. 答:X-CT 图像的本质是衰减系数成像,二维 CT 像是衰减系数 μ 值的二维分布以灰度分布的形式在图像平面上的表现。

(三)计算题

1. 解:靶上每分钟产生的热量
$$Q = IUt \times 99.3\% = 40 \times 250 \times 60 \times 99.3\% = 595.8(\text{kJ})$$

2. 解:物质的衰减系数为
$$\mu_m \rho = 0.09(\text{cm}^{-1})$$

X 射线穿过厚度分别为 1mm,5mm 和 1cm 的吸收层时,强度为原来的
$$\frac{I}{I_0} = e^{-\mu x} = e^{-0.09 \times 0.1} = 99.1\%,$$

$$\frac{I}{I_0} = e^{-\mu x} = e^{-0.09 \times 0.5} = 95.6\%,$$

$$\frac{I}{I_0} = e^{-\mu x} = e^{-0.09 \times 1} = 91.4\%$$

3. 解:$x_{1/2} = \dfrac{\ln 2}{\mu}$,$I_0/100 = I_0 e^{-\mu x}$,$x = \dfrac{\ln 100}{\mu}$ 则
$$\frac{x}{x_{1/2}} = \frac{\ln 100}{\ln 2} = 6.6$$

即经过 6.6 个半价层,X 射线的强度减少原来的 1%。

4. 解:$-\mu_{铝} x_{铝} = -\mu_{铅} x_{铅}$
则得
$$132 x_{铝} = 2610 \times 1, x_{铝} = 19.8(\text{mm})$$

5. 解:$\dfrac{I}{I_0} = 0.1 = e^{-\mu x}$,$x = \dfrac{\ln 0.1}{-\mu} = \dfrac{\ln 0.1}{-200} = 1.15 \times 10^{-2}(\text{cm})$

(刘东华)

第九章 核医学基础学习指导

【内容要点】

（一）原子核结构

1. 原子和组成

（1）核子：由质子和中子组成，中子数 N、质子数 Z 和核的质量数 A 的关系为 $A=N+Z$。

（2）原子核的质量：由于质子和中子的质量很小，用千克、克等质量单位来量度很不方便。因此在原子核物理中通常用原子质量单位 u 来量度原子核的质量。

（3）核素：各种各样的原子核统称为核素。

（4）同位素：质量数不同的同种元素的各核素称为同位素。

（5）同质异能素：质量数和质子数均相同而处于不同能量状态的一类核素称同质异能素。

（6）核的半径：$R=R_0A^{\frac{1}{3}}$，$R_0=1.2\times10^{-15}\text{m}$。

（7）结合能：任意一个核素 $_Z^A\text{X}$ 的结合 $E_B=[Zm_P+Nm_n-M(_Z^A\text{X})]\times931\text{MeV}$。

（8）比结合能：等于使一个核的各子核完全分开所需做的功，即

$$\varepsilon=\frac{E_B}{A}$$

比结合能越大，原子核越稳定。

（二）原子核的衰变类型

1. α 衰变　放射性核素发射 α 射线（放出 α 粒子）后，变为质量数较低的原子核，这种衰变叫 α 衰变。其衰变过程可写成

$$_Z^A\text{X}\rightarrow_{Z-2}^{A-4}\text{Y}+_2^4\text{He}+Q$$

衰变前后的核子数和电荷数量是守恒的。

2. β 衰变　是指一种放射性核素放出或捕获 β 粒子而变成另一种核素的过程。主要包括：β⁻ 衰变、β⁺ 衰变和电子俘获。

β⁻ 射线是电子，是由母核放出电子的一种衰变。β⁻ 衰变的过程可表示为

$$_Z^A\text{X}\rightarrow_{Z+1}^A\text{Y}+\beta^-+\bar{\nu}+Q$$

式 $_Z^A\text{X}$ 中和 $_{Z+1}^A\text{Y}$ 分别代表母核和子核，$\bar{\nu}$ 为反中微子，Q 为衰变能。

β⁺ 衰变是指放射性核素自发放出一个 β⁺ 粒子而衰变为另一种核素的过程。β⁺ 衰变的过程可表示为

$$_Z^A\text{X}\rightarrow_{Z-1}^A\text{Y}+\beta^++\nu+Q$$

式中 $_Z^A\text{X}$ 和 $_{Z-1}^A\text{Y}$ 分别代表母核和子核，ν 为中微子，Q 为衰变能。

电子俘获是原子核俘获核外电子，使核内的一个质子转变为一个中子，电荷数减 1，同时释放出一个中微子和衰变能的过程。衰变过程为

$$_Z^A\text{X}+\beta^-\rightarrow_{Z-1}^A\text{Y}+\nu+Q$$

电子俘获过程中，如果被俘获的是内层电子，则可能出现核外层电子填补内层电子空位，而产生特征 X 射线或俄歇电子。

3. γ 衰变　α 和 β 衰变后的子核大部分处于激发态,处于激发态的子核是不稳定的,会以放出 γ 射线的形式释放能量,跃迁到较低的能态或基态,这种跃迁叫 γ 衰变。γ 射线是光子,它的放出不会改变原子核的电荷和质量。γ 衰变的过程可表示为

$$_Z^A X^m \rightarrow _Z^A Y + \gamma + Q$$

（三）原子核的衰变规律

1. 衰变规律　如果在短时间 dt 内,有 dN 个核改变,改变率 dN/dt 与当时存在的总原子核数 N 成正比,即

$$-dN = \lambda N dt$$

式中 dN 代表 N 的减少量,是负值。对上式进行积分,可得到 t 时刻原子核数 N 与 $t = 0$ 时原子核 N_0 之间的关系:

$$N = N_0 e^{-\lambda t}$$

上式说明放射性核素衰变服从指数规律。

2. 衰变常数 λ　反映了放射性核素随时间衰变的快慢,单位秒$^{-1}$（s^{-1}）。衰变常数 λ 可表示为

$$\lambda = \frac{-dN/N}{dt}$$

对应于不同的衰变类型和子核状态,有各自的衰变常数 λ_1、λ_2、$\cdots \lambda_n$,式中的 λ 应是各衰变常数之和,即

$$\lambda = \lambda_1 + \lambda_2 + \cdots + \lambda_n$$

3. 半衰期 T　是表示放射性核数衰变快慢的物理量。当 $t = T, N = N_0/2$ 代入衰变规律公式后,得 T 和 λ 的关系为:

$$T = \frac{\ln 2}{\lambda} = \frac{0.693}{\lambda}$$

4. 平均寿命 τ　具体反映的是某种放射性核素的平均生存时间。

N_0 个母核的总寿命为

$$\int_0^{N_0} t(-dN)$$

N_0 个母核的平均寿命为

$$\tau = \frac{1}{\lambda} = \frac{T}{0.693}$$

5. 放射性活度　常用单位时间内衰变的原子核数来称为放射性活度,用 A 表示

$$A = \frac{-dN}{dt} = \lambda N = \lambda N_0 e^{-\lambda t} = A_0 e^{-\lambda t}$$

式中 $A_0 = \lambda N_0$ 为 $t = 0$ 时刻的放射性活度。放射性活度的国际单位是贝可勒尔（Bq）。$1Bq = 1$ 衰变·秒$^{-1}$,放射性活度单位也可用居里（Ci）表示 $1Ci = 3.7 \times 10^{10} Bq$。

（四）放射性核素在医学上的应用

1. 示踪原子法　是掺入少量放射性核素的该元素引入体内,用仪器可以在体外探测这些放射性核素释放出的射线,得到放射性核素在体内参与各种过程的变化踪迹。示踪原子法在基础医学研究和临床上已得到普遍应用,示踪原子方法一般有直接探测、外标本测量、放射自显影。引入体内的放射性核素必须高效、安全、可靠。

2. 放射治疗　主要是利用 X、γ、β 和质子束等射线及粒子束对恶性组织细胞的杀伤破坏,起到治疗肿瘤的作用,常用的放射治疗有 ^{60}Co 治疗机、γ-刀、^{131}I 治疗、质子治疗、医用电子直线加速器。

【习题】

（一）选择题

1. 关于天然放射现象,下列说法正确的是

　　A. α 射线是由氢原子核衰变产生

　　B. β 射线是由原子核外电子电离产生

C. γ 射线是由原子核外的内层电子跃迁产生

D. 通过化学反应不能改变物质的放射性

2. 质量分别为 m_1、m_2 kg 的两种原子核结合成质量为 M kg 的新原子核时,释放出的能量是

    A. $(M-m_1-m_2)c^2$ J   B. $(m_1+m_2-M)\times931.5$ J

    C. $(m_1+m_2-M)c^2$ J   D. $(m_1+m_2-M)\times931.5$ Mev

3. 下面关于 α 衰变位移法则正确的是

    A. 子核在元素周期表中的位置比母核前移两位

    B. 子核在元素周期表中的位置比母核前移一位

    C. 子核在元素周期表中的位置比母核后移一位

    D. 子核在元素周期表中的位置比母核后移两位

4. 在衰变方程 $_Z^A X \rightarrow _{Z-1}^A Y + x + \nu + Q$ 中,衰变产物 x 应是

    A. α 粒子   B. 正电子   C. 负电子   D. γ 射线

5. 同一种放射性核素其半衰期与衰变常数的关系为

    A. 成反比   B. 成正比   C. 相等   D. 两者关系无法确定

6. 一种放射性核素,经 24h 后是它开始的 1/8,它的平均寿命应为

    A. 14.4h   B. 8.64h   C. 4.32h   D. 11.52h

7. 某放射性核素的半衰期为 30 年,放射性活度减为原来 12.5% 所需要的时间是

    A. 60 年   B. 90 年   C. 120 年   D. 240 年

8. 单位时间内原子核的衰变数称为

    A. 放射性活度   B. 半衰期   C. 平均寿命   D. 放射性强度

9. $_Z^A X$ 表示原子核的两大特征

    A. 电子与质子   B. 电量与质量

    C. 质量与密度   D. 电量与动量

    E. 动量与能量

10. ^{99m}Tc 与 ^{99}Tc 互为

    A. 同位素   B. 同一核素

    C. 同量异位素   D. 同质异能素

    E. 同中子异核素

11. 一个 $A=64$ 的原子核的半径为

    A. 64×10^{-15} m   B. 6.4×10^{-15} m

    C. 4.8×10^{-15} m   D. 11.2×10^{-15} m

    E. 5.6×10^{-15} m

12. 下列各组核素中,中子数相同的是

    A. $_1^1 H$ 和 $_1^2 H$ B. $_1^1 H$ 和 $_1^3 H$

    C. $_1^2 H$ 和 $_2^3 He$ D. $_1^3 H$ 和 $_2^4 He$

    E. $_2^4 He$ 和 $_1^2 H$

13. 核子之间存在特殊作用力称为

    A. 万有引力   B. 库仑力

    C. 核力   D. 离心力

    E. 弹力

14. 原子核的比结合能表示原子核的稳定程度,比结合能越大,则

    A. 原子核不稳定   B. 分离核时所需的能量就小

    C. 分离核时向外辐射能量就大   D. 分离核时外界提供的能量就大

    E. 原子核易分离

(二)思考题

1. 核力有何特点?

2. 原子核的稳定性与哪些因素有关？

3. 原子核的衰变类型有几种？写出它们的衰变方程。

4. 为什么 α 射线谱不连续而 β 射线谱连续？

5. α 射线与 β 射线如何防护？

6. 试说明衰变常数、半衰期及平均寿命三者之间的关系。

（三）计算题

1. 两个 $_1^2H$ 原子核结合成一个 $_2^4He$ 原子核时释放的核能是多少？

2. 一种放射性核素，24h 后的原子核数是它开始时的 1/8，它的半衰期、衰变常数和平均寿命应为多少？

3. ^{32}P 的半衰期为 14.3d，求 1μg 纯 ^{32}P 的放射性活度。

4. ^{131}I 的半衰期为 8.04d，在 12 日上午 9 时测量时 ^{131}I 的放射性活度为 15mCi，到本月 30 日晚上 9 时的放射性活度为多少？

5. 两种放射性核素的半衰期分别为 8d 和 64d，放射源在某一时刻的放射性活度相等，求该时刻两种放射源的原子核数之比？

6. 利用 ^{131}I 的溶液作甲状腺扫描，出厂时需注射 0.5ml。如果现在需注射 1.29ml 才能满足要求，问 ^{131}I 溶液已贮存多长时间？

【参考答案】

（一）选择题

1. C；2. D；3. A；4. B；5. A；6. D；7. B；8. A；9. B；10. D；11. D；12. D；13. C；14. D

（二）思考题

1. 核力是强相互作用力；核力是短程力；核力具有饱和性；核力与核子是否带电无关。

2. 平均结合能愈大原子核就愈稳定；与核内质子数与中子数之比以及奇偶性有关；质量数大于 209 时，任何原子核都是不稳定的等。

3. 核衰变主要分为三种类型，即 α 衰变、β 衰变（β⁻ 衰变、β⁺ 衰变、电子俘获）和 γ 衰变。

α 衰变方程 $\qquad\qquad\qquad$ $_Z^AX \rightarrow _{Z-2}^{A-4}Y + _2^4He + Q$

β⁻ 衰变方程 $\qquad\qquad\qquad$ $_Z^AX \rightarrow _{Z+1}^AY + _{-1}^0e + \bar{\nu} + Q$

β⁺ 衰变方程 $\qquad\qquad\qquad$ $_Z^AX \rightarrow _{Z-1}^AY + _{+1}^0e + \nu + Q$

电子俘获 $\qquad\qquad\qquad$ $_{-1}^0e + _Z^AX \rightarrow _{Z-1}^AY + \nu + Q$

γ 衰变方程 $\qquad\qquad\qquad$ $_Z^AX \rightarrow _Z^AX + \gamma + Q$

4. 由于原子核的能量只能取一系列不连续的数值，说明原子核内存在着能级差，因此放射性核素释放出的 α 粒子能量是量子化的，α 射线谱是不连续的。β 衰变过程中释放的衰变能在电子和中微子或反中微子之间按任意比列分配，因此 β 射线的能谱是连续的。

5. α 射线外照射用手套、口罩、穿上白大褂等即可进行防护，避免进入体内；β 射线用中等原子序数的物质如铝和有机玻璃等作为屏蔽材料。

6. 衰变常数、半衰期及平均寿命三者之间的关系 $\tau = \dfrac{1}{\lambda} = \dfrac{T}{\ln 2} = 1.44T$。

（三）计算题

1. 解：查表 1-9-1 知 $_1^2H$ 原子核和 $_2^4H$ 原子核的质量分别为 $m_{_1^2H} = 2.014\ 102u$

$m_{_2^4He} = 4.002\ 604u$，根据定义：

氦核的质量亏损为

$$\Delta m = 2m_{_1^2H} - m_{_2^4He} = 2 \times 2.014\ 102u - 4.002\ 604u$$

$$= 0.0256u$$

则释放的能量为 $\Delta E = 931.5 \times 0.0256 = 23.85MeV$

2. 解：由公式 $N = N_0\left(\dfrac{1}{2}\right)^{t/T}$ 得

$$\frac{N}{N_0} = \left(\frac{1}{2}\right)^{t/T}$$

$$\frac{N}{N_0} = \frac{1}{8} = \left(\frac{1}{2}\right)^{24/T}$$

则 $T = 8\text{h}$

$$\lambda = \frac{0.693}{T} = \frac{0.693}{8} = 0.087/\text{h}$$

$$\tau = 1.44T = 1.44 \times 8 = 11.52\text{h}$$

3. 解：由公式 $\lambda = \dfrac{0.693}{T} = \dfrac{0.693}{14.3} = 0.05/\text{d}$

$$N = \frac{1 \times 10^{-6}}{32} \times 6.02 \times 10^{23} = 1.9 \times 10^{16}$$

$$A = \lambda N = 0.05 \times 1.9 \times 10^{16}/24 \times 3600 = 1.09 \times 10^{10}\text{Bq}$$

4. 解：由公式 $A = A_0 \left(\dfrac{1}{2}\right)^{t/T} = 1.5\left(\dfrac{1}{2}\right)^{\frac{19.5}{8.04}} = 0.3\text{mCi}$

5. 解：由公式 $A = \lambda N$，根据题意可得

$$A = \lambda_1 N_1 = \frac{0.693}{T_1}N_1 \tag{1}$$

$$A = \lambda_2 N_2 = \frac{0.693}{T_2}N_2 \tag{2}$$

（2）除以（2）得

$$\frac{N_1}{T_2} = \frac{N_2}{T_2}$$

因为物质的量之比等于原子核数之比，所以物质的量之比为

$$\frac{N_1}{N_2} = \frac{T_2}{T_1} = \frac{64}{8} = 8$$

6. 解：由公式 $A = A_0 \left(\dfrac{1}{2}\right)^{t/T}$ 得

$$1.29 = 0.5\left(\frac{1}{2}\right)^{t/8.04}$$

解得 $t = 11\text{d}$

（王晓艳）

【内容要点】

（一）原子核自旋与核磁矩

1. 原子核的自旋　原子核自旋情况由核的自旋量子数（spin quantum number）I 来表征,由于 I 是原子核的固有特性,因而不同的核具有不同的 I 值。

2. 原子核的磁矩　原子核是带正电的粒子,原子核的电荷均匀地分布在它的表面上。自旋核必然伴有核磁矩（nuclear magnetic moment）,核磁矩矢量与核角动量矢量成正比,即

$$\boldsymbol{\mu} = g\frac{e}{2m_{\mathrm{p}}}\boldsymbol{L}_I$$

式中 m_{p} 为质子质量,g 为朗德因子（Lande factor）,或称为原子核的 g 因子（g-factor）,不同的核有不同的 g 因子。

3. 磁旋比　γ 是磁矩 μ 与核角动量 J 之比,γ 是一个原子核固有的特征值,不同的原子核具有不同的 γ 值,每种原子核的 γ 是一常数。

（二）磁共振成像的基本原理

1. 核磁矩在静磁场中的进动　自旋核有一定的自旋角动量和核磁矩,在静磁场的作用下,核磁矩将如旋转陀螺在地球引力场中进动一样运动,称为自旋核的进动或称旋进。

2. 拉莫尔方程 $\omega = \dfrac{\mu B_0}{L_I} = \gamma B_0$

3. 磁共振现象　设共振激发所采用的电磁波频率为 ν,并在外磁场垂直方向设置射频线圈。那么当激励电磁波的频率 ν 所决定的能量与两相邻能级之间能量差 ΔE 相等时,原子核两个能级之间的跃迁就会发生,这就是磁共振现象。

4. 纵向弛豫时间　磁化矢量 M 在 90°RF 脉冲作用下偏离 z 轴,停止 RF 照射后,M 在 z 轴方向恢复到原来最大值的 63% 时所需时间。纵向弛豫表示弛豫过程为热弛豫。

5. 横向弛豫时间　磁化矢量 M 在 90°RF 脉冲作用下,倒向 xy 平面,并在 xy 平面散开,停止 RF 照射后,其宏观磁矩水平分量减小 63% 所需的时间。横向弛豫时间表示 M_{xy} 从最大值衰减到零的过程的快慢,其本质是自旋核的磁矩由相对有序状态向相对无序状态的过渡过程。

（三）磁共振成像的医学应用

1. 磁共振波谱分析技术　是利用分子的化学位移来测定分子组成及空间构型的一种检测方法。

2. 磁共振成像　主要是利用人体不同组织之间、正常组织与病变组织之间的氢核密度 ρ、纵向弛豫时间 T_1、横向弛豫时间 T_2、液体流速、液体的扩散和灌注、质子在不同分子环境中的化学位移、局域氧合、局域含铁以及膜的通透性等参数进行成像。

【习题】

（一）选择题

1. 发现了磁共振的物理现象的年份

　　A. 1946 年　　　　　　B. 1977 年　　　　　　C. 1962 年　　　　　　D. 1952 年

2. 病人绝对禁止进入 MR 室

　　A. 装有人工股骨头　　　　　　　　　B. 装有心脏起搏器

　　C. 癫痫病人　　　　　　　　　　　　D. 对比剂过敏

3. MR 图像通常指的成像是

　　A. ^{1}H　　　　　　　B. ^{2}H　　　　　　C. ^{13}C　　　　　　D. ^{19}F

4. 供应者和接受者满足以下的情况下会发生共振现象的是

　　A. 形状　　　　　　　　　　　　　　B. 重量

　　C. 体积　　　　　　　　　　　　　　D. 密度

5. 同一种原子核其旋磁比 γ 大小如果处在大小不同的外磁场 B_0 中将

　　A. 将发生变化　　　　　　　　　　　B. 随外磁场 B_0 增大而增大

　　C. 随外磁场 B_0 增大而减小　　　　　D. 与外磁场 B_0 无关仅与原子核自身性质有关

6. T_2 值是指横向磁化矢量衰减到何种程度的时间

　　A. 63%　　　　　　B. 37%　　　　　　C. 73%　　　　　　D. 99%

7. 同一组织 T_1 与 T_2 值的关系是

　　A. T_1 值小于 T_2 值　　　　　　　B. T_1 值大于 T_2 值

　　C. T_1 值等于 T_2 值　　　　　　　D. T_1 弛豫发生晚于 T_2 弛豫

8. 纵向弛豫是指

　　A. 氢质子逆磁场方向排列　　　　　　B. 氢质子顺磁场方向排列

　　C. 自旋-晶格弛豫　　　　　　　　　D. 自旋-自旋弛豫

9. T_1 值定义为 M_z 达到其平衡状态的

　　A. 37%　　　　　　　　　　　　　　B. 100%

　　C. 63%　　　　　　　　　　　　　　D. 50%

　　E. 83%

10. T_1 值规定为

　　A. M_z 达到最终平衡状态 63% 的时间　　B. M_{XY} 衰减到原来值 37% 的时间

　　C. M_z 达到最终平衡状态 63% 的信号强度　　D. M_{XY} 衰减到原来值 63% 的时间

11. 自旋回波脉冲序列,施加的第一个脉冲是

　　A. 90°　　　　　　B. 180°　　　　　　C. 50°　　　　　　D. 270°

(二) 思考题

1. 什么是磁共振成像?

2. 磁共振成像的含义与磁共振的条件是什么?

3. 简述纵向弛豫时间和横向弛豫时间常数的物理意义。

(三) 计算题

1. 设在 MRI 系统中主磁场与梯度磁场之和的磁场强度为 1.500~1.501T,试估算氢核成像应施加的射频脉冲所包含的频谱范围(氢核磁旋比为 42.6MHZ · T^{-1})。

2. 试计算氢核在 0.3T 的磁场中发生磁共振的频率。

【参考答案】

(一) 选择题

1. A;2. D;3. A;4. D;5. D;6. B;7. B;8. C;9. C;10. A;11. A

(二) 思考题

1. 磁共振成像主要是利用人体不同组织之间、正常组织与病变组织之间的氢核密度 ρ、纵向弛豫时间 T_1、横向弛豫时间 T_2、液体流速、液体的扩散和灌注、质子在不同分子环境中的化学位移、局域氧合、局域含铁以及膜的通透性等参数进行成像。

2. 磁共振成像是射频电磁波对置于静磁场 B_0 中的含有自旋不为零的原子核的物质进行激发,发

生磁共振,用感应线圈检测技术获得组织弛豫信息和质子密度信息,用梯度磁场进行空间定位,通过图像重建,形成磁共振图像的方法和技术。磁共振信号产生三个条件:①能够产生共振跃迁的原子核;②恒定的静磁场;③产生一定频率电磁波的交变磁场。

3. 纵向弛豫过程是处于高能态的自旋核向低能态过渡,高能态的自旋核向外释放热能,因此纵向弛豫表示的弛豫过程也称热弛豫。当环境温度越低,组织液的黏度越高,样品内发生的受激辐射的概率增加,使 T_1 缩短。当磁场 B_0 增强,M_0 增大,参与弛豫过程的粒子数增多,T_1 将增加。横向弛豫的本质是自旋核的磁矩方向由相对的有序状态向无序状态过渡的过程,不存在能量向外的释放,横向弛豫与环境温度、黏度无关,与主磁场的相关性不大。

(三)计算题

1. 解:因为 $\nu_{RF} = \dfrac{\gamma B}{2\pi}$;则 $\nu_{RF1} = 10.175\text{MHz}$,$\nu_{RF2} = 10.182\text{MHz}$

2. 解:因为 $\nu = \dfrac{\gamma B}{2\pi}$;则 $\nu = \dfrac{42.6 \times 0.3}{2\pi} = 2.035\text{MHz}$

(王晓艳)

第三篇 医用物理实验

实验一　医用力学器械的临床实践

【实验目的】

1. 掌握常见医用力学器械的正确使用方法。
2. 了解几种常见的医用力学器械在护理工作中的应用。
3. 理论联系实际,到医院参观见习。

【实验仪器】

颈部牵引器、腰部牵引器、电动牵引床等。

【实验原理】

在临床护理和康复治疗工作中,常用到一些力学器械来协助治疗和康复,主要有力学牵引器,如颈椎牵引、腰椎牵引和肢体牵引等,这些力学器械大多属于滑轮牵引器械,其主要原理如下:

1. 根据牛顿第三定律,仪器提供牵引力,病人本身提供反作用力。
2. 牵引器械中若使用了滑轮装置,定滑轮起到改变力的方向的作用,动滑轮可以起到省力的作用。
3. 牵引力若有几个力合成,则合力遵循平行四边形定则,可根据病人的病情适当的改变力的大小和方向,即可以改变对病人施加的牵引力。

下面我们介绍一下临床康复治疗中几种常用的牵引器械。

图 3-1-1 为常用的颈部牵引器,颈椎病的治疗方法分非手术治疗和手术治疗两种,而牵引是非手术治疗中治疗颈椎病的主要手段。有效的牵引能解除颈部肌肉痉挛,缓解疼痛症状,增大椎间隙和椎间孔,有利于已外突的髓核及纤维环组织稳定,缓解和解除神经根受压与刺激,促进神经根水肿吸收,解除颈椎对椎动脉的压缩,促进血液循环。

颈椎牵引器凭借适度的空间压力支撑头部重量,同时在固定状态下轻轻牵引颈部,矫正颈部椎体,恢复颈椎生理曲度,缓解颈部和肩部负担,消除颈肩不适。

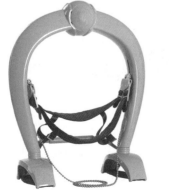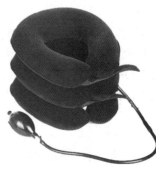

图 3-1-1　常用的颈部牵引器

腰椎间盘突出症的牵引疗法是通过特殊的牵引装置来达到治疗目的的一种方法,常用的腰部牵引仪器如图3-1-2所示,其主要作用是通过力学作用力与反作用力的原理,对腰椎施加牵引力,拉宽椎间隙,从而达到:①减轻椎间盘压力,促使椎间盘回纳,解除对神经根等组织的刺激和压迫;②消除炎症,促进血液循环;③解除肌肉痉挛,改善局部血液循环。

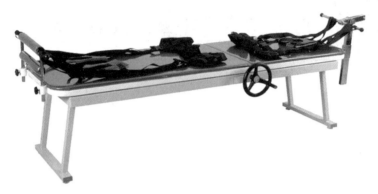

图3-1-2 常见的腰部牵引器(牵引床和牵引带)

在康复医疗中还经常用到牵引架,常见的有布朗架和双下肢悬吊牵引架等,随着科技的不断进步和电子技术在医学上的应用,现在医院已经广泛使用由计算机控制的多功能电动牵引床,如图3-1-3所示。这种牵引床集各种牵引功能于一身,其特点主要有以下几个方面:①全过程均由计算机对牵引力、成角角度、旋转角度、牵引时间、间歇时间、反复频率等进行监控;②颈椎和腰椎牵引可以同时进行,且牵引时平稳无晃动;③该牵引床可纠正椎体间三维方向的病变,恢复脊椎生理弧度,能完成中医正骨医生用手法不能达到的某些组合动作,实现了人工手法不能达到的三维立体、交替牵引;④具有腰椎持续牵引、间歇牵引、反复牵引等功能,并且具有组合牵引功能;⑤该床配有病历档案管理,方便临床研究。

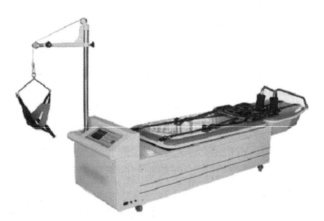

图3-1-3 电动牵引床

【注意事项】

1. 牵引2~3天,必须使骨折复位,以后维持在整复位置。
2. 必要时可拍摄X射线照片来了解骨折复位情况,以便调整。
3. 施加合适的牵引力,并保持牵引部位的干燥。
4. 经常检查牵引效果,避免牵引不足或者牵引过度。

【参观见习】

到医院参观学习,听取医务人员讲解常用力学器械的使用方法及注意事项。

(张海涛)

实验二　测量液体的黏滞系数

【实验目的】

1. 了解奥氏黏度计结构和毛细管法测黏滞系数的原理。
2. 掌握奥氏黏度计测液体黏滞系数的方法；正确使用温度计、秒表。
3. 熟悉液体黏滞系数与温度的关系。

【实验仪器】

奥氏黏度计、洗耳球、大烧杯、注射器（两支）、秒表、温度计、蒸馏水、乙醇。

【实验原理】

根据泊肃叶定律，牛顿液体在均匀的竖直细管中流动时，其流量 Q 的大小为

$$Q = \frac{V}{t} = \frac{\pi r^4}{8\eta L}(\Delta p + \rho g \Delta h)$$

式中 V 为流过毛细管的液体体积，r 为毛细管的半径，Δp 为毛细管两端的压强差，L 为毛细管的长度，Δh 为毛细管内液柱的高度差。

若 $\Delta p = 0$，则

$$Q = \frac{V}{t} = \frac{\pi r^4}{8\eta L}\rho g \Delta h$$

同体积的不同液体在完全相同的流动状态下（r、L、Δh 相同）由于它们的黏滞系数不同而导致流经时间不一样，用待测液和标准液比较测定液体的黏度。

$$V = Qt = Q_1 t_1 = Q_2 t_2$$

将 $Q = \frac{\pi r^4}{8\eta L}\rho g \Delta h$ 代入上式，得 $\frac{\pi r^4}{8\eta_1 L}\rho_1 g \Delta h t_1 = \frac{\pi r^4}{8\eta_2 L}\rho_2 g \Delta h t_2$，整理后得

$$\eta_2 = \frac{\rho_2 t_2}{\rho_1 t_1}\eta_1$$

设 ρ_1、η_1、t_1，ρ_2、η_2、t_2 分别为标准液（蒸馏水）和待测液（乙醇）的密度、黏滞系数和流经的时间。

【实验步骤】

1. 清洗黏度计，用注射器取蒸馏水少许，注入黏度计 E 管，如图 3-2-1 所示，用洗耳球从 F 管口将蒸馏水吸至 B 泡，液面超过 C 刻度线，再压回 E 管，如此连续数次后将蒸馏水倒掉。

2. 用固定在支架上的夹子将黏度计的 E 管上端夹住，并放入装水的烧杯中，使烧杯中的水面超过 C 刻度线，如图 3-2-2 所示，将温度计放入水中测量水温。

3. 将 6ml 蒸馏水注入 E 管，用洗耳球将其吸至 F 管 B 泡，并使液面超过 C 刻度线，同时准备好秒表待用。

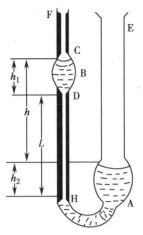

图 3-2-1　奥式黏度计示意图

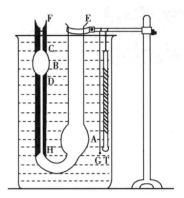

图 3-2-2　实验装置图

4. 撤去洗耳球,让管内液体自然流下,当液面下降至 C 刻度线时,启动秒表,液面降至 D 刻度线时,停止秒表,记下所用时间,同时记下水温。

5. 用洗耳球将蒸馏水吸回至 F 管 B 泡,重复步骤 4 两次,测得每次时间,并记录。随后将蒸馏水倒掉,并用适量乙醇清洗黏度计。

6. 将 6ml 乙醇注入 E 管,参照步骤 3 和步骤 4,测出乙醇的三次流经时间,并记录。

7. 将烧杯内的水温升高至 35℃,参照步骤 3 和步骤 4,测出该温度时乙醇的三次流经时间,并记录。

8. 将用过的乙醇倒入回收杯中,并用清水清洗黏度计三次待用。

【注意事项】

1. 清洗黏度计时,应双手轻握,平行用微力,以免折断。
2. 实验时黏度计要保持竖直位置,黏度计内的液体不能有气泡。
3. 黏度计内液体与烧杯中清水达到热平衡时才能进行实验。
4. 按秒表不能用力过度,以免损坏,玻璃器具要轻取轻放。

【数据记录与处理】

次数	标准液 (蒸馏水)				待测液					
					乙醇			35℃乙醇		
	时间 (s)	温度 (℃)	密度 kg/m³	黏度 Pa·s	时间 (s)	温度 (℃)	密度 (kg/m³)	时间 (s)	温度 (℃)	密度 (kg/m)
1	/	/					/			/
2		/	/							/
3		/	/				/			/
平均值										

根据公式:$\eta_2 = \dfrac{\rho_2 t_2}{\rho_1 t_1}\eta_1$ 得乙醇的黏度 $\eta_2 = $ _____;

$\eta_2' = \dfrac{\rho_2' t_2'}{\rho_1 t_1}\eta_1$ 得 35℃乙醇的黏度 $\eta_2' = $ _____。

思考题

1. 在每次测量时,黏度计若不处于竖直方向,对实验结果是否产生影响? 若每次测量黏度计倾斜方位都相同,结果如何?

2. 为什么烧杯中的水面高度要超过黏度计 F 管 B 泡中的 C 刻度线?

3. 此实验是否适用黏度大的液体,例如甘油,为什么?

（薛素霞）

实验三　用模拟法测绘静电场

【实验目的】

1. 掌握用模拟方法来测绘具有相同数学形式的物理场;描绘出分布曲线及场量的分布特点。
2. 熟悉对电场强度和电位。
3. 了解用模拟法测量和研究二维静电场。

【实验仪器】

静电场描绘仪、描绘仪专用电源、探针、记录纸、卡尺、导线若干。

【实验原理】

在一些电子器件和设备中,有时需知道其中的电场分布,由于实际工作中碰到的电场比较复杂,用理论方法计算有一定的困难,因此,一般都通过实验的方法来确定,实验时常采用一种物理实验的方法——模拟法。

恒定电流和静电场满足相似的方程,只要电极的形状和大小,相对位置及边界条件一致,这两个场的分布应该是一样的,因此在实验中,我们用电流场来模拟静电场,即仿造一个电流场(模拟场)与原静电场完全一样,测出被模拟的电场中各点的电位,连接各等电位点作出等位线。根据电力线与等位线的正交关系,描绘出电力线,即可形象地了解电场情况,以加深对电场强度、电位和电位差等概念的理解。

本实验测得是同轴圆柱面的电场分布,由图 3-3-1 所示,圆环 B 的中心置一正电荷源 A,由于对称性,等位面都是同心圆,电场分布的图形见图 3-3-2。

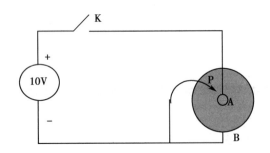

图 3-3-1　测量电路示意图

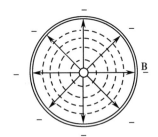

图 3-3-2　同轴圆柱面的电场分布

如图 3-3-1 所示,设小圆的电位为 V_a,半径为 a,大圆的电位为 V_b,半径为 b,则电场中距离轴心为 r 处的电位 V_r 可表示为:

$$V_r = V_a - \int_a^r E \cdot \mathrm{d}r \qquad (1)$$

又根据高斯定理,则圆环内 r 点的场强

$$E = K/r \text{（当 } a < r < b \text{ 时）} \qquad (2)$$

212

式中 K 由圆环的电荷密度决定。

将(2)式代入(1)式

$$V_r = V_a - \int_a^r \frac{K}{r} dr = V_a - K \ln \frac{r}{a} \tag{3}$$

在 $r=b$ 处应有 $V_b = V_a - K \cdot \ln(b/a)$

所以

$$K = \frac{V_a - V_b}{\ln b/a} \tag{4}$$

如果取 $V_a = V_0$　$V_b = 0$,将(4)式代入(3)式,得到:

$$V_r = V_0 \frac{\ln b/r}{\ln b/a} \tag{5}$$

为了计算方便,上式也可写作:

$$V_r = V_0 \frac{\log b/r}{\log b/a} \tag{6}$$

(6)式决定出等位线沿 r 分布的规律,可作定量测量进行分析对比。

【实验步骤】

1. 作同轴圆柱面的电场分布,按测量电路图 2 连接好电路。

2. 打开静电场描绘电源开关,并将指示选择开关打向"校正"端,调节电压调节旋钮调节电压到 10.00V。

3. 然后将指示选择开关打向"测量"端,开始测量。

4. 确定记录纸的中心,并沿中心对折三次,折出通过中心的四条直线,以便记录点的选取。

5. 将记录纸平铺于电极架的上层并用磁条压紧,移动双层同步探针选择电势点,压下上探针打点,然后移动探针选取其他等势点并打点,至少寻找 8 个等势点。

6. 本实验要求测绘出 1V,2V,3V,4V,5V,6V,7V,8V,9V 九条等势线。

7. 测试结束关闭电源,整理好导线和电极。

【数据记录与处理】

1. 用光滑曲线将测得的各等势点连成等势线,并标出每条等势线对应的电势值。

2. 在各测得的电势分布图上用虚线至少画出 8 条电力线,注意电力线的箭头方向,以及电力线与等势线的正交关系。

电势	直径	1	2	3	4	d 平均值	半径 r
9.00V	d_1(mm)						
8.00V	d_2(mm)						
7.00V	d_3(mm)						
6.00V	d_4(mm)						
5.00V	d_5(mm)						
4.00V	d_6(mm)						
3.00V	d_7(mm)						
2.00V	d_8(mm)						
1.00V	d_9(mm)						

3. 对同轴电缆的测绘结果,要将坐标纸上各等势线的电势值及相应圆环的半径的平均值填入下表,并由此作出 V_r–r 曲线,并与计算结果相比较。

V_r/V	1.00	2.00	3.00	4.00	5.00	6.00	7.00	8.00	9.00
$\bar{r}/cm$									

【注意事项】

1. 测量过程中要保持两电极间的电压不变。

2. 测绘前先分析一下电极周围等势线的形状,以及是否具有对称性,对等势点的位置作一估计,以便有目的地进行探测。

3. 操作时,要平稳地移动探针架,同时注意保持探针 P、P′处于同一铅垂线上,以免测绘结果失真。

4. 记录纸应保持平整,测量时不能移动。

5. 为保证测绘的准确性,每条等势线上不得少于 8 个测量点。

思考题

等量异号电荷之间的电场分布如何来模拟?

（王　川）

实验四　B超的临床实践

【实验目的】

1. 掌握医学上常用的 B 型超声诊断仪的原理与使用;辨别实体声像图。
2. 熟悉图像的面积、体积及距离的测量。
3. 理解超声诊断疾病的原理。

【实验仪器】

B 型超声仪一台、收发式超声探头一个,人体器官模型若干。

【实验原理】

超声波是一种频率高、波长短、方向性强、能量集中的机械波。产生超声波的方法很多,在医用的超声波仪器中,常用的超声波发生器主要有高频脉冲发生器和压电式换能器两个部分组成(图 1-2-9)。高频脉冲发生器用以产生超声频电振荡。常用的脉冲回波法,频率选择在 1~15MHz,在满足探测的情况下,尽可能采用较高频率。大多数超声诊断仪中采用脉冲形式,即振荡是间歇地进行的,每隔一定时间重复一次。每秒重复数次,称为重复频率(约 1000 次/s),每次振荡持续时间,称为脉冲宽度(约几微秒)。压电式换能器,也叫探头,它是利用某些晶体的压电效应做成的。当这种晶体的特定方向上相对的两表面受到拉力或压力,使他的厚度发生变化时,这两个面上就会出现等量异号电荷。受压或受拉时,在表面上出现的电荷极性相反。在一定范围内,受力越大,所产生的电荷越多。当晶片受到变化的压力和拉力交替作用时,就在晶片两表面上产生同样规律的电压变化,这种现象称为正压电效应。反之,当这两个表面加上电压时,晶片的厚度将视电场方向而变化,这种现象称为逆压电效应。将该晶片相对的两表面镀上薄银层,焊上导线作为电极,就构成了一个简单的探头,可以发射超声波,也可以接收超声波。

医学上应用超声波的基础是超声波在两种声学特性不同的介质界面处将发生部分反射,反射量取决于两种材料的声阻抗差以及界面对声束的取向。人体对超声而言是一个复杂的介质,各种组织与器官包括病变组织都有特定的声阻抗。声阻抗(Z)等于该介质密度(ρ)与超声在介质中传播速度(v)的乘积:

$$Z = \rho v$$

当超声传经两种声阻抗不同的相邻介质的界面时,在大界面处发生反射,声阻抗差越大则反射越强。在小界面处则发生散射、反射、折射直至声能耗竭。声能衰减与介质的衰减系数成正比,与距离的平方成反比,还与介质的吸收和散射有关。超声射入体内,由表面到深部,将经过不同器官和组织,声能不断衰减,B 型超声诊断仪是采用亮度调制,如图 1-2-12 所示,即以不同辉度的光点表示界面反射声波的强弱,反射强则亮,反射弱则暗,称为灰阶成像。由于采用连续方式进行扫描,故可以显示脏器的二维截面图。若成像速度达到每秒 24~30 幅,则就能显示脏器的活动状态。B 型超声诊断仪有多种扫描方式,最常用的是多晶体线阵和机械扇形扫描。高强度的 B 型超声诊断仪可以清晰地显示软组织的细微结构,为当前其他影像诊断仪器所无法比较的,是目前临床使用最为广泛的超声诊断仪。

超声波经过不同正常或异常器官内部将会出现无回声、低回声或不同程度的强回声。

1. 无回声　是超声经过的区域没有反射,成为无回声的暗区(黑影),可能由下述情况造成:

(1) 液性暗区:均质的液体,声阻抗无差别或差别很小,不构成反射界面,形成液体性暗区,如血液、胆汁、尿和羊水等。这样血管、胆囊、膀胱和羊膜腔等呈液性暗区。病理情况下,如胸腔积液、心包积液、腹水、脓液、肾盂积水以及含液体的囊性肿物及包虫囊肿等也呈液性暗区,成为良好透声区。在暗区下方常见回声增强,出现亮的光带(白影)。

(2) 衰减暗区:肿瘤,如巨型瘤,由于肿瘤对超声的吸收,造成明显衰减而没有回声,出现衰减暗区。

(3) 实质暗区:均质的实质,声阻抗差别小,可出现无回声暗区。肾实质、脾等正常组织和肾癌及透明性变等病变组织可表现为实质暗区。

2. 低回声　实质器官如肝,内部回声为分布均匀的点状回声,在发生急性炎症、出现渗出时,其声阻抗比正常组织小,透声增高,而出现低回声(灰影)。

3. 强回声　可以是较强回声、强回声和极强回声。

(1) 较强回声:实质器官内组织致密或血管增多的肿瘤,声阻抗特别大,反射界面增多,使局部回声增强,呈密集的光点或光团(灰白影),如癌、肌瘤及血管瘤等。

(2) 强回声:介质内部结构致密,与邻近的软组织或液体有明显的声阻抗差,引起强反射。例如胃质、结石、钙化,可出现带状或块状强回声(白影),由于透声差,下方声能衰减而出现无回声暗区,即声影。

(3) 极强回声:含气器官如肺、充气的胃肠,因与邻近组织之间的声阻抗差别大,声能几乎全部被反射回来不能投射而出现极强的光带。

【实验步骤】

1. 接通电源,待仪器自动完成初始化检测处理,2min 后进入实验;

2. 用 B 超探头探测模型,待图像出现后,调节"亮度""对比度""增益""远场""近场",使图像清晰,轻按"冻结"键冻结图像;

3. 外部用游标卡尺测量人体器官模型的尺寸;

4. 用 B 超诊断仪测量图像的面积、体积、距离,同时判别图像物体测量时,轻按"+"键屏上出现相应的大游标,按光标键分别向八个方向移动,按"FAST"键改变移动速度的"快"或"慢",按"REF"键定位大游标,同时出现小游标且显示 $D_1 = 0.00$。移动光标到目的地,利用同样方法移动"X"键的光标测量数据并记录;

5. 数据记录;

6. 人体器官观察:有兴趣的同学允许人体实时观察,在观察部位上涂上超声耦合剂,使探头的透声窗与身体之间无气隙(因为 3.5MHz 的超声在空气中很快衰减,影响图像质量),小心操作探头,不要施加太大压力,不断调"近场""远场""增益"直至图像最佳,冻结图像并进行细微观察、测量。

【数据记录与处理】

物体或器官名称	实际值	"+"光标测量值	"X"光标测量值	平均值	相对误差

思考题

1. 在测量人体模型大小时,如何减少误差?

2. 超声在医学上还有哪些用处?

(丰新胜)

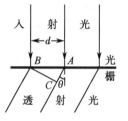

实验五　用衍射光栅测定光波波长

【实验目的】

1. 理解光的衍射现象并熟悉激光器的发光原理。
2. 掌握测定光波波长的方法。

【实验仪器】

光栅(每毫米 300 条平行刻线)光具座米尺 WJ-A 型 He-Ne 激光器。

【实验原理】

衍射光栅是数目很多的互相平行并等距的一组透明狭缝。它是由特殊的机器用金刚石在一块磨光了的玻璃平板上刻成的。图 3-5-1 表示光栅上相邻三条狭缝,光栅平面与纸面垂直,投射到光栅面上的单色平行光透过每个狭缝时发生衍射,得到的衍射光波是具有相干性的,它在某些方向上互相加强,在另一方向上彼此削弱,在光栅后面得到明暗相间的干涉条纹。当我们面对衍射光栅并在离开入射光 θ 角的方向上观察时,则任意二相邻光波的光程差 $AC = AB\sin\theta$。

图 3-5-1　光栅光路

式中 $AB = d$ 称为光栅常数,它是光栅上任意二相邻透明狭缝间距离,即 $AC = d\sin\theta$。

当光程差 AC 是光波波长的整数倍时,即:

$$n\lambda = d\sin\theta_n \quad (n = 0、1、2、3\cdots) \tag{3-5-1}$$

时,AC 方向上,看到 n 级干涉亮纹,固此,如果已知光栅常数 d,并测定了衍射角 θ_n,便可按公式(3-5-1)算出光波波长 λ。

假使白光投身到光栅上面,由于不同波长的光发生干涉亮纹的衍射角 θ_n 不同,干涉亮纹将分开形成连续的衍射光谱。

在本实验中,用 He-Ne 激光器作为光源,它发出可见光红光,波长为 632.8nm,激光具有方向性好,相干性好,强度大等优点。

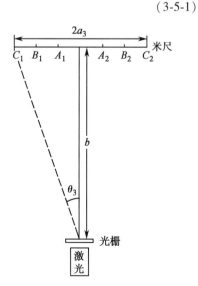

【实验步骤】

1. 按图 3-5-2 安装实验器材。调整激光、米尺和光栅,让它们的平面和光具座钢轨垂直,并让米尺和光栅尽量远些,减少误差。

2. 点亮激光源,使其发出的光通过光栅在米尺上呈现衍射图光谱。记下米尺上左右两边的 Ⅰ、Ⅱ、Ⅲ 级(三对光斑)干涉亮纹的位置 A_1、B_1、C_1 和 A_2、B_2、C_2 添入表中。

图 3-5-2　用光栅测波长的装置图

217

【数据记录与处理】

次数	第一级像			第二级像			第三级像		
	A_1	A_2	A_1A_2	B_1	B_2	B_1B_2	C_1	C_2	C_1C_2
第一次									
第二次									
第三次									
平均值									

	第一级像	第二级像	第三级像
a	$a_1=A_1A_2/2=$	$a_2=B_1B_2/2=$	$a_3=C_1C_2/2=$
b			
$\tan\theta$	$\tan\theta_1=a_1/b_1=$	$\tan\theta_2=a_2/b_2=$	$\tan\theta_3=a_3/b_3=$
$\sin\theta$	$\sin\theta_1=$	$\sin\theta_2=$	$\sin\theta_3=$
λ	$\lambda_1=$	$\lambda_2=$	$\lambda_3=$
	$\overline{\lambda}=$		

思考题及注意事项

1. 为保护视力眼睛应按什么方向去观察激光光束?

2. 光栅属贵重精密光学仪器,又易破损,使用时必须精心爱护,不要用手指或其他硬物触及光栅表面,不要磕碰或落地。

（晨　阳）

附　录

基本物理常量

物理常量	符号	数值	单位	相对标准 不确定度
真空中光速	c	299 792 458	$m \cdot s^{-1}$	定义值
真空磁导率	μ_0	$4\pi \times 10^{-7}$ $= 12.566\ 370\ 614 \cdots \times 10^{-7}$	$N \cdot A^{-2}$	定义值
真空电容率	ε_0	$8.854\ 187\ 817 \cdots \times 10^{-12}$	$F \cdot m^{-1}$	定义值
万有引力常量	G	$6.674\ 2(10) \times 10^{-11}$	$m^3 \cdot kg^{-1} \cdot s^{-2}$	1.5×10^{-4}
普朗克常量	h	$6.626\ 069\ 3(11) \times 10^{-34}$	$J \cdot s$	1.7×10^{-7}
约化普朗克常量	$\hbar$	$1.054\ 571\ 68(18) \times 10^{-34}$	$J \cdot s$	1.7×10^{-7}
元电荷	e	$1.602\ 176\ 53(14) \times 10^{-19}$	C	8.5×10^{-8}
电子质量	m_e	$9.109\ 382\ 6(16) \times 10^{-31}$	kg	1.7×10^{-7}
质子质量	m_p	$1.672\ 621\ 71(29) \times 10^{-27}$	kg	1.7×10^{-7}
质子-电子质量比	m_p/m_e	$1\ 836.152\ 671\ 61(85)$		4.6×10^{-10}
中子质量	m_n	$1.674\ 927\ 28(29) \times 10^{-27}$	kg	1.7×10^{-7}
阿伏伽德罗常量	N_A	$6.022\ 141\ 5(10) \times 10^{-23}$	mol^{-1}	1.7×10^{-7}
摩尔气体常量	R	$8.314\ 472(15)$	$J \cdot mol^{-1} \cdot K^{-1}$	1.7×10^{-6}
玻尔兹曼常量	k	$1.380\ 650\ 5(24) \times 10^{-23}$	$J \cdot K^{-1}$	1.8×10^{-6}
原子质量单位	u	$1.660\ 538\ 86(28) \times 10^{-27}$	kg	1.7×10^{-7}

注:表中所列基本物理常量是根据国际科技数据委员会(CODATA)2002 年正式发表的推荐值

参 考 文 献

1. 王磊,冀敏. 医学物理学. 9 版. 北京:人民卫生出版社,2018.

2. 朱世忠,刘东华. 医用物理. 6 版. 北京:人民卫生出版社,2014.

3. 王芝云. 医用物理学. 2 版. 北京:科学出版社,2010.

4. 仇惠,王亚平. 医学物理学. 2 版. 北京:科学出版社,2012.

5. 张泽宝. 医学影像物理学. 2 版. 北京:人民卫生出版社,2005.

6. 何建军,唐燕妮. 医学物理学. 北京:人民卫生出版社,2017.

7. 王鹏程. 放射物理及防护. 北京:人民卫生出版社,2009.

8. 陈仲本. 医用物理学. 北京:高等教育出版社,2008.

9. 潘志达. 医学物理学(案例版). 北京:科学出版社,2007.

10. 王光昶. 医学物理学. 北京:清华大学出版社,2011.

11. 甘平. 医学物理学. 南京:江苏科学技术出版社,2013.

12. 王亚平. 医用物理学. 北京:人民军医出版社,2013.

13. 吉强,洪洋. 医学影像物理学. 3 版. 北京:人民卫生出版社,2010.

14. 王振华. 医用物理学. 北京:北京邮电大学出版社,2010.